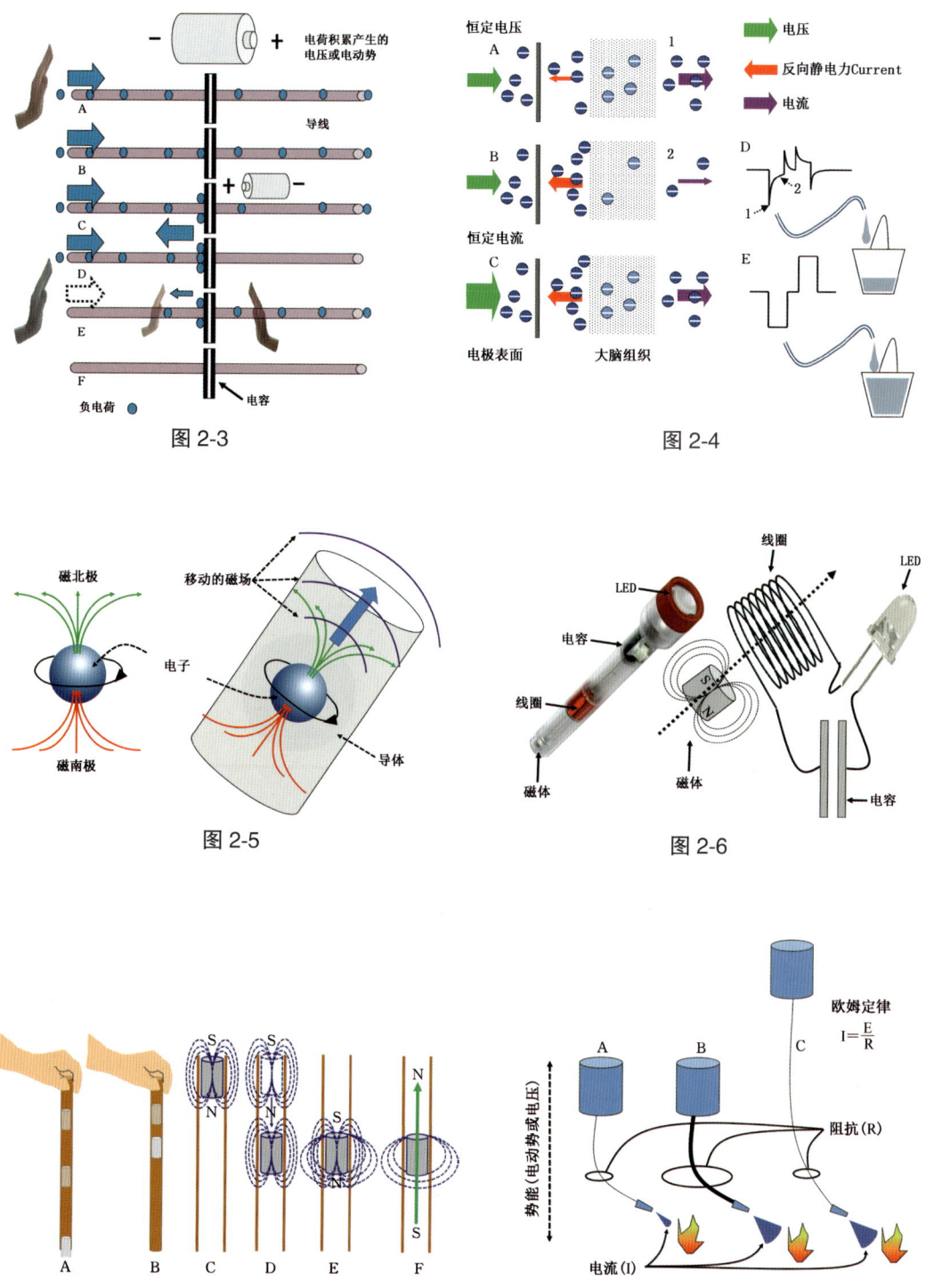

图 2-3

图 2-4

图 2-5

图 2-6

图 2-7

图 2-8

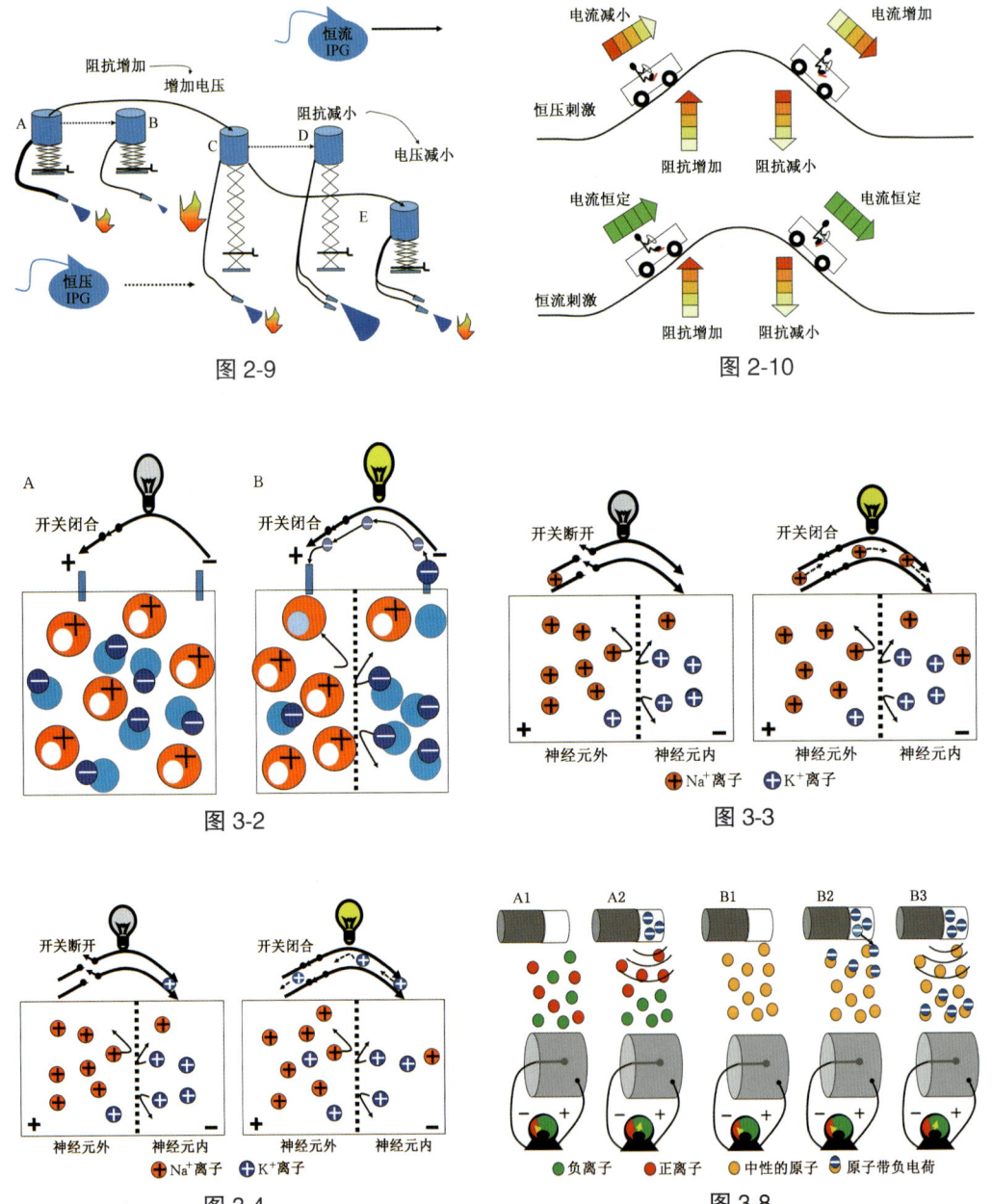

图 2-9　　　　　　　　　　　　图 2-10

图 3-2　　　　　　　　　　　　图 3-3

图 3-4　　　　　　　　　　　　图 3-8

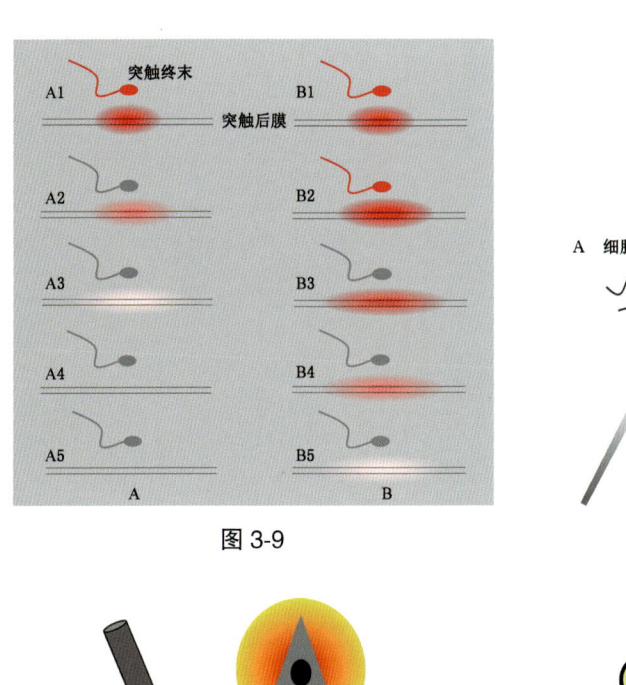

图 3-9

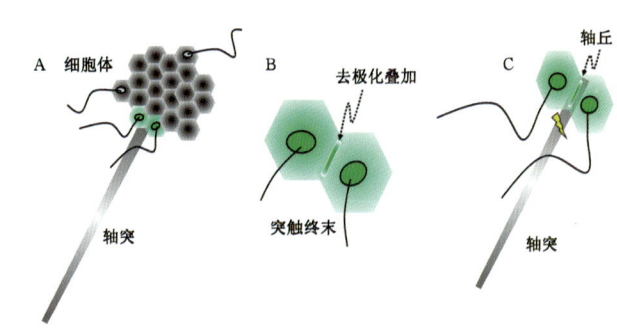

图 3-10

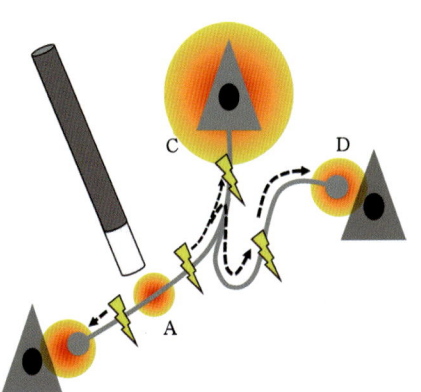

图 3-11

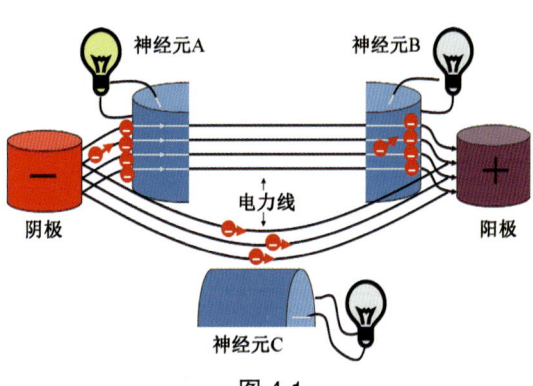

图 4-1

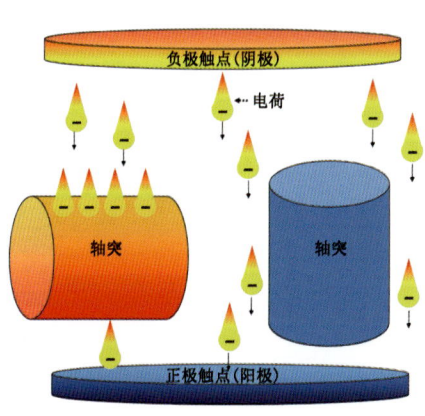

图 4-2

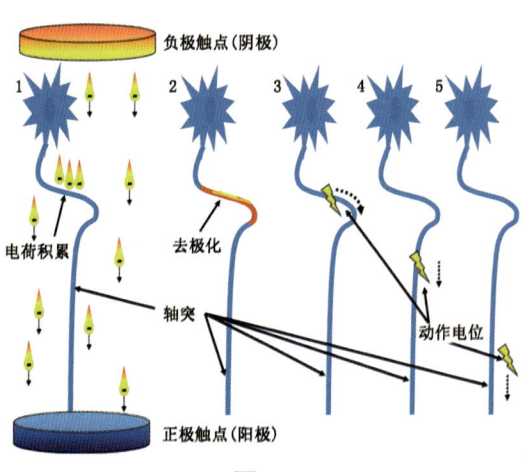

图 4-3

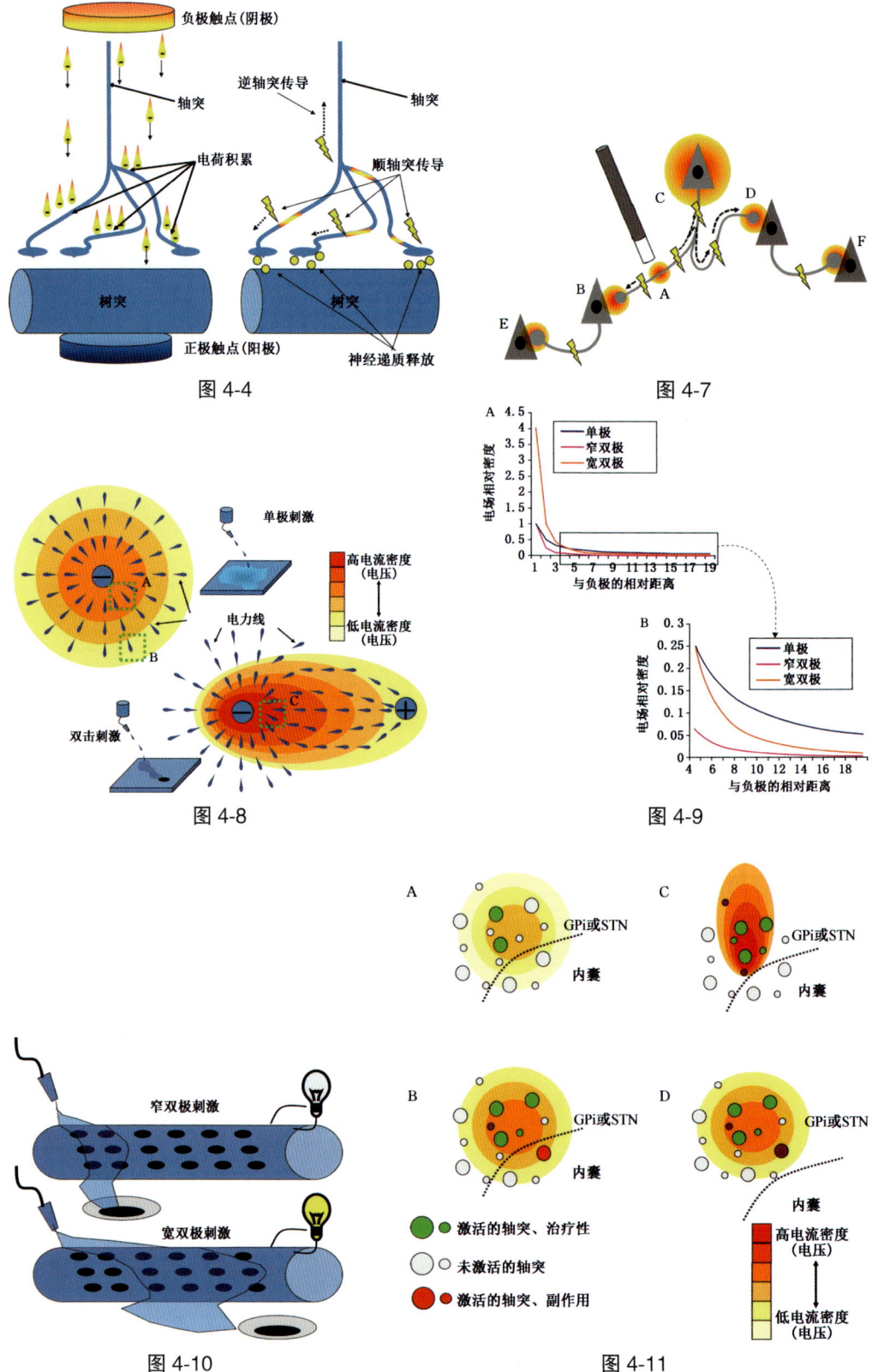

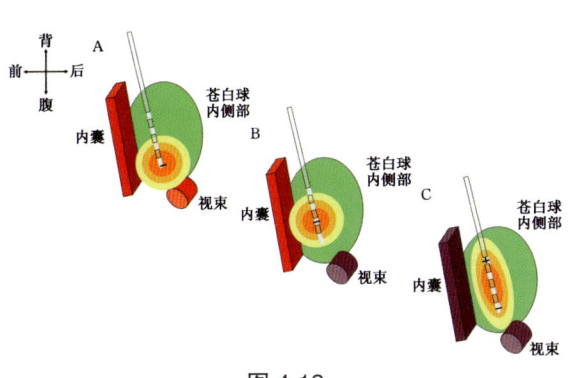

图 4-12

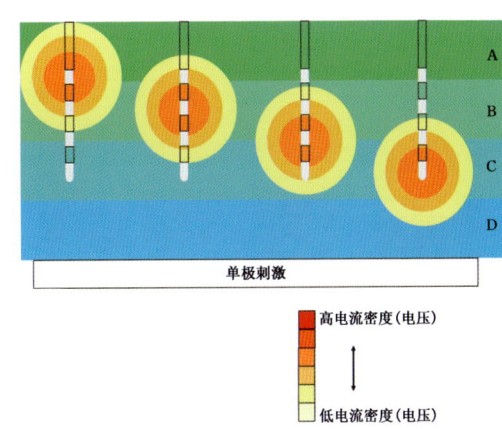

图 4-13

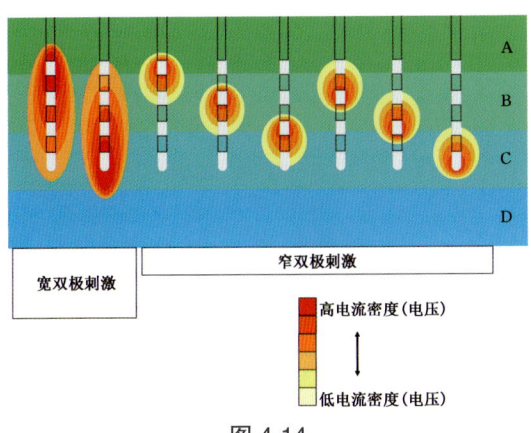

图 4-14

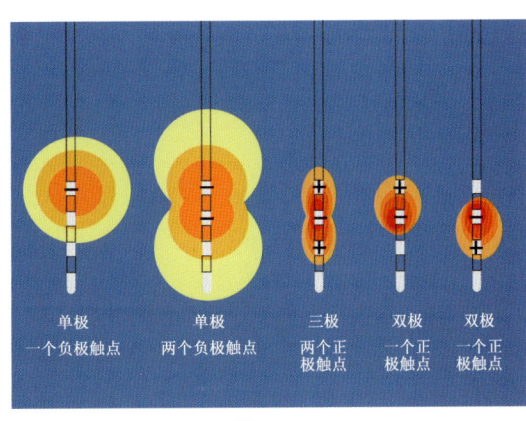

图 4-15

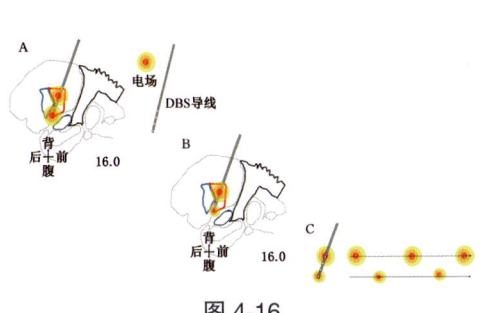

图 4-16

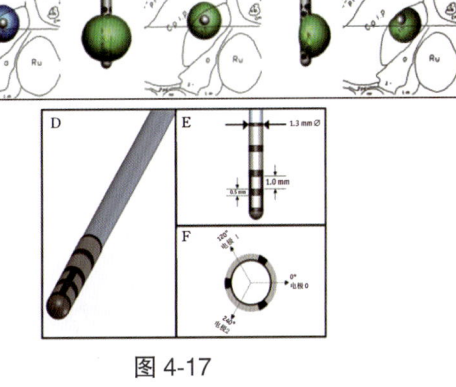

图 4-17

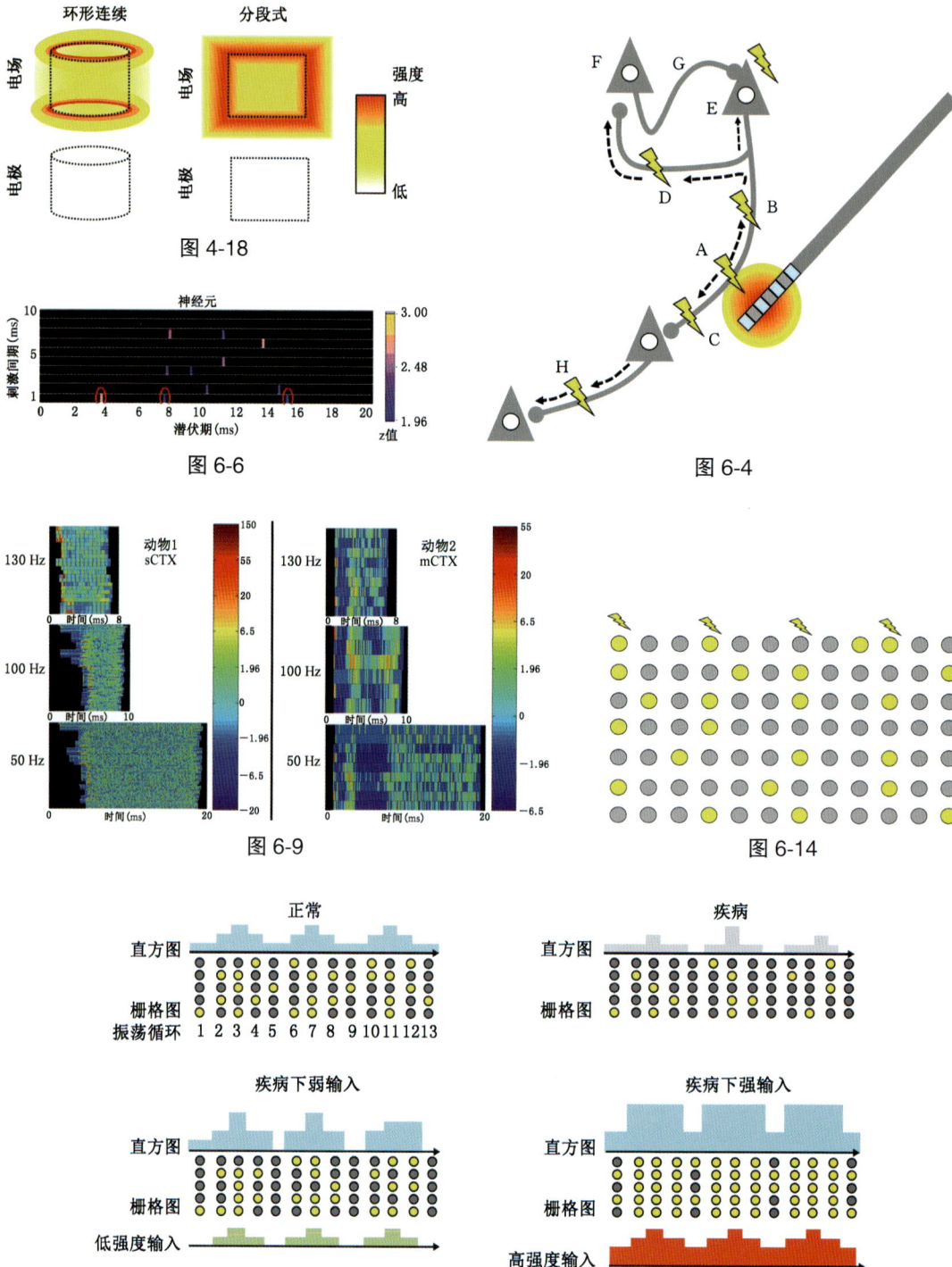

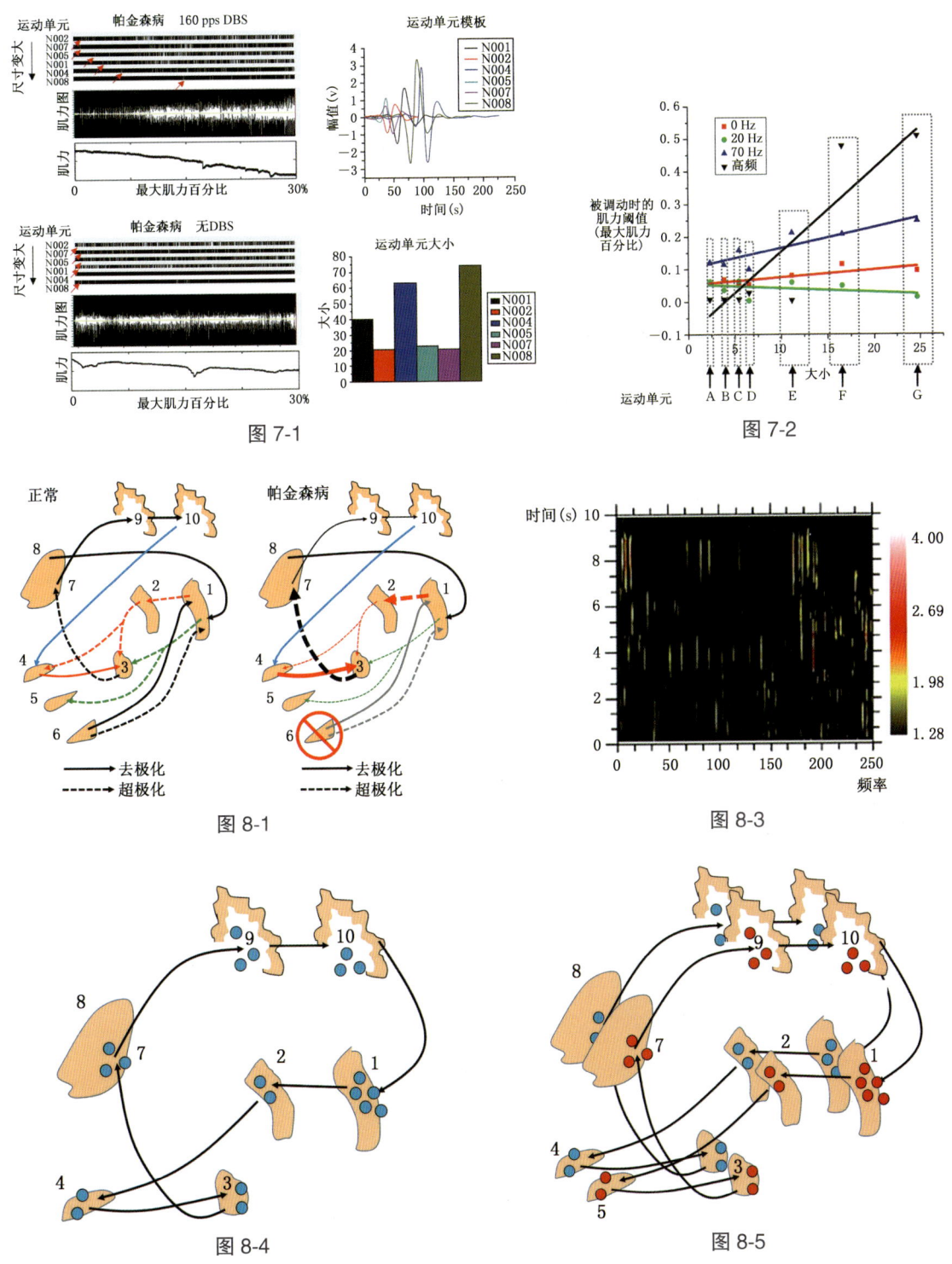

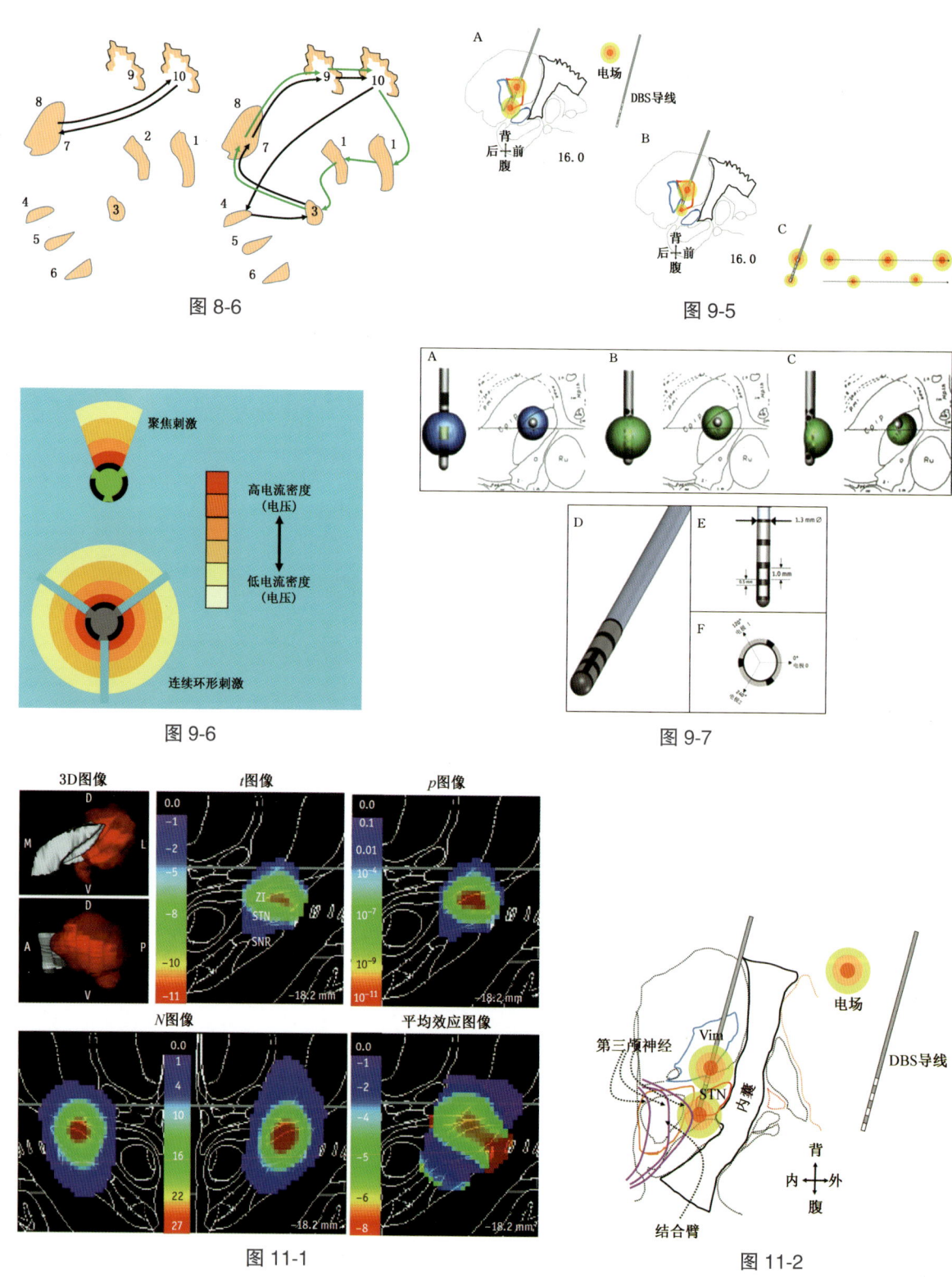

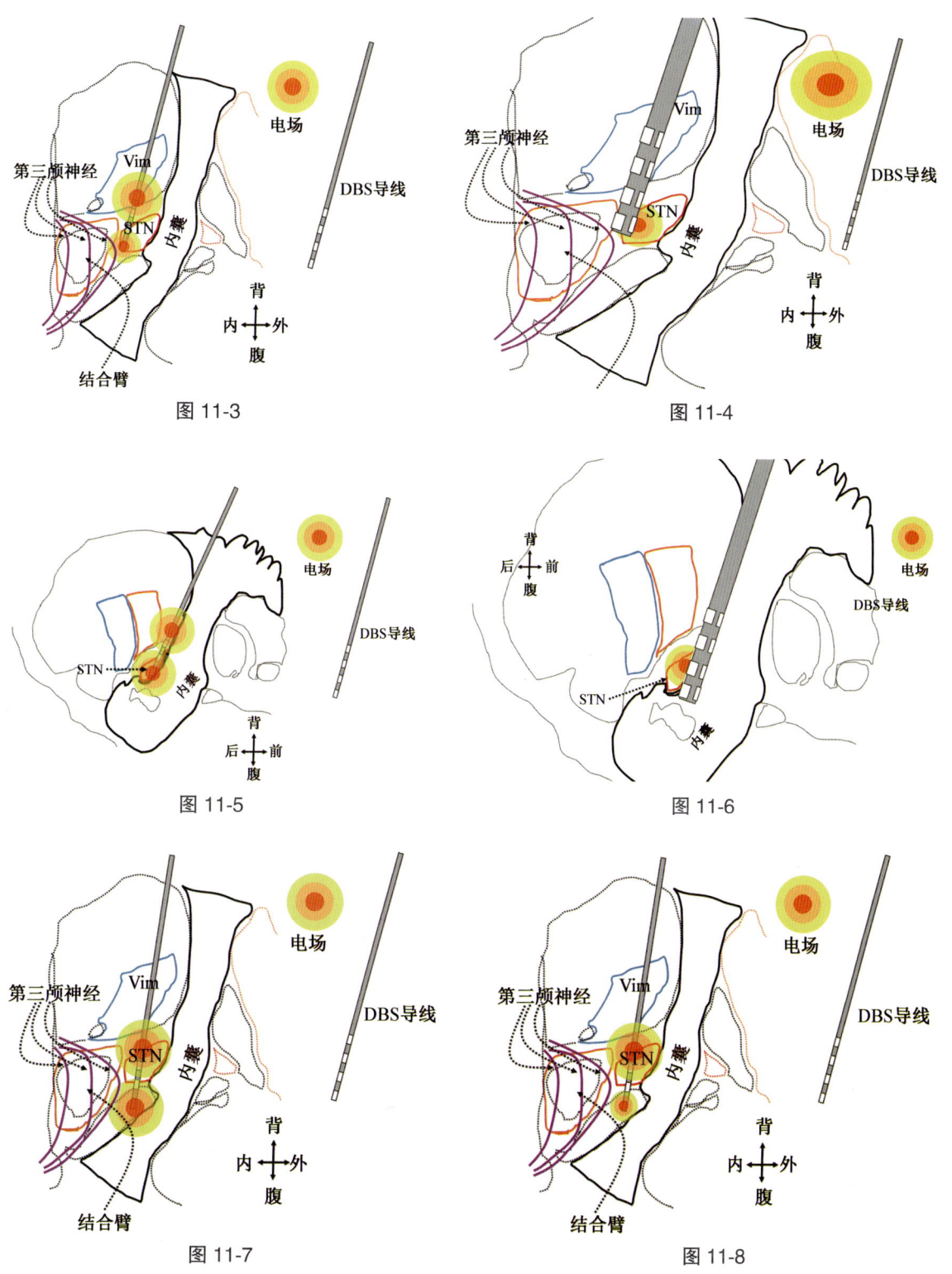

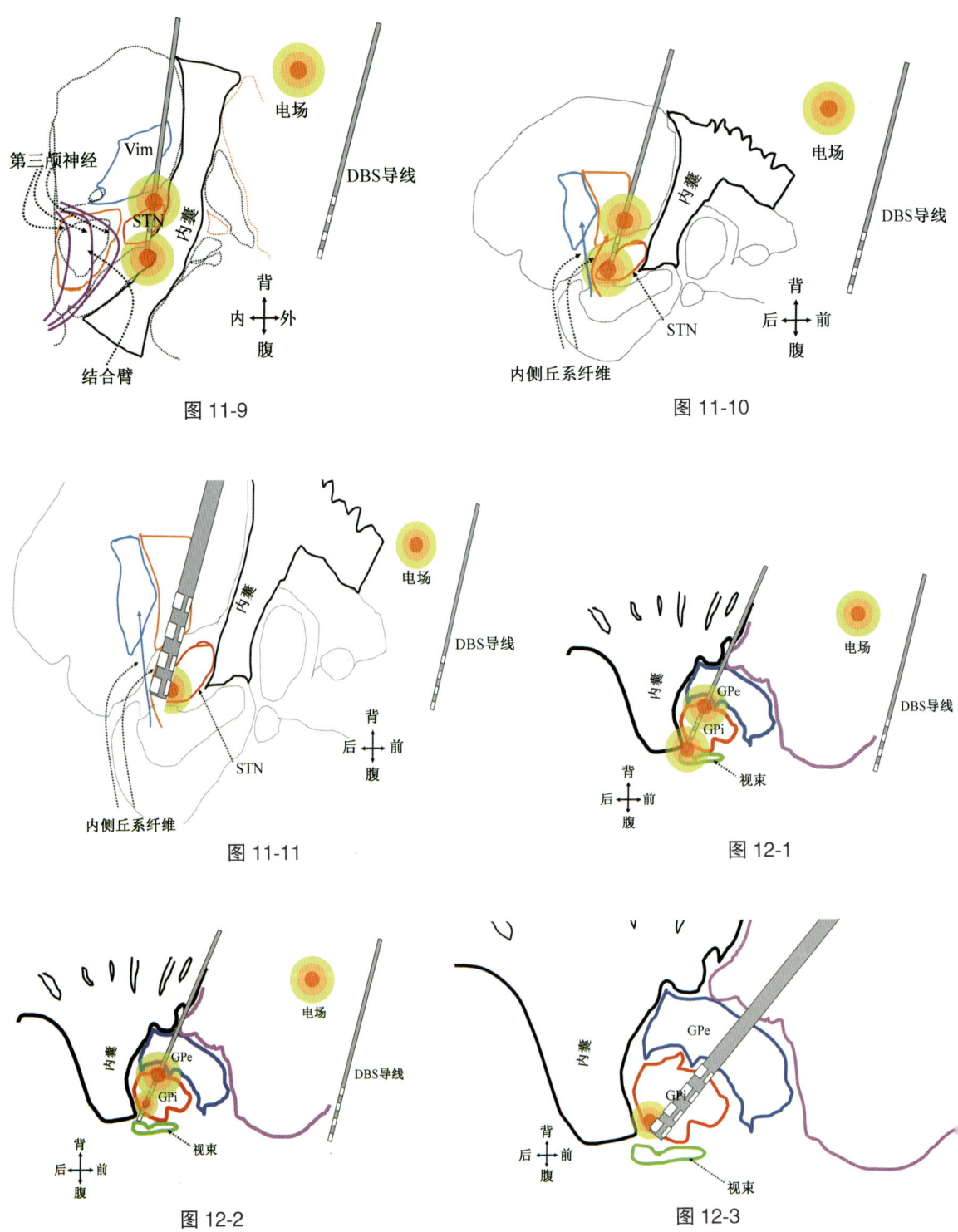

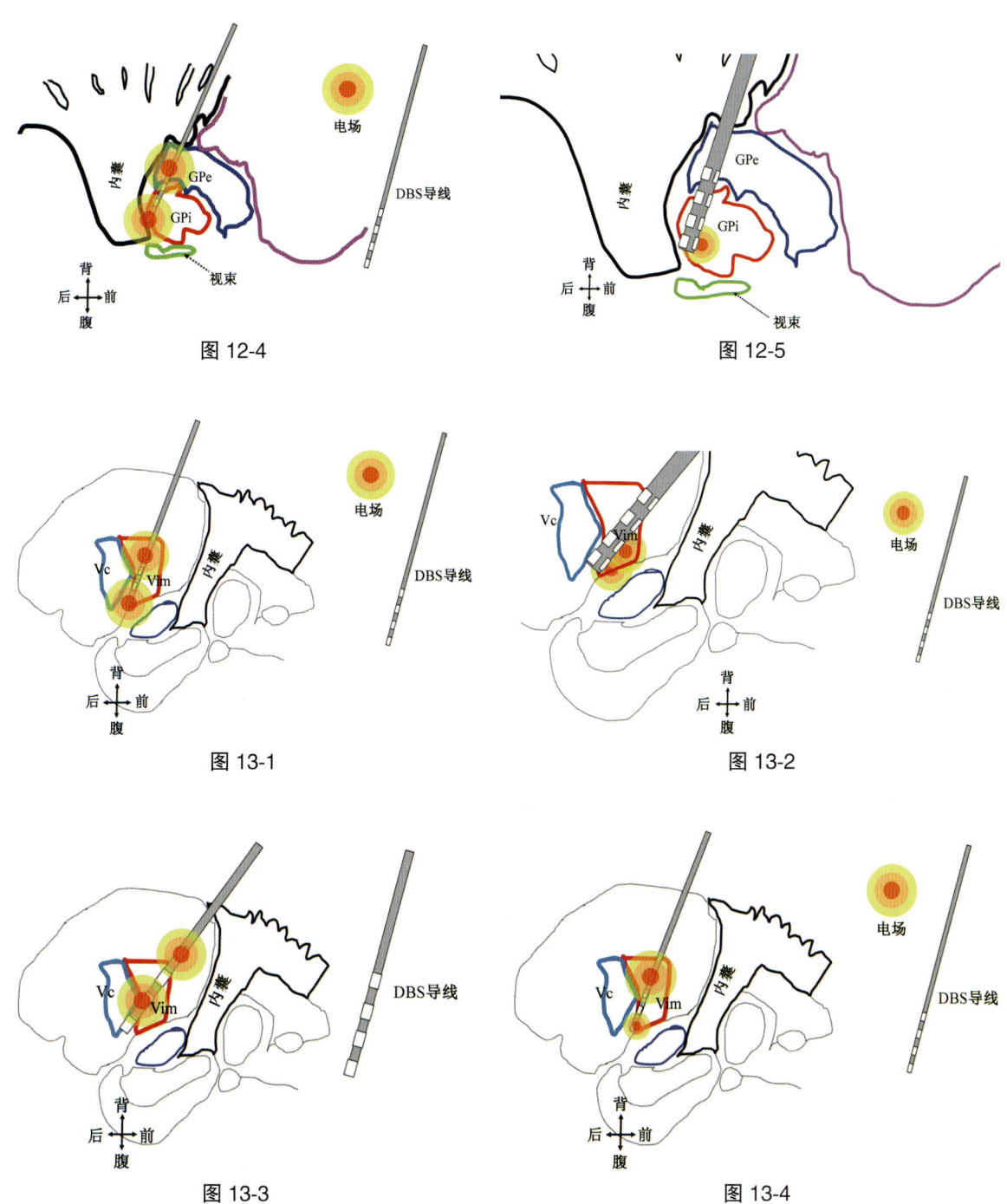

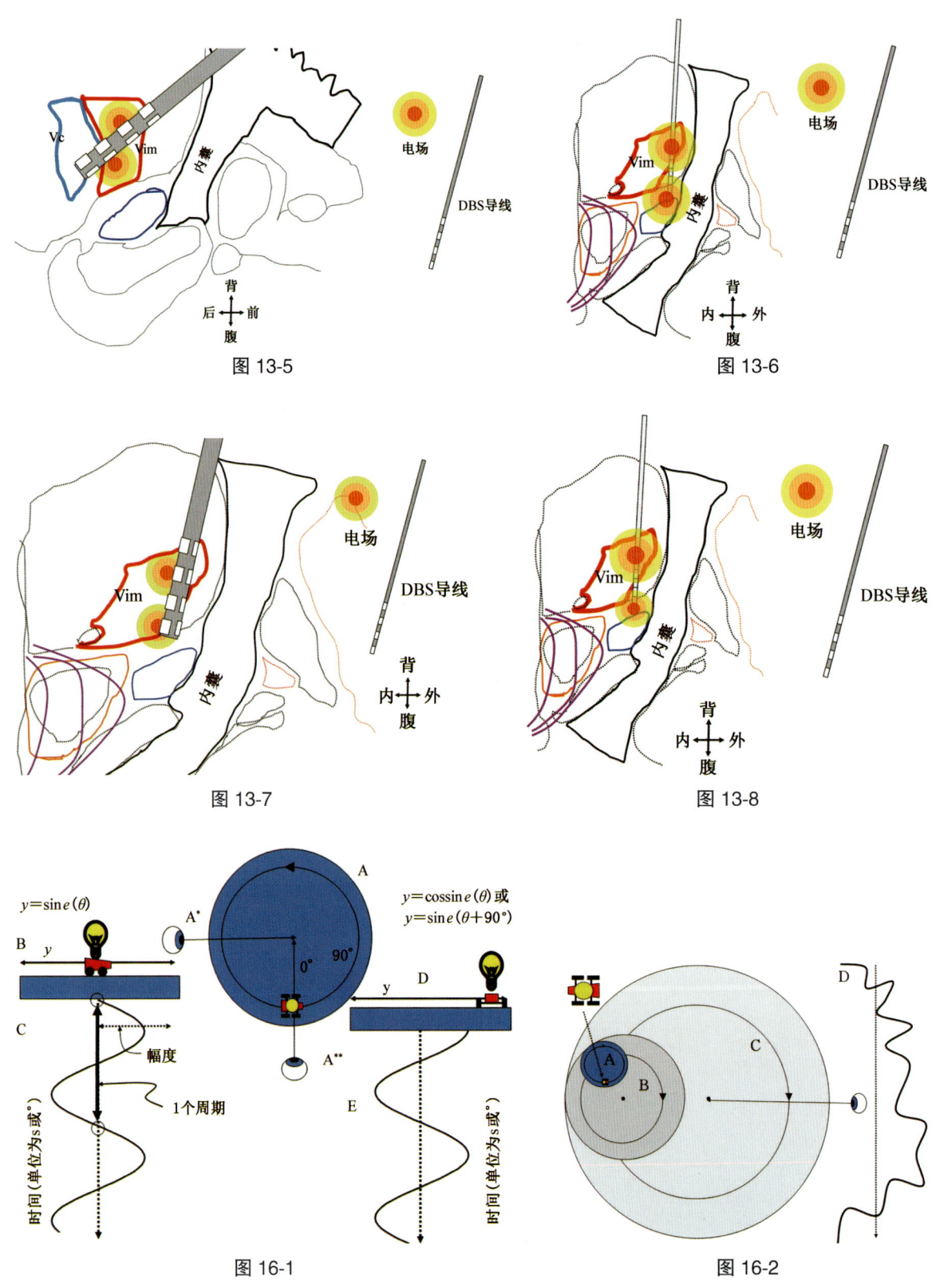

图 13-5    图 13-6

图 13-7    图 13-8

图 16-1    图 16-2

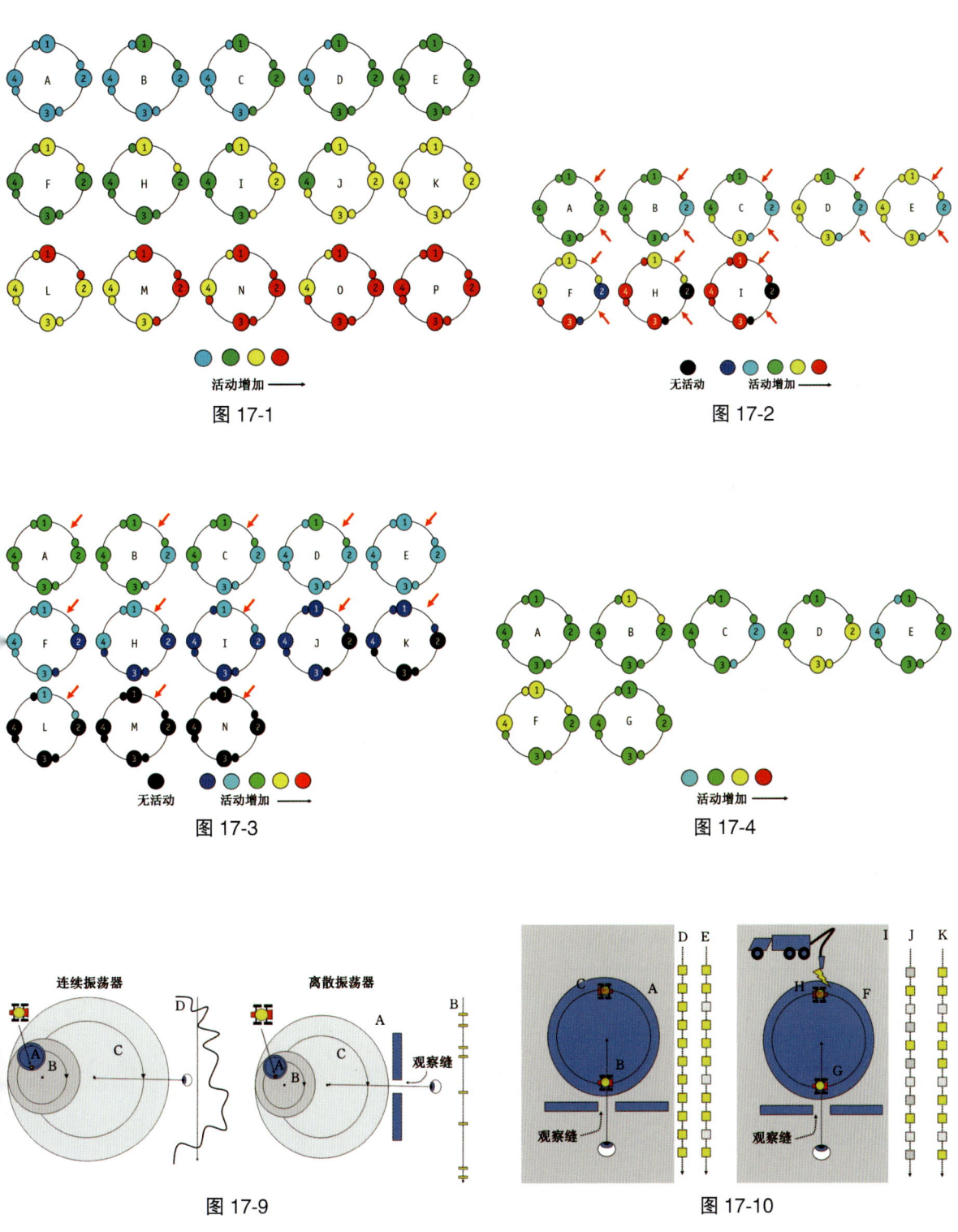

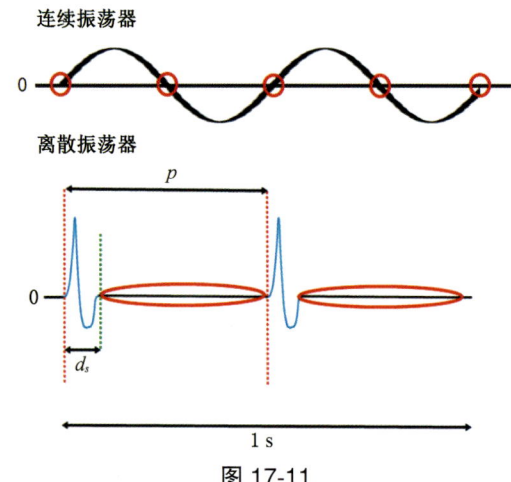

图 17-11

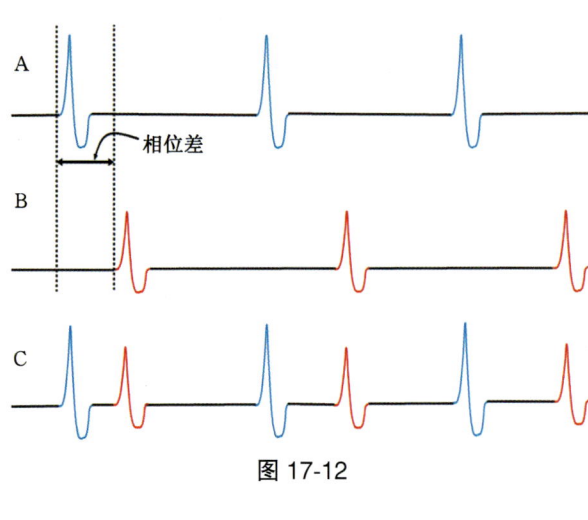

图 17-12

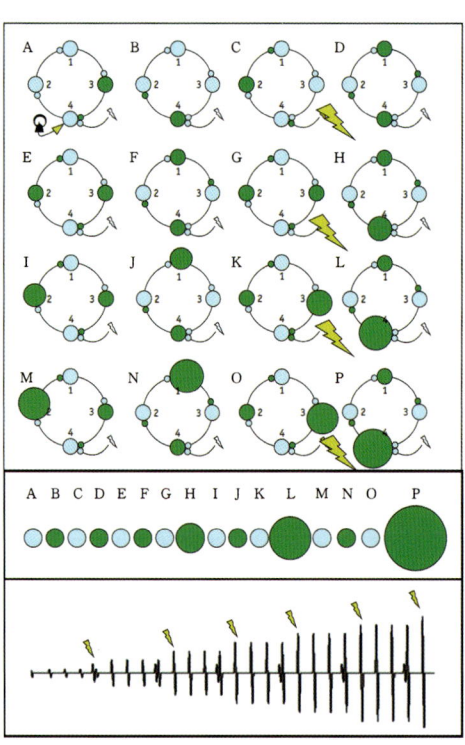

图 17-16

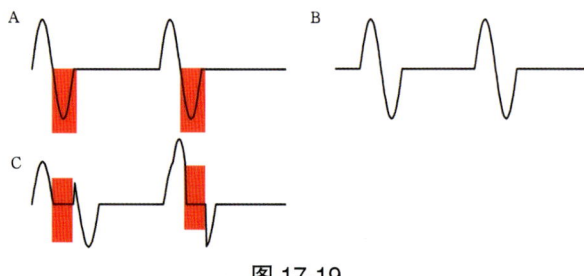

图 17-19

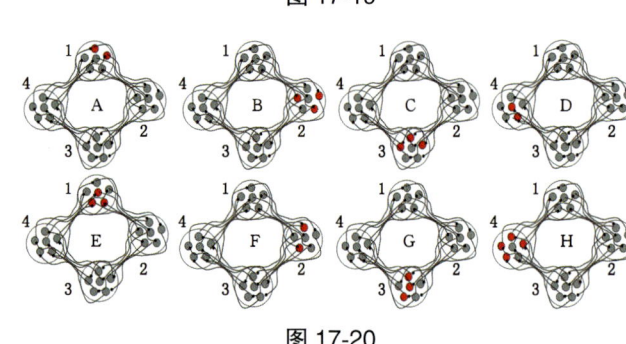

图 17-20

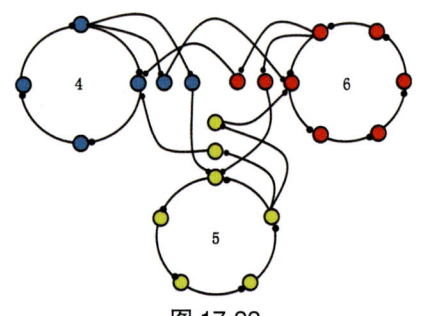

图 17-22

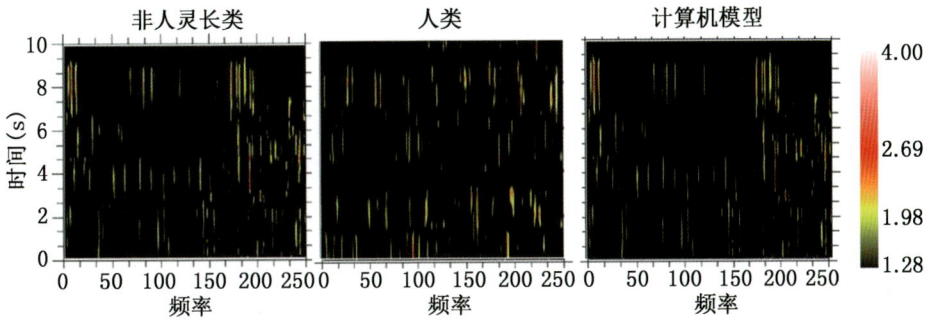

图 17-23

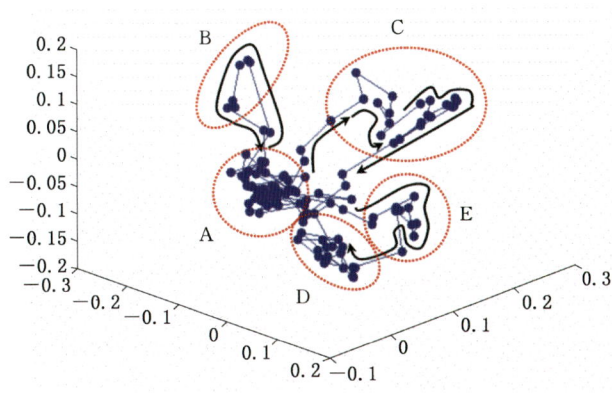

图 17-25

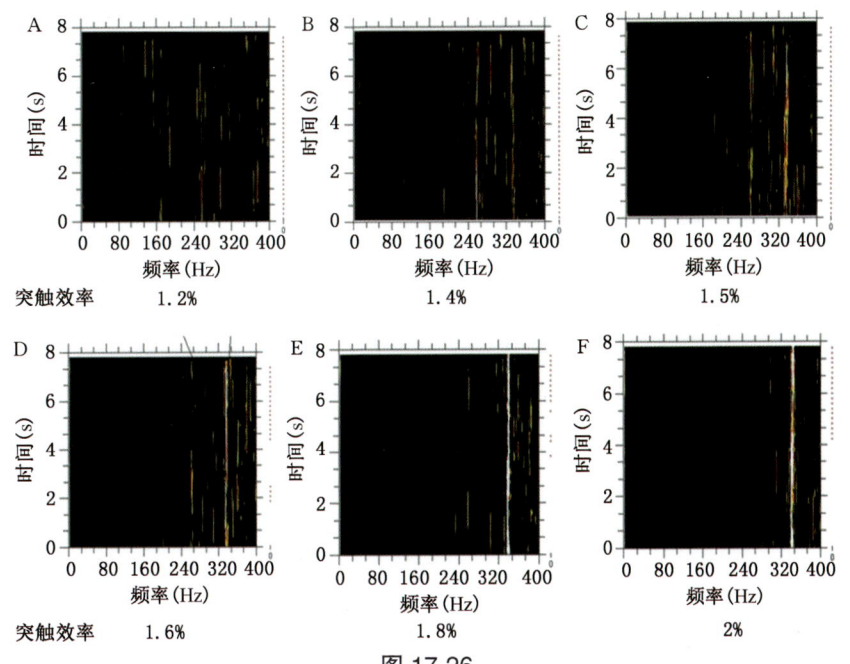

图 17-26

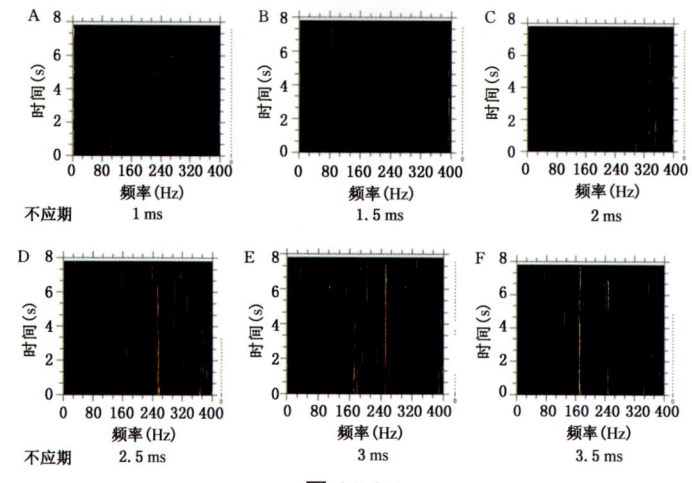

图 17-27

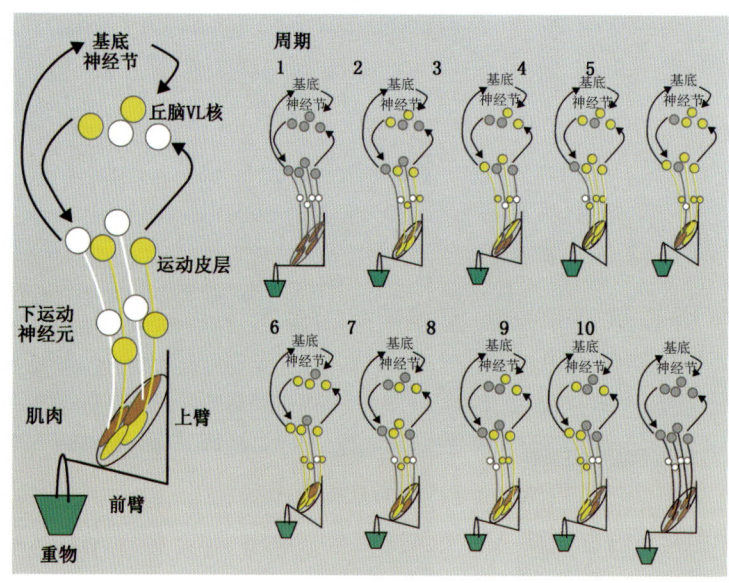

图 17-29

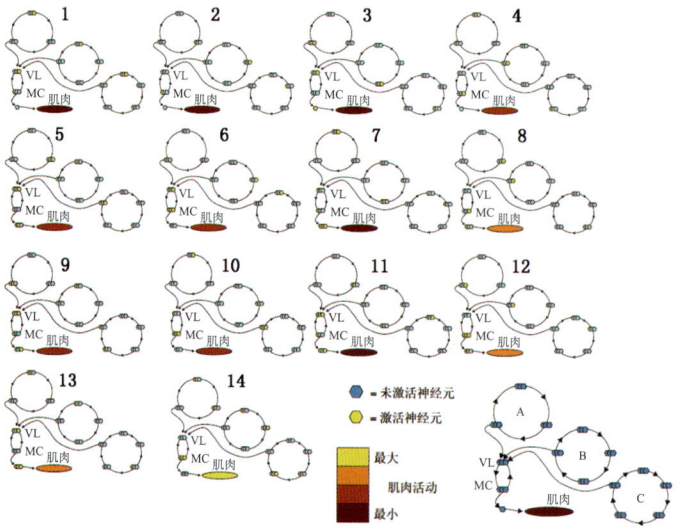

图 17-30

# Deep Brain
## Stimulation Programming

# 脑深部电刺激程控
## 机制、原理与实践

埃尔文·小蒙哥马利 著
李 楠 主译
王学廉 审

上海科学技术文献出版社
Shanghai Scientific and Technological Literature Press

图书在版编目（CIP）数据

脑深部电刺激程控：机制、原理与实践 /（美）埃尔文·小蒙哥马利著；李楠主译. —上海：上海科学技术文献出版社，2022
ISBN 978-7-5439-8446-2

Ⅰ.①脑⋯ Ⅱ.①埃⋯②李⋯ Ⅲ.①神经系统疾病—电针疗法②精神病—电针疗法 Ⅳ.① R740.5

中国版本图书馆 CIP 数据核字（2021）第 201109 号

Deep Brain Stimulation Programming: Mechanism, Principles and Practice, second edition

Copyright © Oxford University Press 2017

DEEP BRAIN STIMULATION PROGRAMMING: MECHANISMS, PRINCIPLES AND PRACTICE, SECOND EDITION was originally published in English in 2017. This translation is published by arrangement with Oxford University Press. Shanghai Scientific & Technological Literature Press is solely responsible for this translation from the original work and Oxford University Press shall have no liability for any errors, omissions or inaccuracies or ambiguities in such translation or for any losses caused by reliance thereon.

Copyright in the Chinese language translation (Simplified character rights only) © 2021 Shanghai Scientific & Technological Literature Press

All Rights Reserved
版权所有，翻印必究

图字：09-2019-278

责任编辑：付婷婷　张亚妮
封面设计：李　楠

---

脑深部电刺激程控：机制、原理与实践
NAOSHENBU DIANCIJI CHENGKONG: JIZHI、YUANLI YU SHIJIAN
[美]埃尔文·小蒙哥马利 著　李　楠 主译　王学廉 审
出版发行：上海科学技术文献出版社
地　　址：上海市长乐路 746 号
邮政编码：200040
经　　销：全国新华书店
印　　刷：常熟市人民印刷有限公司
开　　本：720mm×1000mm　1/16
印　　张：16.25
插　　页：8
字　　数：282 000
版　　次：2022 年 3 月第 1 版　2022 年 3 月第 1 次印刷
书　　号：ISBN 978-7-5439-8446-2
定　　价：128.00 元
http://www.sstlp.com

# 译者名单

（以姓氏笔画排序）

| | |
|---|---|
| 马久红 | 山西省人民医院 |
| 王　军 | 南方医科大学南方医院 |
| 龙　浩 | 南方医科大学南方医院 |
| 李　楠 | 空军军医大学唐都医院 |
| 李　鹏 | 四川大学华西医院 |
| 杨　艺 | 首都医科大学附属北京天坛医院 |
| 张　莹 | 四川大学华西医院 |
| 吴　曦 | 上海长海医院 |
| 陆　洋 | 清华大学附属北京清华长庚医院 |
| 陈宇昆 | 空军军医大学唐都医院 |
| 邱　纯 | 空军军医大学唐都医院 |
| 姚　晨 | 深圳市第二人民医院 |

# 译者序

我第一次观摩脑深部电刺激（deep brain stimulation，DBS）术后程控开机还是十多年前作为研究生在临床学习时，那是一位帕金森病患者，他的震颤症状随着电刺激打开瞬间消失、患者激动不已的情形让我记忆犹新。毕业之后我进入了功能神经外科这个领域，开始深入参与了脑深部电刺激手术治疗的方方面面，而我最早独立面对患者的情形便是术后程控。这个过程中，我看到了因全身震颤而大汗淋漓的患者终于能够平静，也有几乎不能行走的患者变得健步如飞，甚至还有难治性抑郁症患者露出久违的笑容。然而，程控过程并不总是如人所愿，作为程控医师我也遇到了越来越多难以解决的患者诉求，甚至对程控过程的很多现象无法做出解释。于是我开始寻找有关脑深部电刺激程控的著作文章，而埃尔文·小蒙哥马利教授所著的《脑深部电刺激程控：原理与实践》是我程控工作的启蒙书。这本书几乎涵盖了程控的各个方面，其中 DBS 硬件设备的基本情况和使用方法、常用 DBS 靶点周围解剖等让我对 DBS 程控有了宏观的认识，而程控过程中的技巧、可借鉴使用的记录表格等让我在实践中更加从容。那段时间我把它当成工具书，在程控门诊时常对照着实际病例翻看其中的图文。正因如此，我着手将该著作进行翻译，并在上海科学技术文献出版社的帮助下出版了该书的中文版。该译著出版后得到了不少同道的支持和鼓励，也有很多读者提出了宝贵建议，在此我要向所有读者道一声感谢。

脑深部电刺激治疗技术和产品发展很迅速，埃尔文·小蒙哥马利教授也出版了《脑深部电刺激程控：机制、原理与实践》，以更新相应知识。这次的内容较《脑深部电刺激程控：原理与实践》更加细致全面，条理也更为清晰，不仅添加了疾病症状和程控不良反应评估等基础知识，还讨论了"恒流刺激"和"分段

DBS电极"等新技术的应用。随着我国多家自行研制的脑起搏器产品上市，更多的医务人员进入该领域，也有更多的患者接受了该项治疗，因此也必然带来了更多术后程控的医疗需求。于是我和多位从事脑深部电刺激临床工作的同道一起，将原著翻译成中文，以供更多医务工作者和相关人士参考。《脑深部电刺激程控：机制、原理与实践》首先介绍了电学和电生理学的基本原理，进而阐述电刺激对神经系统的作用以及如何控制电刺激的作用范围，接着详细描述了程控的基本流程和常用靶点的程控方法等，这些都是对于程控操作而言非常实用的内容。值得一提的是，作者还对神经系统的工作机制提出了独到见解，也就是他一直提及的"系统振荡器理论"。该理论反映了作者对于疾病和DBS治疗的反思。这部分内容较为晦涩，我们在翻译时反复琢磨力求翻译准确。尽管该理论并不是原著中程控实践知识的基础，但不妨一读。另外书中提到的"分段DBS电极"还未进入我国临床，该类产品能够在电极导线垂直平面上调整电场形状，实现更精准地刺激靶点，相信不久之后会得到广泛应用。

脑深部电刺激术后程控是一项实践性很强的工作，在这个过程中医生需要患者的交流配合。感谢这十多年来我所程控过的患者，正是他们让我能够更好地理解书本上的知识和脑深部电刺激技术。感谢参与《脑深部电刺激程控：机制、原理与实践》翻译的多位同行，感谢上海科学技术文献出版社，没有你们本书难以出版。最后还要感谢本书读者，由于水平有限，译文中难免有不足之处，还请各位不吝赐教。

李 楠

空军军医大学唐都医院

# 声 明

本书所提及的脑深部电刺激（deep brain stimulation，DBS）相关知识仅作为参考意见，而不能直接用于任何患者个体的具体处置方案。医师和其他医疗服务者需要基于自己的专业判断来评估这些知识，并在提供治疗时考虑到每位患者个体化的情况。未得到医师或医疗专业人员允许时，强烈建议患者及其看护者不要自行改变治疗方案。

脑深部电刺激领域在持续进步，书中的有些信息可能没有及时更新，医师和其他医疗服务者需要跟上这些发展。应该查阅所使用的 DBS 设备生产商所提供的操作说明和安全手册。当有所疑问时，应该直接咨询生产商。尽管本书中的信息有助于医师选择特定的 DBS 系统来使用，但每位患者使用何种设备的决定还是要由患者的 DBS 治疗团队根据他们对每种 DBS 系统优缺点的评价，以及他们临床实践和患者个体的具体情况来决定。

本书不作为任何医疗设备或者治疗方法的支持性文件。本书中所有与 FDA 指南不一致的内容均已明确地说明。

作者没有与本书相关的利益冲突。

埃尔文·小蒙哥马利

# 前　言

自《脑深部电刺激程控：原理与实践》出版以来，脑深部电刺激（DBS）相关的技术取得了显著进步。新的临床上使用的植入式脉冲发生器（IPG）大大提高了 DBS 的功能，并且这也让程控师有了更多帮助患者的工具。进步之一是恒定电流刺激，与原有恒定电压 IPG 相比的改进在于，电流与刺激效应的关系更密切，因此能够就不同患者间的刺激进行更直接的比较。此外，恒定电流刺激比恒定电压刺激更有效。另一个进步是能够在不同的电刺激触点上同时（或近乎同时）地进行不同电流/电压强度的交叉电脉冲（读者应将"触点"理解为电学上的电极，而不是"DBS 导线"，电极阵列装载于 DBS 导线上）。这种新功能为程控师提供了更大的灵活性，可以根据患者大脑中 DBS 导线周围独特的局部解剖结构来构建电场。

目前进行的研究正在探索更多的 DBS 频率和刺激脉冲序列新模式。另外还在研究闭环刺激，即 DBS 系统通过测量大脑中的信号，来确定刺激的适当时机和持续时间。装载更多数量触点的导线也在研发中，以及导线上的触点可以刺激与导线轴向垂直的大脑特定部位，而不是 DBS 导线周围整个圆环形区域。

在其他领域中，功能增加的同时也往往伴随着操作复杂性的减少。尽管更多的 DBS 类型增加了患者获得最大收益的可能，但对于程控师而言，如果没有清晰简单的程控规则，按照所有参数组合可能性依次尝试是非常耗时的。虽然恒流刺激和交叉电脉冲已经面市，但仅有相对较少的程控师在使用。大致浏览文献中刺激参数的差异可以发现，很少有程控师敢于尝试与文献报告中的平均值或中位数差别较大的参数。

为了使 DBS 程控更加便利，基于计算机的算法已经面市，还有的正在研发中。其中一些是基于影像的，例如磁共振成像（magnetic resonance imaging，MRI），可以确定DBS导线植入位置附近的局部解剖结构。这种系统能够精确地建模并显示大脑中电流的扩散，这样程控师就可以选择最适合患者局部解剖的电极设置和刺激参数。这种方法是基于刺激最佳解剖位置已经清楚的先验知识的推定。然而，DBS最多应用的运动障碍疾病中，刺激靶点是在生理学上而不是在解剖学上定义的，并且目前没有成像方法能够精确识别生理靶点。尽管如此，这种基于解剖的技术能够显示一些结构，例如必须避免刺激到的皮质脊髓束和皮质延髓束。

DBS程控自动化的尝试是基于这样的理念：对足够数量的患者进行详细研究后，确定最佳电极设置和刺激参数就是一个经验问题。不可否认的是，将大量患者的大量数据缩减为平均值，中位数和标准差的做法相对简单。但如果认为利用平均值，中位数和标准差进行些处理就足以应对患者个体的程控就是错误的了。一个类比就是因为9号是男鞋的平均尺码，鞋厂只生产9号男鞋。

可行的DBS程控操作方案并不是由程控中所有能够实现的技术来决定的。近期的发展表明，设想中乃至已经实施的新技术的数量相当多，也许是天文数字。然而我们需要的是一套启发式的方法，指导程控师迅速地了解全部已有技术的使用，并且最重要的是让程控师能够根据患者的具体需求运用这些技术。这种启发式的方法并不会来自随机对照试验或其他实证研究。从随机对照试验推断出结论的数据信息处理方法削弱了由患者个体情况可能得出的推论。因为信息可以定义为熵的反面，受到的约束类似于物理学中的热力学第二定律。

对于DBS程控可操作方案的启发式方法而言，我们所需要的是一些基本原理，以帮助我们理解DBS对神经系统的作用。这些基本原理的知识能帮助程控师构想出特定的电生理实例，从而让程控师获得对于个体患者的临床理解。掌握了这些基本原理，我们就可以对各种已经出现的程控技术进行判断和利用。

《脑深部电刺激程控：原理与实践》主要阐述了神经元轴突中动作电位产生的原理。这些原理对于理解DBS的临床效果以及如何快速有效的DBS程控而言仍然是必需的。并且这些原理可能仍足以让我们去理解和处理DBS的不良反应，即由于电流意外扩散到相应结构而产生的不良反应。然而，最近的进展表明，仅凭动作电位的产生原理是不够的。例如，仅就我们所观察到的DBS频率对运动表现的作用，就说明实际情况要复杂得多。

认识到探索治疗效果机制远不止动作电位的产生后，我们就需要更广泛地讨论神经系统对 DBS 的反应。这也就是我写作《脑深部电刺激程控：机制、原理与实践》一书（以下简称《机制、原理与实践》）的目的。虽然我们已经知道神经系统有多种反应，但目前尚不能解释这些反应是如何共同产生治疗效果的。在很大程度上，这是由于我们还不理解 DBS 到底纠正了什么问题。事实上，DBS 所治疗疾病的病理生理学理论是我们认识 DBS 纠正何许问题的前提。因此，我们还需要对病理生理学的各种理论进行彻底的评价。

下文中将提到，这些理论都基于对其有利的假设，但是前提并不牢靠。这些假设和前提导致我们所提出的问题都是由特定观点所决定的。不幸的是，这些理论存在不足，使得我们必须重新评估这些观点，并试着构建看似陌生的新理论。这些也是《机制、原理与实践》中的内容。

《机制、原理与实践》侧重于运动障碍疾病的 DBS 治疗。DBS 已经用于治疗除运动障碍之外的疾病，如强迫症。并且在理论上，我认为 DBS 能够治疗的神经精神疾病范围没有限制。我重点关注运动障碍疾病的原因是，DBS 治疗其他疾病超出了本人的知识体系和经验。当然，我乐观地认为神经系统对 DBS 反应的本质是通用的，或者至少是普遍的。实际上，就基底神经节-丘脑-皮层系统而言，作为情绪（边缘）、认知和运动功能的结构基础是相似的。从这个角度来看，《机制、原理与实践》中关于运动障碍疾病病理生理，以及 DBS 对其的治疗机制也可以作为研究和理解其他疾病的范例。

电池效率的提高是一个重要的进步，尽管这可能还没被充分认识到。这一优势使《脑深部电刺激程控：原理与实践》中所述"程控中需要节省电池寿命"的重要性降低。可充电系统的进步使程控师可以根据患者的反应更好地优化程控，DBS 电力的浪费变得不那么令人担忧。因此，节约电池寿命的需求变得没那么重要，更低能耗的 DBS 技术也就没那么有价值了。例如，除了科学和工程方面的吸引力之外，闭环刺激的一个理由是需要节省电池寿命。但在可充电时代，这种理由似乎不那么令人信服。如果使用闭环 DBS 会导致最初的程控过程更加复杂甚至令人生畏的话，大多数的程控师可能会避免使用它。当然上面这些叙述并不是要否定闭环 DBS 获得更好临床效果的可能性。实际上初步证据也支持这一点。

另一方面，电池消耗重要性的降低减少了 DBS 程控的复杂性，第一版中所述的努力去找到最低的有效频率、电流（或电压）和脉宽的要求已经是次要的事。乍一看，不需要考虑节省电池寿命，以及其他 IPG 和导线的新功能似乎是完全有利的，然而，事实并非如此。尽管恒流刺激功能已经实现，但根据作者的经验来看，更多的程控师仍在继续使用恒压刺激。他们未采用恒流刺激的事实说明了习惯的力量是多么强。

对植入 DBS 系统的选择影响最大的人应该负责术后程控，这是非常重要的。程控师不一定是植入 IPG 的医生，但参与术后程控的人员需要参与所有术前决策。植入 DBS 系统的决策不仅仅是外科医生的事，除非他们也负责术后程控。各种设备的不同定价也会带来严重的伦理问题，这在本书《机制、原理与实践》中也有提及。

由于技术前进的步伐不可能放缓，因此很难详细说明每种 DBS 系统程控的算法流程，而且未来的 DBS 系统选择会更加困难。因此，更好地理解 DBS 治疗的原理和作用机制，再加上临床经验，将有助于选择最优的 DBS 系统。

有人可能会说，目前关于 DBS 如何发挥作用的认识最多不过是"大部分都不清楚"，尽管我们不愿意承认这个事实。而其他一厢情愿的观点也未能改善临床情况。但如果不是过度悲观的话，我们必须记得，无论我们目前的理解程度如何，自从左旋多巴用于治疗帕金森病以来，DBS 是对运动障碍患者最显著最成功的治疗方法，并且它在治疗其他神经系统疾病方面也非常成功。如果把风险也考虑进来，DBS 优于左旋多巴以及其他任何帕金森病等运动障碍疾病的对症治疗方法。例如在帕金森病中，DBS 的机制与左旋多巴的机制并不相同。并且，这是理解疾病病理生理的另一条途径，进而揭示了治疗本身。

《机制、原理与实践》中提到了对 DBS 某些方面的担忧，但这并不是轻视 DBS 的价值。文中提出的问题是为了未来改进。有些人通过已经做过的事来衡量自己，而另一些人则关注他们需要做什么。对于那些倾向前者的人来说，通常将别人对自己曾做过的事情的批评视为对个人的指责，这完全是人类天然的反应，但这样做往往适得其反。

尽管存在不确定性，而且缺少解决 DBS 程控中复杂问题的简单处理方案，程控师仍需要与每位患者合作，以使该患者获得最大收益。在面对令人困惑的情况或推定事实时，人们通常倾向于退回到熟悉的状态。例如，我就看到过程控师从 DBS 治疗中后退，并重新开始给患者用药的情况，而药物治疗失败正是患者当初寻求 DBS 治疗的原因。《机制、原理与实践》的目的是帮助程控师理清有关 DBS 的事实和传言，以开发出最佳的程控处理方法。这不仅适用于当前推定的事实，也适用于未来。书中文字虽然无法直观地呈现 DBS，但可以使 DBS 更容易理解和管理。

尽管知识、经验和技术进步已增加了很多，但《机制、原理与实践》篇幅是有限的。有些论题、工具、表格和其他资料并不是《机制、原理与实践》的主题，但可能对读者有价值。这些在网站上可以找到（http://www.greenvilleneuromodulationcenter.com/DBS_Programming_forms/ 和 http://www.greenvilleneuromodulationcenter.com/DBS_Programming_essays/），供感兴趣的读者查阅。

与《脑深部电刺激程控：原理与实践》出版时相同，我仍要对计算机科学家和神经生理学家黄河（He Huang）表示感谢，他是我多年的合作者和朋友。感谢宾夕法尼亚州格林维尔神经调控中心的创始人兼首席执行官弗里德·哈尔（Fred Haer）对《机制、原理与实践》的支持。此外，我还要感谢埃尔文·B.蒙哥马利三世（Erwin B. Montgomery III）博士，他帮我（我患有严重失读症）纠正了语法的错误，让本文更容易被理解。最后，也感谢所有《脑深部电刺激程控：原理与实践》的读者。

埃尔文·小蒙哥马利

# 缩略表

AC-PC：anterior and posterior commissure line　前后联合间线

DBS：deep brain stimulation　脑深部电刺激

DC：direct current　直流电

FDA：Food and Drug Administration of the United States　美国食品和药物管理局

GABA：gamma amino butyric acid　伽马氨基丁酸

GPe：globus pallidus, external segment　苍白球外侧部

GPi：globus pallidus, internal segment　苍白球内侧部

Hz：Hertz, a measure of frequency; here, of electrical waveforms　赫兹，频率的单位；本书中指电刺激波形的频率

INS：implanted pulse generator　植入式神经刺激器

IPG：implanted neurostimulator　植入式脉冲发生器

μC：Microcoulombs　微库仑

mA：Milliamperes　毫安

Ω：Ohms　欧姆

PPN：pedunculopontine nucleus　脚桥核

pps：(electrical) pulses per second　每秒（电）脉冲数

SNc：substantia nigra pars compacta　黑质致密部

SNr：substantia nigra pars reticulata　黑质网状部

STN：subthalamic nucleus　底丘脑核

Vim：ventrointermediate thalamus　丘脑腹中间核

V：Volts　伏特

Vop：ventral thalamus pars oralis　丘脑腹嘴后核

# Contents 目 录

第1章 概　述 ································································· 1
　　基本原理仍然适用 ······················································ 2
　　快速有效程控的原理 ··················································· 3
　　DBS 效果的基础 ······················································· 3

第2章 电学和电子学原理 ················································ 5
　　电　学 ···································································· 5
　　电子学 ··································································· 11
　　关于阻抗的说明 ························································ 14

第3章 电生理学原理 ······················································ 16
　　治疗机制与疗法的实现 ··············································· 16
　　神经元 ··································································· 17
　　神经元电子学 ··························································· 18
　　电压门控离子通道与动作电位 ······································ 23
　　下游继发效应 ··························································· 25

第4章 电荷流动的控制 ··················································· 29
　　电力线的方向 ··························································· 29

  动作电位的顺向传导和逆向传导 ·················· 32
  轴突的直径 ············································· 35
  电极设置 ··············································· 35
  单极和双极电极设置中的电流强度 ················ 39
  分段 DBS 导线 ······································ 45

## 第 5 章  DBS 的安全性 ································ 48
  安全性问题的讨论范围 ······························ 48
  电力继发损伤 ········································· 48
  医疗并发症 ············································ 51
  神经网络激活相关的不良反应 ····················· 51
  DBS 可能造成的社会心理影响 ···················· 52

## 第 6 章  神经系统对 DBS 的反应 ····················· 53
  神经系统反应与作用机制的相关知识 ············ 53
  神经元细胞膜上电压门控离子通道介导的作用 ···· 55
  超极化后的反弹兴奋作用、去极化阻滞和神经递质的耗竭 ···· 56
  动作电位起始部、树突和细胞体效果的不同 ···· 59
  DBS 的网络效应 ···································· 59
  关于解释神经系统对 DBS 反应的重要说明 ···· 61
  可重入传播和共振 ··································· 64
  神经元之间的同步化 ································ 68
  内在神经元机制中 DBS 脉冲间的相互作用 ···· 78
  对行为相关内在神经元动力学的影响 ············ 80
  神经系统反应的时间演化 ·························· 83

## 第 7 章  脑深部电刺激对运动控制的作用 ············ 87
  运动单元活动的协调 ································ 89
  不同时间尺度上运动单元调动和去调动的协调 ···· 94
  要吸取的教训 ········································· 95

# 第 8 章　病理生理机制 ……… 96
  苍白球内侧部频率理论 ……… 97
  过度的高 β 振荡 ……… 97
  神经元活动的过度同步化 ……… 99
  过度爆发放电 ……… 100
  系统振荡器理论 ……… 100

# 第 9 章　程控的方法 ……… 107
  电池寿命 ……… 107
  DBS 触点的命名 ……… 108
  DBS 程控前准备 ……… 111
  何时进行程控 ……… 113
  概念性程控方法 ……… 114
  单极刺激测试的重要性 ……… 117
  识别刺激反应至关重要 ……… 122
  程控以获得最佳疗效且无不良反应 ……… 123
  程控不良反应的处理 ……… 126
  退出 DBS 程控 ……… 129

# 第 10 章　临床评估 ……… 132
  不同疾病的临床评估 ……… 132
    帕金森病的临床评估 ……… 133
    特发性震颤和小脑传出性震颤的临床评估 ……… 136
    肌张力障碍的临床评估 ……… 138
    运动增多性障碍的临床评估 ……… 140
    抽动症的临床评估 ……… 141
  皮质脊髓束和皮质延髓束受刺激的临床评估 ……… 141
  言语、语言和吞咽的临床评估 ……… 143
  有关临床评估的提示 ……… 144

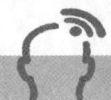

## 第 11 章　底丘脑核 DBS 程控方法 ····· 145
### 底丘脑核的局部解剖 ····· 145
### DBS 导线偏离底丘脑核时的不良反应 ····· 146
#### DBS 导线偏内 ····· 146
#### DBS 电极导线偏前 ····· 149
#### DBS 电极导线偏腹侧 ····· 150
#### DBS 电极导线偏外侧 ····· 152
#### DBS 电极导线偏后 ····· 152
### 底丘脑核 DBS 治疗帕金森病 ····· 154
### 底丘脑核 DBS 治疗其他疾病 ····· 156

## 第 12 章　苍白球内侧部 DBS 程控方法 ····· 157
### 苍白球内侧部的局部解剖 ····· 157
### DBS 电极导线偏离苍白球内侧部时的不良反应 ····· 157
#### DBS 电极导线偏腹侧 ····· 157
#### DBS 电极导线偏后 ····· 159
#### DBS 电极导线偏前或偏外侧 ····· 161
### 苍白球内侧部 DBS 治疗帕金森病 ····· 161
### 苍白球内侧部 DBS 治疗肌张力障碍 ····· 162
### 苍白球内侧部 DBS 治疗运动增多疾病 ····· 163

## 第 13 章　丘脑腹侧中间核 DBS 程控 ····· 164
### 丘脑腹中间核的局部解剖 ····· 164
### DBS 导线偏离丘脑腹中间核时的不良反应 ····· 164
#### DBS 电极导线偏后 ····· 164
#### DBS 电极导线植入方向不佳 ····· 166
#### DBS 电极导线偏外 ····· 169
#### DBS 电极导线偏腹侧 ····· 169
### DBS 对言语、语言和吞咽的影响 ····· 170
### 丘脑腹中间核 DBS 治疗震颤 ····· 171

第 14 章　选择电极设置和刺激参数的方法 ·················· 173

第 15 章　程控过程的有用提示 ·················· 182
 恒定电压 DBS 的使用 ·················· 182
 进行单极刺激测试 ·················· 183
 始终增加电流/电压直至明确不良反应 ·················· 183
 根据制造商的建议检查 IPG 的治疗阻抗 ·················· 183
 确认患者可控制的参数在安全范围内 ·················· 184
 系统记录所有 DBS 刺激参数和电极设置下的临床反应 ·················· 184
 复位数据和不稳定反应的故障排查 ·················· 184
 建议患者、家属和护理人员在患者就医时携带 DBS 控制器 ·················· 185
 程控时患者和程控师需要耐心和毅力 ·················· 185
 有疑问时关闭 IPG 并等待 ·················· 186
 故障排除 ·················· 186

第 16 章　振荡器基础知识 ·················· 189

第 17 章　离散神经振荡器 ·················· 198
 神经振荡器在神经系统功能中的重要性 ·················· 198
 连续性谐波振荡器 ·················· 201
 离散振荡器 ·················· 205
 单一可重入式离散振荡器 ·················· 208
 离散振荡器之间的相互作用 ·················· 211
 离散神经振荡器 ·················· 214
 多个现实神经元构成的振荡器 ·················· 215
 系统（离散）振荡器理论 ·················· 220

附录：补充材料 ·················· 224
术语表 ·················· 225
参考文献 ·················· 230

# 第 1 章 概 述

自 1980 年库珀（Cooper）首次描述脑深部电刺激（deep brain stimulation，DBS）治疗运动障碍疾病以来，DBS 治疗的患者数量和批准的适应证范围均迅速扩大（Cooper et al. 1980）。常常有严重残疾的患者，在尝试了多种方法治疗均无效后，通过 DBS 治疗后症状明显改善（参见注释 1.1 脑深部电刺激的现状 http://www.greenvilleneuromodulationcenter.com/DBS_Programming_essays/）。

大脑本质上是一种电子设备，这将在下文中予以说明。信息是以电子的形式编码、处理和传输。作为药理学基础的神经递质，只是神经元之间的信使，而不是信息本身。神经递质脉冲式释放中编码的任何信息都是由传递到突触末端的动作电位电子序列所决定的。因此，DBS 能够有效是情理之中的事，并且 DBS 和其他基于电生理学的疗法有着光明的前景（参见注释 1.2 脑深部电刺激的未来 http://www.greenvilleneuromodulationcenter.com/DBS_Programming_essays/）。实际上，自《脑深部电刺激程控：原理与实践》出版以来，本领域已经取得了显著进步，特别是在基于电生理学原理的疗法扩展方面，典型的例子如人工视网膜和脑机接口。

即使按照《脑深部电刺激程控：原理与实践》发行时的标准，为某些患者程控 DBS 也是挑战。即使是旧系统，也有数千种可能的刺激参数组合。而新功能的增加，如多个刺激模式和交叉电脉冲等，更是指数级地增加了 DBS 所能设置组合的数量。幸运的是，如果 DBS 刺激导线放置在最佳位置，大多数患者均对很小范围的参数组合有良好反应。然而对于另外一些患者，我们就要花费更多心思去找到最佳的参数组合。对这些患者来说，最大的风险是医生过早放弃程控。本书的前提就是，通过了解一些基本的电生理学原理和神经解剖学细节，能让术后 DBS 程控变得更加有效和快速。

技术的快速发展为该领域带来了推动力，其未来的方向和能够取得的成果不可限量。因此，作者面对的挑战是要努力去预测未来程控师的需求。未来的技术将越发直接地针对病理生理机制，而且这些技术可能更具有疾病或症状特异性。因此，程控师需要掌握病理生理学和神经系统对DBS反应的机制，从而选择最佳的方法治疗他们的患者。

随着我们对神经系统是如何响应DBS越来越了解，以及未来DBS的发展越发依赖于病理生理学机制的理解，明确DBS到底纠正或改善了什么是至关重要的。例如，神经系统如何响应DBS的知识进步已经表明，当前的帕金森病病理生理学理念无法为DBS治疗进行解释和提供指导。

从DBS所治疗疾病的病理生理学来考虑，我们需要新的范例或方法来理解DBS的作用机制。帕金森病将成为发展重要概念和方法学的模型，从而帮助我们理解其他神经和精神疾病。选择帕金森病作为模型有两个重要原因。首先，对于各种类型DBS的患者临床反应和神经元反应，我们在帕金森病上的了解是最领先的。另外在神经元水平上，帕金森病的病理生理学理论可能最为明确。其次，运动控制相关的基底神经节-丘脑-皮层的解剖结构与认知和边缘功能基础的基底神经节-丘脑-皮层的结构是并行的，特别是这些并行结构的异常与精神疾病有关。本书中说明了DBS是如何与帕金森病患者的神经元反应和临床反应相联系，并在不同病理生理学理论的背景下进行了探讨，这些也可以作为理解其他神经和精神疾病方法的模型。

# 基本原理仍然适用

在本书中，我首先解释了电生理学的原理并详述了局部解剖学，并展示了这些知识如何指导快速有效的DBS程控。通常，我们可以根据患者对测试刺激的反应，在脑海中想象出DBS触点相对于患者个体局部解剖结构的位置。我们还可以想象出DBS形成的电场，将想象出的电场和局部解剖结构相匹配可以快速得出最可能或最不可能有效的DBS程控选择。

有些程控师擅长于这种想象，而另一些则不能。有些程控师认为按照步骤细致程控的方法更容易，因此本书的第二部分提供了基于解剖学和电生理学原理的方法，遵循这些方法可以保证绝大部分合理的刺激参数组合不会被遗漏。

本书中所描述的程控方法主要是基于以下两点。第一点是确定如何影响电场的强度，从而激活电场中不同的神经结构。这是根据电生理学原理，使脉宽、电流/电压以及有效触点设置发挥作用来实现的。这一点旨在提高 DBS 控制症状的效果。第二点是根据电生理学原理来调整电流/电压以及有效触点设置，从而改变电场的形状、大小和位置。改变电场的强度通常会影响疗效，而改变电场的大小、形状和位置通常可以避免不良反应和并发症。掌握了这些神经结构电刺激的通用原理后，我们就可以利用电生理学原理进行快速有效的 DBS 程控。

## 快速有效程控的原理

随着接受 DBS 植入的患者越来越多，对能够提供术后程控的医疗卫生专业人员的需求也在增加。目前能胜任此项工作的专业人员不足，致使患者的生活更加麻烦且紧急情况难以得到处理。许多医师不愿意涉及 DBS 术后的程控工作。造成这样的原因是多种多样的，其中之一就是由于对此技术不熟悉而产生的畏难情绪。一般而言，医疗卫生专业人员接触到电生理的机会仅仅是在医学院里短期学习的最为基础的课程。因此，一部分人认为 DBS 的程控像是魔法，而另一部分人则认为 DBS 程控的复杂性降低了学习该疗法的性价比。事实上，两种观点都是错误的。

有效的 DBS 程控需要生物学和电子学原理的指导。这些原理在很多方面都类似于正规药物治疗中所蕴含的药代动力学和药效动力学原理。我们可以直接明确地按照药理学原理进行用药，但通常情况下我们用药只是按照常规的临床方案，而这些方案中正是蕴含着药理学原理。然而在遇到问题患者时，必须直接根据药理学原理仔细考虑用药才能实现有效治疗。DBS 中所蕴含的电生理学原理同样如此。

## DBS 效果的基础

尽管 DBS 治疗作用的精确机制还不清楚，但越来越明确的是，其作用是基于神经系统的兴奋而不是抑制。目前绝大多数的证据显示 DBS 效果依赖于轴突的电兴奋，尤其是突触末梢，因为这些结构对电刺激反应的阈值是最低的。刺激轴突改善神经精神疾病的具体机制仍然未知。事实上，目前对于 DBS 机制研究的成果更多地揭示了大脑的工作机制，甚至多于 DBS 工作机制本身。例如，DBS 已经证实了现有的病理生理学理论，特别是基底神经节疾病的病理生理学假说是错误的（参考 Montgomery，2007a 及本书第 8 章 病理生理机制）。

　　DBS 治疗成功的关键在于刺激到目标神经结构的同时避免刺激到其他结构。神经结构的有效刺激依赖于细胞膜上电荷分布的改变，这点还会在后文中提及。电荷分布是由电学和电子学原理所决定的，因此我们需要先说明这些原理。

（李　楠）

# 第 2 章　电学和电子学原理

脑深部电刺激（DBS）的临床效果是由脑组织中电荷的积累和运动所引起的。电荷如何积累和运动则取决于DBS的植入式脉冲发生器（IPG），程控师通过调整IPG设置来释放电荷。因此，需要知道如何通过程控来调节大脑中电荷的积累与运动。

## 电　学

电子的物理特性是DBS的作用基础，也是对神经系统施加作用的基础。我们必须通过精确控制电子的运动来调节DBS的作用。首先，需要了解哪些作用力对电子发挥关键影响。电子带有负电荷，如果您经常在地毯上行走，那么一定会有触摸金属门把手的瞬间受到电击的经历，这就是静电荷放电的例子。当走过地毯时，电子会从地毯上转移并积聚在您的身体里。当手伸向电导体时，例如金属门把手，身体中累积的电子会相互排斥，产生的静电力会驱使多余的电子相互远离（图2-1），而触摸金属门把手为多余的电子提供了一条逃逸通道。DBS利用静电力将负电荷导入神经系统，也就是驱动电荷至神经元上以激活（图2-2）。

静电力会导致电容现象，这发生在电荷（如电子）移动路径上出现突然障碍（绝缘体）时（图2-3）。电荷开始在障碍物的一侧积累，逐渐累积大量静电荷。这些静电电荷将障碍物另一侧的电荷推开，并抵抗同侧电荷继续累积，直至电荷流动停止。这种现象称为容抗。一旦移除电荷朝向障碍物移动的原始力，累积的电荷就会因为互相排斥而沿相反方向移动。这种现象如图2-3所示。

电容效应是DBS作用的重要机制。电极上的触点具有高导电性，而周围的神经组织导电性较差。正如上面所描述的那样，DBS电极和神经系统的接触面积聚了电荷，换句话说，神经系统和电极接触面逐渐充电，并且越来越排斥

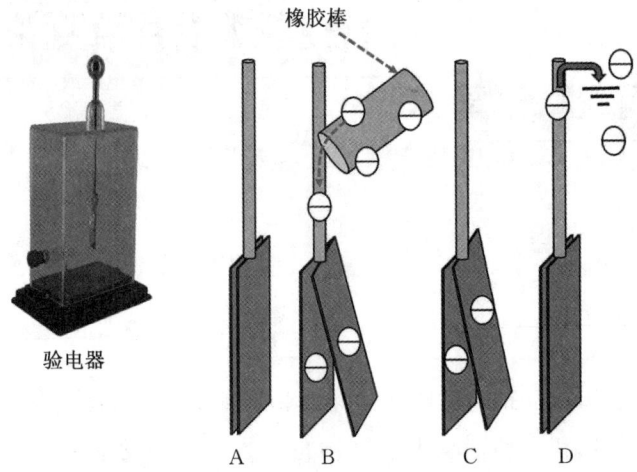

验电器由两块悬挂在金属杆上的金属箔片组成。在未受静电影响时,重力使金属箔的叶片下垂,彼此相邻(A)。当电子源(例如经过与毛皮剧烈摩擦的橡胶棒)与金属棒相接触时,电子转移到金属箔片上(B)。由于验电器(两个金属叶片)具有相对过量的负电荷。就像电荷排斥一样,两个带负电荷的箔片彼此排斥分开(B)。即使在橡胶棒移开后,金属箔片上仍留有残余电子,它们继续保持分离(C)。用手触摸金属棒后过多的电子逃逸,该过程称为接地,这时金属箔片上现在没有多余的电子,重力作用导致两片叶片重新下垂(D)。

图2-1 静电力示意图(一)

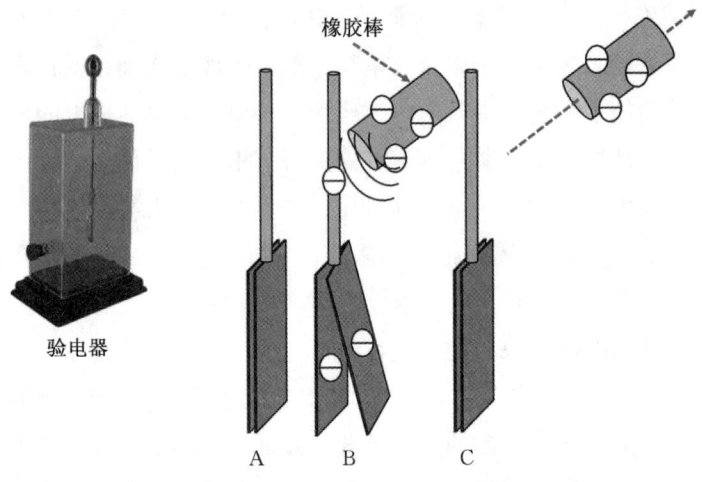

与图2-1中描述的情况不同,带电的橡胶棒并没有接触到金属棒,电子也无法直接转移到验电器上。然而金属箔片仍相互排斥,证明两个金属箔片上都有净负电荷(B)。与图2-1所示的情况不同,当橡胶棒移开时,叶片会重新下垂(C)。这种情况下虽然没有电子转移到验电器,但橡胶棒上的过量电子产生的电场将金属棒中的电子分布到金属箔片中,从而使叶片彼此排斥(B)。一旦静电场移开,电子就会重新分布,使得金属箔片恢复中性,重力将叶片向下拉,继续保持相邻下垂。

图2-2 静电力示意图(二)

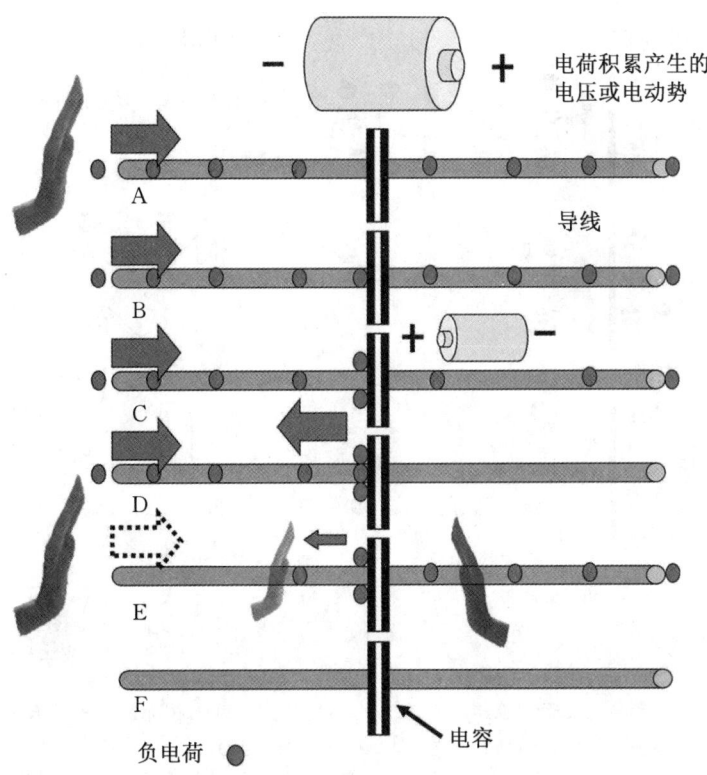

导体连接到电容器,电容器由两个由非导电材料隔开导体组成。当电子或其他电荷被推向电容器(A～C)时,电子不能通过电容器并开始积聚在电容器的一个极板上,这个过程称作电容器的充电。随着电子的积累,它们产生静电力,将另一个极板上的电子推离电容器,这类似于图2-2中描述的机制。因此,最初存在通过电容器的电流。然而,随着电荷继续累积,静电电荷累积产生的电压与最初推动电子通过导体的初始电压方向相反,导致通过电容器的电流减小。最终静电力阻止任何电子流动(C),此时电容器是饱和的。当初始电压降至零时,在电容器上积累的静电力将电子推向相反的方向,这一过程称作电容器放电(E),放电会持续到电流完全消失(F)。

图2-3 电容示意图

DBS电极流向神经系统的电荷流(图2-4)。在恒定电压刺激下(这也是DBS的主要治疗模式),注入神经系统的电荷或静电场将逐渐减少。恒流刺激可以通过增加DBS的刺激电压来抵消电荷输送过程中逐步增加的阻力,从而维持相同的电荷量流入神经系统(图2-4)。

电子绕轴自转。电荷移动时会产生磁场,电子也不例外(图2-5)。因此电子既带电荷,又具有磁性,这意味着电子可以通过磁场也可以通过静电场移动。当电荷(例如电子)以恒定速度移动时,它会产生静磁场。当电子加速或减速,例

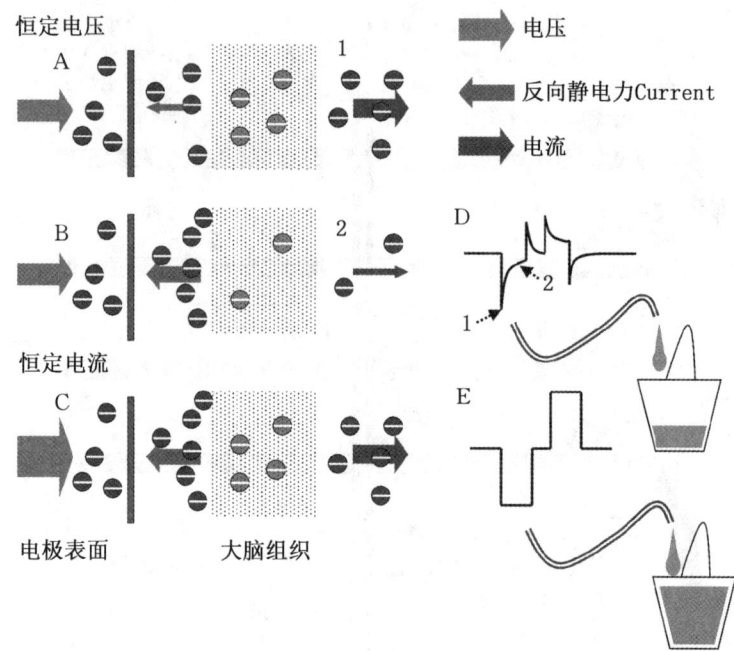

图 2-4　电容对神经系统电刺激的影响示意图

DBS 触点的电导率远大于神经组织，这里就是指大脑。因此电荷累积并且抵抗电荷的进一步流入（A 和 B）。换句话说，驱动电荷进入神经系统的力是 DBS 电极上的电压减去正在积聚的静电压之间的电势差。在恒定电压刺激情况下，驱动电荷进入神经系统的净电压在减小。在恒定电流刺激的情况下，随着对抗静电荷的增加，施加到 DBS 电极的电压也逐步增加，因此有恒定量的电荷注入神经系统。考虑 DBS 脉冲是双相的，也就是负性方波脉冲后接一个正性方波脉冲，因此在恒定电压刺激的情况下，注入神经系统的实际电流显示如 D 所示，而对于恒定电流刺激，实际电流显示如 E 所示。输送的总电荷是曲线下面积（桶中的水量作为示意）。因此，对于相同的 DBS 脉冲，恒定电流刺激将比恒定电压刺激提供更多的电荷，恒定电流刺激也更加有效。

D 和 E 改编自 Miocinovic et al. 2009。

如电子所在的导体运动时，它就会产生移动的磁场。该移动磁场又会导致导体中的电子移动，而移动方向与产生磁场的电子移动方向相反。通过移动磁场来移动电子这一现象称为感应。

如图 2-6 所示，在手电筒中可以看到磁感应的实际用处。使用时快速上下摇动手电筒，以便通过导线线圈来回快速移动永磁铁。当磁铁穿过线圈时，它会随之拉动电子产生电流。该电流存储在电容器中，然后电容器中的电流通过发光二极管（LED）以产生光。

一些游乐设施就是使用磁感应作为制动器，例如汽车滑落的游乐设施中，汽

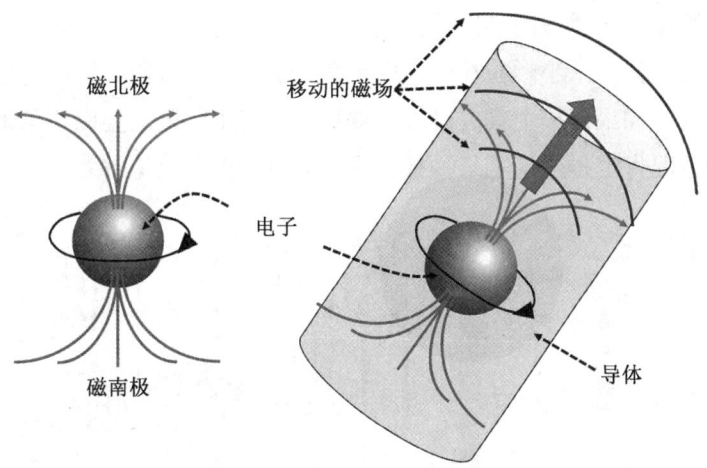

电子作为微小的磁体,受到外部磁场作用时移动。如右图显示了通过导体移动的磁场,当磁场移动时,它将拖动电子产生电流。这个过程叫作感应。

**图 2-5　旋转电子产生磁场的示意图**

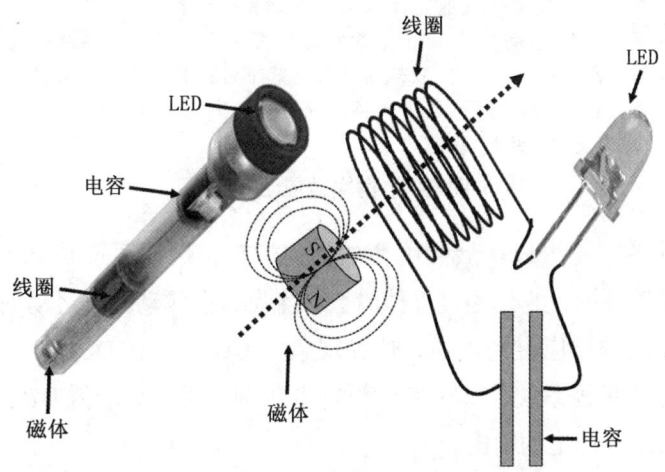

使用者剧烈地上下摇动手电筒以使永磁体快速移动并通过电导体线圈。当磁铁穿过线圈时,它会拖动电子(具有磁性)以产生电流。电流到达电容器,电容器存储电能并为发光二极管供电以发光。

**图 2-6　磁感应手电筒**

车在到达底部之前,磁感应制动会使汽车减速。我们所说的制动装置通常就是沿着导体滑动的大型永磁体。磁铁在导体中感应出电流,从而产生与汽车移动方向相反的磁场。通过这种方式汽车完成减速。该系统的优点是移动部件不会失灵而导致事故的发生。

这种效应的另一个例子叫作楞次管（图2-7）。垂直树立一个导电材料的管子，例如铜管，让一个小颗粒在管子内下落，由于重力作用，颗粒速度增加并迅速落地。但是，如果将一个具有磁性的颗粒放入管中，则它会以均匀的速度缓慢下降。这种情况肯定是产生了某种抵抗重力的力，也必定是磁力。

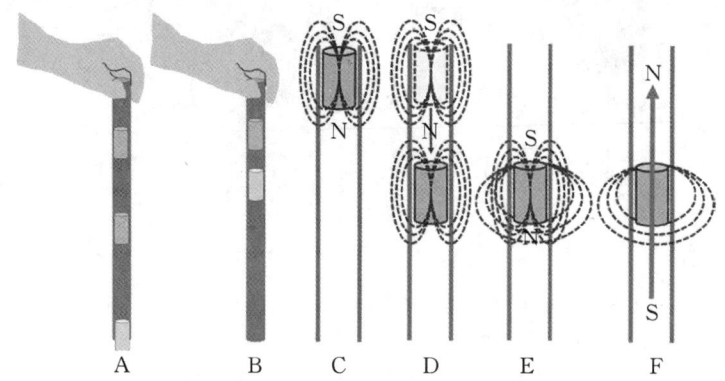

由导电材料制成的管道直立放置，颗粒在管中降落，由于重力作用，非磁性颗粒将以加速运动落入到地面（A）。当另一形状和重量完全相同但具有磁性的颗粒通过管道时，颗粒以恒定的速率缓慢下降（B）。当磁性颗粒通过管道落下时，其磁场穿过管道，同时在移动中拖动管道中的电子（C和D）。因为电子的移动而产生另一个磁场（E），且与重力方向相反（F）。感应产生的磁力使颗粒缓慢下降。

图 2-7　楞次效应示意图

楞次定律的效应可以扩展到电荷的任何运动，例如通过 DBS 导线的电子。由于电子也是磁性的，它们通过导体时会产生反方向驱动电子运动的磁力。电流越快，抵抗运动的感应磁场越强，这种现象称为感抗。在 DBS 中，感抗阻碍电荷或静电场流入神经系统，如果使用恒定电压刺激可能会降低 DBS 的功效，恒定电流刺激会维持稳定的输出。

从前面的讨论中可以看出，有三种力对抗电荷的流动，分别是：电阻，即原子为保持与电子紧密结合而产生的摩擦力；容抗，静电电荷的积累所导致电性的变化；以及感抗。这些对抗电子的力量统一被称为阻抗。容抗和感抗很大程度上取决于电流波动的速度，尤其是感抗。在直流（DC）电子设备中，电荷流是恒定的，因此感抗可以忽略不计，电荷流动的主要阻力就是电阻。然而，当电流快速变化时，例如 DBS 中的快速脉冲，电抗（包括容抗和感抗）是一个重要因素。非常重要的是，要理解脉冲输出的频率不是阻抗的主要决定因素。阻抗取决于 DBS 脉冲的电压从 0 伏到最大电压，再下降到最小电压，然后回到 0 伏的速度。DBS 中这些变化的频率非常高。因此，电抗是影响 DBS 将电荷注入神经系统作用的主要因素。

## 电子学

电子学涉及有目的地控制电荷的流动。在典型的电子设备中，电荷是以电子的形式流动。在神经系统中，电荷的流动由离子完成。某种意义上，离子的电荷由电子所决定。当原子中的电子比质子（带正电的亚原子粒子）多时为负电荷，称作阴离子。相反，电子比质子少的原子将具有正电荷，称作阳离子。

负电荷的流动称为阴极电流或负电流。这可以是电子流动引起的，在一般的电子设备如收音机中就是电子在流动，但也可以是阴离子流动所引起的，正如人体内时刻发生的。正电流或阳极电流可以是由于阳离子的流动。但该术语也可以应用于电子流，这种情况下阳极电流与阴极电流方向相反。人们可以将阳极电流视为电子移动所留下的"尾迹"。

把电荷流（电流）比作水流对我们理解概念十分有效。想象图 2-8 所示的情况，你正使用一个连接到水箱的水管来灭火，单位时间内从水管流出的水量对应于电流（单位时间的电荷量），DBS 中的电流通常以毫安（mA）为单位表示。水管中流出的水的总量对应于以库仑计量的总电荷量。DBS 中的电荷量通常以微库仑（μC）为单位表示。水管流出的水量取决于直径，直径越小对水流的阻力就越大，这一点可以想想通过小吸管和大吸管喝可乐之间的区别。水管的直径对应于 DBS 电极的电阻，电阻是阻抗的一部分。在大脑中，负极触点和正极触点之间组织的电特性决定了大脑中电流的阻力。在电子学中，电流/电压和阻抗之间的关系为欧姆定律。

谈到电流的阻力，无论是电子流还是离子流，都可以由以下几种机制所致。第一种可以被认为是阻挡粒子（电子或离子）运动的"摩擦力"，就如金属导体中电子的摩擦力取决于金属原子的原子核与电子的结合强度。金属原子外轨道上的电子非常灵活，因此几乎没有摩擦力来抵抗电子的运动。对离子而言，其阻力是源于流动方向上其他原子或离子。

电荷流动受到的阻碍作用还有其他机制，与电容相关的静电力和电磁感应有关。如上所述，这些机制具体称作感抗和容抗。综上，电流的阻力是由阻抗所衡量，单位是欧姆（Ω）。

我们可以通过升高或降低水箱高度来改变水压，调节从水管流出的水量。在

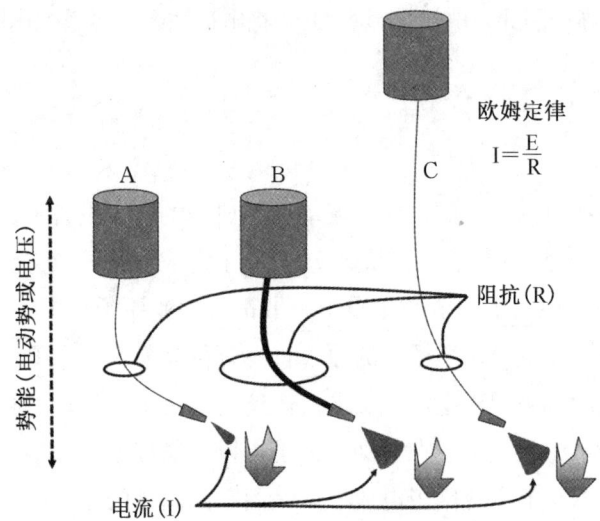

一个水箱从底部伸出水管，单位时间的水流量相当于水流，类比电路中电流。水的总量取决于水流的大小和流水时间。在电子学中，传递的电荷总量以库仑表示，DBS中通常使用的单位是微库仑。每单位时间输送的电量或水量取决于驱动流量的力。水流的驱动力是流体静压力，在该示例中与储液器的相对高度有关。电子设备中，驱动力被称为电动势，单位为伏特（V），也常被称为电压。静水压将水推过水管，水管的直径越窄，阻力越大。像使用较窄水管时那样，只要通过提高水箱的高度来增加静水压力（C），也可以输送与较宽水管（B）相同的水量。因此，每单位时间水流量、流体静压力和水管阻力之间存在特定的关系。同样，恒定电压提供的电流也取决于阻抗，并且电压、电流和阻抗之间存在相关性（这种情况类似于直流电电子设备，在这种情况下，阻抗主要来源于电阻），这种关系被称为欧姆定律。

图2-8 水流与电流的类比示意图

这种情况下，水压对应于电动势或电压（图2-8），是电荷的驱动力，单位伏特（V）。负电荷从DBS负极触点（也称为阴极）流出，流向并返回正极触点（也称为阳极）。负电荷流也称为阴极电流，反向的电荷流也称为阳极电流。要留意"阴极"（指触点）与"阴极的"（指负电荷流）之间的区别。

电流（单位为A）和电压不一样，因此恒定电流脉冲发生器（恒流IPG）和恒定电压脉冲发生器（恒压IPG）不相同。当阻抗（水管直径）不同时，相同的电压（对应于水箱的高度）将产生不同的水流量（电流）。而恒流IPG通过自动调节电压来补偿不同的阻抗。通过水流类比电流，也可以说明恒流刺激和恒压刺激之间的差异（图2-9）。

再用另一个类比来说明恒流刺激的优势。假设我们正驾驶汽车穿过丘陵道路（图2-10）。踩下油门踏板类比于增加电压，汽车的速度类比于电流（电流是

第 2 章　电学和电子学原理

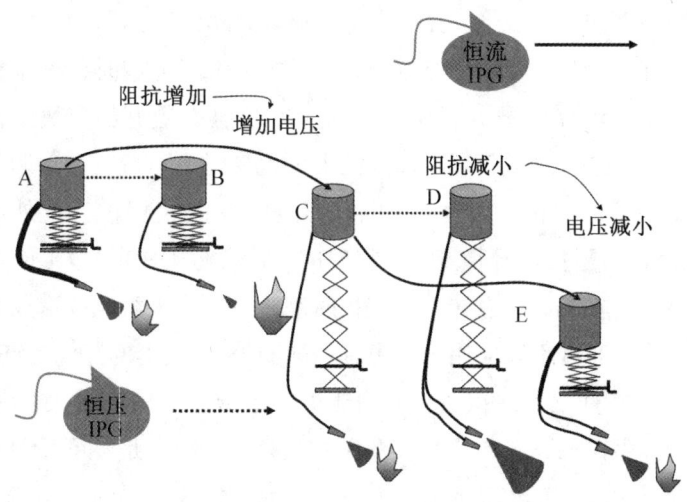

　　A 和 B 静水压（电压）相同，但 A 有更宽的水管，所以相比 B 阻力更小和水流更大（窄水管阻力更大）。患者可能处于像 A 这样的情况，DBS 阻抗相对较小，患者的治疗效果也好，但随着阻抗增加，如果是恒定电压刺激的情况，流入患者神经系统的电荷随之较少，疗效变差。恒定电流 IPG 将实时监测电流（B）的减少，并增加电压（C），以提供相同的治疗电流。若患者在类似于 C 的情况下疗效很好，但阻抗有所降低，则恒压刺激会导致过量的电荷注入神经系统（D）。恒定电流刺激器则会根据增加的电流调整，降低电压以便将电流保持在原水平。

图 2-9　恒定电压和恒定电流刺激差异的示意图

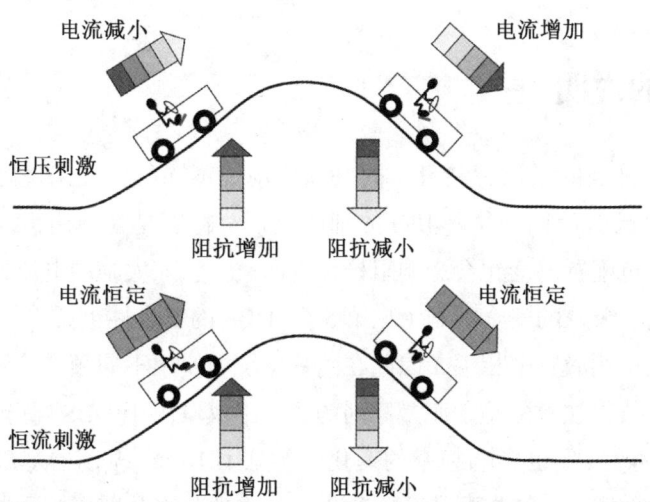

　　恒定电压刺激类似驾驶员在上坡时保持脚踩加速器的力度不变，上坡类似于阻抗增加，汽车逐渐减速；下坡时阻抗减小，汽车加速。巡航控制的汽车类似于恒定电流刺激，随着汽车上下坡运动，汽油踏板会根据阻抗情况调整，进而维持车辆速度不变。

图 2-10　用汽车巡航模式类比恒定电压和恒定电流刺激的示意图

神经元反应的主要决定因素），山丘的高度和重力对汽车的影响类比于阻抗。如果将油门踏板保持在同一点（恒定电压），那么当汽车上坡时，汽车将减速（电流下降并可能降低治疗效果），下坡的时候则可能会有更好的疗效或者出现不良反应。巡航控制（恒流刺激）通过山丘的上下地形时（阻抗）自动调节油门踏板（电压），以使汽车保持相同的速度（电流和治疗阈值的匹配）。此外，即使患者在 DBS 导线植入后阻抗已经稳定了一段时间，同一根 DBS 导线上的不同触点也可能有差别很大的阻抗。这意味着，程控时基于一个电极触点所形成患者疗效或不良反应的经验，通常不能应用于该患者相同 DBS 导线上的其他触点。

恒压刺激主要有三个缺点。首先由于电容效应，DBS 脉冲波形相对于恒流刺激的波形而言存在失真（图 2-4）。恒压刺激第二个缺点是不可预测或不受控制的阻抗变化会导致一定的临床反应，因为阻抗变化会导致释放的电流出现变化。不过，证据表明植入数周后阻抗通常可以达到稳定水平。第三个缺点是不同患者的阻抗存在相当大的差异。因此，接受 DBS 的不同患者在恒压刺激中即使采用完全相同的电极设置和刺激参数，也不太可能具有相同的临床反应。决定临床反应的不是电压，而是注入神经系统的电荷量，它与电流乘以脉冲宽度的乘积成正比。正是基于以上原因，我们难以概括治疗患者的统一程控方法，从治疗一名患者中提炼总结的参数设置可能对治疗其他患者没有帮助。

## 关于阻抗的说明

随着 IPG 种类的激增，并且不同 IPG 使用了不同的方法来确定阻抗，程控师需要了解自己所使用的每种 IPG 的细微差别，特别是在使用恒压刺激时。电压、脉宽和触点配置的变化会影响阻抗，进而改变注入大脑的电流量，特别要注意电流可能超出公认的安全限制（见第 5 章 DBS 的安全性）。

由于阻抗与刺激频率相关，因此在同一系统中使用不同频率检测会得到不同的阻抗结果。值得注意的是，刺激序列的频率不仅取决于 DBS 每分钟的脉冲数。每个刺激脉冲的波形也影响频率的变化（参见第 16 章 振荡器基础知识中有关傅立叶变换的讨论）。在进行用于检查设备电学状态的电极阻抗测试时（在特定刺激参数和电极设置下测量的阻抗，而不是用于治疗时的参数和设置），刺激频率的细节并不像治疗阻抗（提供临床效果的特定刺激序列的阻抗）那样重要。电极阻抗主要用于测试 DBS 系统的结构和电气性能完整性。大多数电极阻抗都使用制造商的默认刺激参数进行测试。程控师可以更改其中一些参数。在某些 IPG 中，电极阻抗测试中的电压选择会影响阻抗的测试范围。例如在某种 IPG 中，0.25 V 的电压允许测量阻抗最高达 4 kΩ，0.7 V 可以至 10 kΩ，1.5 V 至 20 kΩ，3 V 高达 40 kΩ。

对于有些恒压 IPG，阻抗测量对电压的依赖特性会导致测量治疗阻抗时出现问题。有的 IPG 在治疗时使用的电压可能不足以准确测量阻抗，这会导致程控师对 IPG 的电路结构和电气性能完整性产生怀疑。核实的方法是测量电极阻抗，并记录电极阻抗和治疗阻抗之间的任何不同。例如患者可能测得非常高的治疗阻抗，特别是低电压刺激时，而高阻抗提示电路完整性受损，如导线断裂，但实际上电极阻抗却在正常范围内。遇到这种情况时，可以在更高的刺激电压下测量治疗阻抗。此外，治疗阻抗测量不准确的可能性会影响到 DBS 安全性的确认，特别是治疗阻抗测量低估了实际阻抗时，而治疗阻抗测量高估了实际阻抗时则可能限制 DBS 的功效完全发挥。

在评估特定电极设置和刺激参数的安全性时，有些恒压 IPG 通常会预设一个参考阻抗。如果治疗阻抗明显低于预设阻抗时，则可能不会及时发出警报。如果治疗阻抗明显较高，则可能会出现误报。两种较新的 IPG 设备具有双层安全警报，第一层就是基于预设阻抗的警报，如果程控师忽视警报继续使用原先计划的电极设置和刺激参数，基于实际测量得到的阻抗的第二层警报就可能发出。后者与 DBS 的安全相关性更强。目前尚不清楚第一次警告的价值，将其继续纳入 DBS 程控仪中可能是旧 IPG 产品功能的传承。如果实际阻抗明显高于预设阻抗 500 欧姆，出现第一层警报后程控师就可能会放弃增加 DBS 刺激强度，从而导致程控失败。注意，恒流 IPG 不太可能发生上述情况。

（陆　洋）

# 第 3 章 电生理学原理

## 治疗机制与疗法的实现

神经系统可被视为电子设备，且 DBS 在电子水平发挥作用，所以 DBS 术后程控在很大程度上就像是开药那样在开具"电的处方"（表 3-1）。医生通过药代动力学以及药效动力学来指导药物治疗，DBS 也是类似情况。许多药物都通过结合特定的配体门控通道来发挥作用，特别是控制离子穿过神经元细胞膜的电荷流动的通道。药物如激动剂，和受体相结合后可以打开通道，这与生理状态中内源性神经递质的作用相似；有的药物像内源性神经递质那样与受体结合后关闭通道，这就是拮抗剂。在 DBS 中，治疗电流通过调控神经元细胞膜上的通道来影响整个神经系统，但是治疗电流主要影响的是电压门控的离子通道。

表 3-1 药物与脑深部电刺激疗效的影响因素对比

| 药物 | 脑深部电刺激 |
|---|---|
| （1）剂量 | （1）刺激强度 |
| （2）药物分布：药物进入具体哪个器官，每个器官的药物浓度？ | （2）电场体积大小：刺激强度以及电极设置 |
| （3）达到剂峰的时间：影响用药间隔 | （3）组织激活区域大小：刺激强度，脉宽及电极设置 |
| （4）选择性作用：特异性受体 | （4）临床疗效或不良反应的延迟效应，对于评价效果和调整参数有意义 |
| （5）大多数药物为作用于配体门控离子通道上的激动剂或拮抗剂 | （5）DBS 电极触点附近的解剖结构 |
| | （6）作用于电压门控离子通道 |

帕金森病药物治疗的重要问题包括多巴胺对纹状体的作用，以及多巴胺如何特异性地作用于纹状体而不是其他神经元。同理，DBS 治疗的重点在于电流刺激神经结构的治疗效果，以及如何只刺激到正确的神经结构。因此提供有效治疗的原则之一是区分那些使神经结构受刺激后有效的刺激特征，以及如何将刺激准确发放在

相应神经结构的刺激特征。在下文中，我们将描述电流、脉宽及频率对神经元的作用关系。需要注意的是，DBS 的疗效与电流的大小关系更大，并不是电压，因此我们描述刺激强度这一词时更多谈论的是电流。正如我们在第 2 章（电学和电子学原理）中所描述的那样，电流可由电压及阻抗计算得到，电流配合电极触点的不同组合，例如单极或双极刺激，可以将电流特异性地输送到需要刺激的神经结构。

DBS 的机制至今未明，但是学界共识是 DBS 激活了特定的神经结构，可能是轴突或是突触前的轴突末梢。神经结构的激活产生了动作电位，即大脑中最基本的信息单位（具体可参考补充材料 大脑中信息的基本单元，见 http://www.greenvilleneuromodulationcenter.com/DBS_Programming_essays/）。因此，理解产生神经元动作电位的生物物理学对我们理解 DBS 的治疗机制非常重要。

# 神经元

如图 3-1 简单回顾一下神经元的基本结构。神经元学说来源于细胞理论，它认为神经元是神经系统的基本解剖单位。不幸的是，神经元作为解剖学中的基本单位又被推测为神经系统的基本功能单位，而这是不正确的（参见补充材料 大脑中信息的基本单元，http://www.greenvilleneuromodulationcenter.com/DBS_Programming_essays/）。神经元的胞体中含有维持神经元生命的代谢细胞器，胞体向外延伸的枝状结构称为树突。树突和胞体构成了神经元的主体，可以被认为是神经元处理信息的输入段。胞体另一端发出轴突，在大多数情况下负责神经元信息的输出。连接胞体与轴突之间的结构称为轴丘。

神经元的输入和输出区域具有完全不同的电生理特性，后面我们将详细讨论。输出的关键是可靠地长距离传输信号。例如，传输开始时拟传输的信息是字母"c"，系统必须保证传输结束仍旧得到字母"c"，轴突是完成这个任务的完美结构。动作电位的产生代表细胞膜电位变化符合预设模式，正是由于动作电位的统一性，信息得以完整的保留。而动作电位的统一是因为在电位产生过程中的正向及负向反馈调节机制。

胞体处理动作电位的方式和轴突以及轴丘非常不同。胞体是神经元中收集和整合信息的位置，因此信息必须以尽可能广义的方式编码；最重要的是，来自不同细胞输入的信息必须能够纳入总体分析，这需要很大程度的自由度（可变性）。例如胞体会允许输入字母"a"和"b"组合以输出字母"c"。相反，轴突中的动

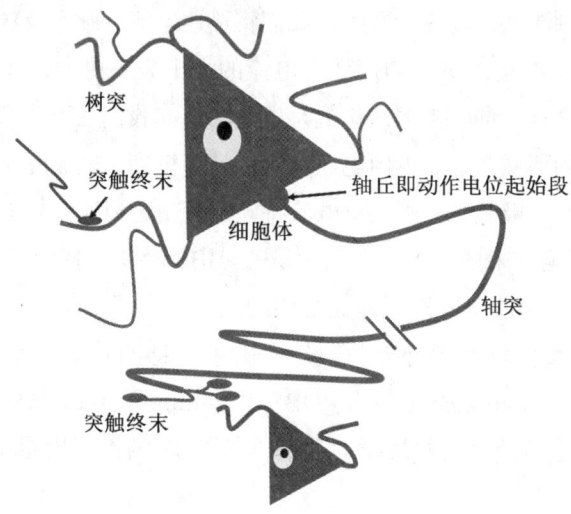

信息输入部分由胞体和树突组成，共同构成细胞体，它们接受来自其他神经元（突触前神经元）轴突末端传来的信息。动作电位编码信息，具体来说，信息是编码在神经元胞体细胞膜上动作电位的变化中，其随着突触前末梢的动作电位变化而变化。突触后神经元胞体细胞膜上电势的变化被整合到动作电位起始部（一般为轴丘），如果上游动作电位的总输入超过某个阈值，则动作电位起始部可以产生一个新的动作电位，并传递给下一个神经元。

图 3-1　神经元功能解剖示意图

作电位在表示信息的方式上受到很大的限制，进入轴突的字母"c"在离开轴突时必须还是字母"c"。

在某些时候，神经元必须有从输入到输出的转换。换句话说，输入的字母"a"和"b"在轴丘处组合成字母"c"，并且在轴突的末端维持为字母"c"。这种转变发生在动作电位起始部，一般都是轴丘，但也有例外。

# 神经元电子学

DBS 激活神经元的关键是诱导出动作电位，动作电位是由神经元轴突上动作电位起始部的细胞膜电位变化引起的。动作电位在神经元间传递信息，DBS 通过输送电刺激影响动作电位携带的信息。动作电位是由跨越神经元细胞膜的电荷流动引起，通过改变神经元细胞膜内外的电压差，引发反馈驱动的模式化电反应。为了精准的编码信息，动作电位的时机也是被严格控制的。

为了达成上述过程，神经元本身也必须满足一些条件。首先必须存在移动电荷的驱动力，这相当于电池中的电动势或电压。其次必须精确地控制电荷流动，这类似于电路中的开关。每个神经元就像一个电池，有相对正极和相对负极（图3-2）。正负电荷分离便会产生电池，与此同时也产生了可以做功的力，驱动电器工作或产生动作电位。拿电池作比方，溶液中的正离子和负离子随机且均匀地分布，此时并没有净电力（图3-2）。但如果正负离子通过半透膜相互分离，即正离子移动到一侧而负离子移动到另一侧，便会随之产生静电电荷，能使电子通过闭合电路移动（图3-2）。

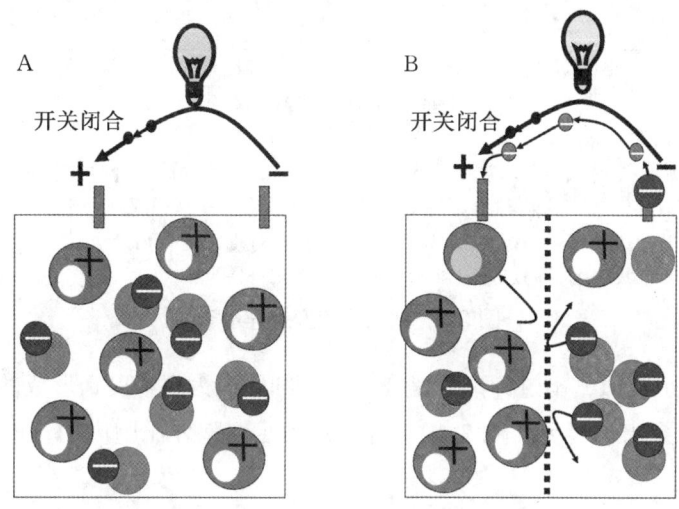

负离子（淡蓝色圆圈）相对于原子中的质子具有额外的电子（深蓝色实心圆），而正离子（橙色实心圆）具有较少的电子（由橙色实心圆中的孔表示）。在A中，带正电荷和带负电荷的离子随机均匀地分布在溶液中。在B中，正离子移动到电池的左侧并且借助半透膜（垂直虚线）保持不向右侧流动，而负离子已经集中在半透膜的右侧。与电池的左侧溶液相比，电池的右侧溶液具有负电荷，这种分布会产生静电力，可以使电子在电路中移动，打开白炽灯。A中开关合上且电子能够自由流动，但没有电动势（电压）来推动电子通过电路。B中带负电的离子可以释放额外的电子，通过电路到达电池左侧，额外的电子与带正电的离子结合填补空缺（橙色圆内的灰色圆），从而使阳离子变为电中性。

图3-2 由离子组成的电池示意图

神经系统中的电荷以离子形式存在，这与电器中的电子不同，如钠（$Na^+$）钾（$K^+$）离子以及氯（$Cl^-$）离子等。神经元将钠离子泵出细胞膜，导致神经元胞外的阳离子数量大于胞内（图3-3）。这会导致两个重要结果，首先神经元细胞内相对于细胞外产生了负电压，静电力随之产生，驱动钠离子进入神经元。此外还会产生化学浓度梯度，神经元胞外的钠离子浓度更高，会产生将钠离子渗入细胞内的化学驱动力。

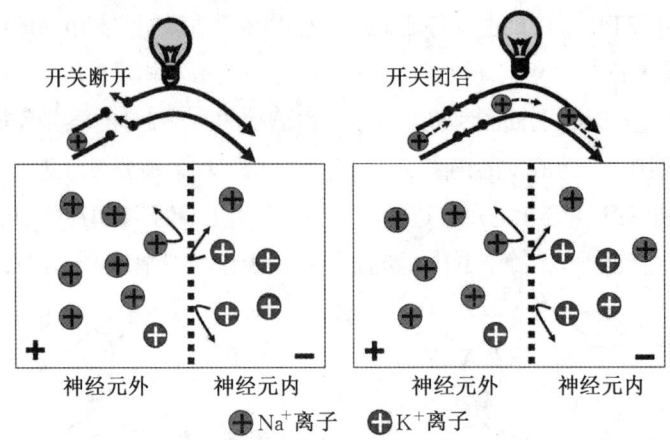

神经元细胞膜外的钠离子浓度高于内部浓度。此外,由于细胞膜外存在相对较多数量的正离子,静电力也随之产生,这两种力会使钠离子进入神经元。一般情况下细胞膜不能渗透钠离子,钠离子需要借助特殊的离子通道才可以根据化学梯度和静电力进行内外流动。这些离子通道可以通过打开或关闭来控制电荷的流动,就像手电筒的开关一样。

图 3-3　钠离子浓度差异示意图

钾离子也类似,不过钾离子是在神经元细胞内为高浓度,形成的化学驱动力是将钾离子泵出神经元(图 3-4)。由于神经元细胞外比胞内的正电荷数量相对

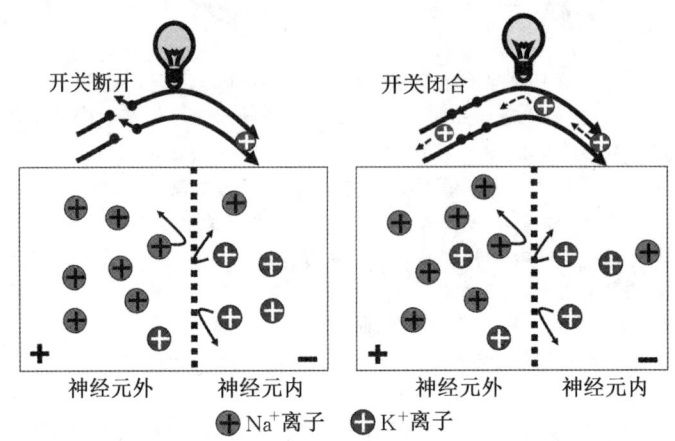

神经元细胞膜内钾离子浓度高于外侧,产生化学梯度差,驱动钾离子离开胞内。由于在神经元外部存在相对较多数量的正离子,也会产生静电力,该静电力倾向于驱动钾离子从细胞外到细胞内。正常情况下细胞膜不能透过钾离子,钾离子需要借助特殊的离子通道才可以克服静电力,根据化学梯度进行内外流动。这些离子通道可以通过打开或关闭来控制电荷的流动,就像手电筒的开关一样。

图 3-4　钾离子浓度差异示意图

多,静电力会导致钾离子流入神经元,通常来说,化学浓度梯度所产生的化学驱动力比静电力更强。

神经元细胞膜上的能量泵是产生化学浓度梯度以及相应静电荷的原因。每泵入两个钾离子,就会从神经元中交换出三个钠离子,最终会导致神经元胞外相对于胞内产生一个单位的净正电荷。随着上述过程的重复,神经元细胞内的净负电荷越来越大。

还有许多离子参与维持或改变神经元的膜电位,钙离子($Ca^{2+}$)和氯离子($Cl^-$)是其中比较重要的两个。通常这些离子在轴突的动作电位中不起大作用。因此,他们不会直接受到 DBS 的影响。但这些离子在神经元胞体中十分重要,同时 DBS 的效应最终还是会传递到神经元胞体。

神经元的激活需要存在闭合回路以允许电子自由出入细胞膜。电子可以通过铜线自由流动,而带电离子只能通过神经元流动。激活神经元的轴突会产生动作电位,然后传导到其余的神经元。用电路进行类比,打开电灯(图 3-5)类似于产生一个动作电位,电灯的"闪烁"(动作电位)序列就是信息(或错误信息)编码,就像莫尔斯电码一样。神经元通过它们接收的动作电位序列来传

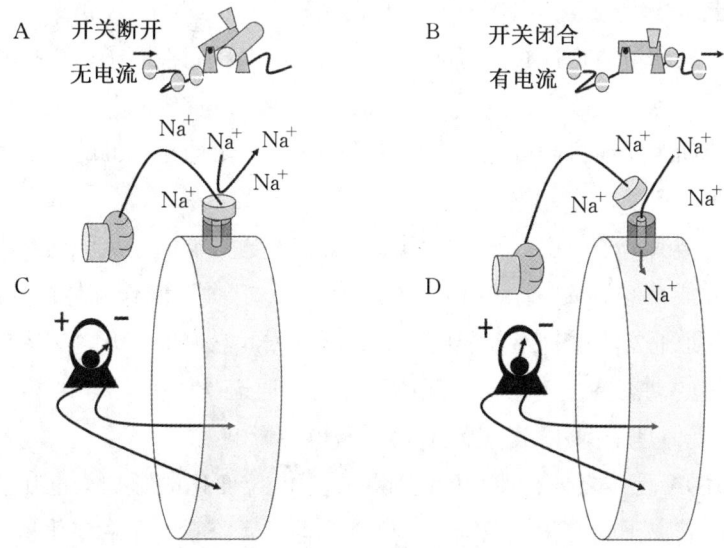

通常电路允许以电子形式的电荷流动以执行某些功能,例如打开手电筒。(A)中的开关保持断开,有一个木棒阻挡在开关上,阻止了电子流动。为了使电路执行功能,需要闭合开关(B),使得接点相连以允许电子流动。静息神经元中也发生类似的情况。神经元细胞膜不允许钠离子自由通过(C)。而神经元细胞膜中存在离子通道,当通道打开时允许钠离子自由通过(D)。

图 3-5　电路开关类比神经元

达和处理信息。DBS 治疗疾病时的机制之一可能就是控制异常神经元活动中的错误信息。因此，DBS 为了发挥作用，必须使细胞膜上的回路闭合以产生动作电位。

离子浓度的差异促使钠离子流入胞内和钾离子流出胞外，从而为动作电位的产生提供基础。但神经元必须精确地控制钠、钾离子的交换，其控制机制由神经元跨膜电压决定，而该电压又受细胞膜内外的离子相对浓度所影响。这些承担控制作用的离子通道就像是阀门，它们在静息时关闭，在产生动作电位时打开。神经元静息状态时，细胞膜电位稳定在负电压，通常为 $-60$ 至 $-70$ mV。如果神经元膜电位变小（称为去极化）超过阈值，则"阀门"打开以允许离子内外流动。

胞膜中的开关由蛋白质单元所组成，这些单元又构成了电通道来控制离子（即电荷）流过胞膜。当这些通道打开并允许离子流动时，即打开了神经元的"开关"，通常有三种类型的开关，具体是哪种类型取决于打开开关的机制。电压门控离子通道响应于跨膜电压而呈打开、关闭或变化中的状态。DBS 就是通过改变跨膜电压来影响电压门控离子通道的状态。

电压门控离子通道拥有独特的动态特点，当电压门控离子通道打开时，神经元胞膜上的电压发生改变，这种变化又会进一步导致神经元开启更多的电压门控通道。这一动态反馈机制可能带来正面的影响，也可能是负面的。实际上，正是这反馈机制决定了动作电位的特点。

其他类型的离子通道打开、关闭或改变状态通常响应于突触前终端释放的化学神经递质或神经调质（图 3-6）。这些类型的"开关"叫作配体门控离子通道。由于这些通道通常不受神经元膜电压的影响，因此它们的打开、关闭或改变状态不具有反馈的动态变化。然而在配体门控离子通道受体中，N-甲基-D-天冬氨酸（NMDA）受体是个例外，它也受神经元膜电位影响。

除 NMDA 受体之外，典型的配体不受膜电位变化的影响，也几乎不存在反馈机制。随着离子的变化扩散到邻近区域，神经元跨膜电压的变化是被动且逐渐衰减的，就像石头落入水池上的波纹一样，这种基于空间和时间上被动衰减特征的重要计算功能将在后面详细讨论。这类通道的开关通常位于胞体上，可以实现更广泛的计算功能。这些开关也基本不受 DBS 的影响。

第三种类型的开关是电连接或称为间隙连接，它是连接神经元间的原生质导体在物质上的延续（图 3-6）。与大多数配体门控离子通道一样，这些间隙连接不

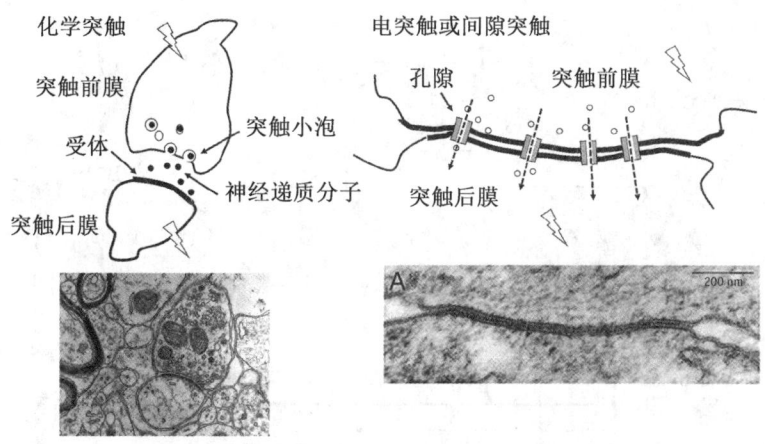

化学突触通常涉及配体门控离子通道。在化学突触中，动作电位引起突触前神经元的局部细胞膜变化，导致神经递质的释放。这些神经递质扩散穿过突触间隙，与突触后膜上的配体门控离子通道结合，诱导突触后神经元细胞膜的局部变化。在电或间隙连接的情况下，突触前和突触后神经元胞体的物理连续性允许电荷根据突触前神经元中产生的静电力移动通过间隙。

图 3-6　化学突触和电（间隙）突触示例

受神经元跨膜电压的影响，因此缺乏电压门控离子通道的反馈机制。

# 电压门控离子通道与动作电位

控制通道开关的是跨膜电压，即神经元胞膜外的正电荷和膜内的负电荷之差。对于许多神经元而言，正电荷和负电荷之间的相对差异大约为 −70 mV。如果将这种差异降低到某个阈值，例如达到 −60 mV，那么离子通道打开，离子穿行过胞膜，就像电子通过闭合电路（图 3-7）。这一过程中的电压差减小称为去极化，DBS 就是通过对神经元进行去极化来发挥作用。

一旦神经元细胞膜上的电压门控离子通道去极化（神经元跨膜电位的减小）超过阈值，就会发生离子通道的一系列变化。首先是钠离子电压门控离子通道的改变。该通道存在四种状态：打开、关闭、激活和失活（图 3-7）。通道由蛋白质亚基组成，亚基在跨膜电压低于阈值时彼此接近，阻断钠离子的流动。一旦神经元充分去极化，钠离子电压门控离子通道变为激活状态，蛋白质亚基改变自身结构以允许钠离子内流。

内流的钠离子通过已经打开的钠离子电压门控离子通道导致神经元进一步去极化，进而激活其他的钠离子电压门控离子通道，产生正反馈效应。即使局部膜

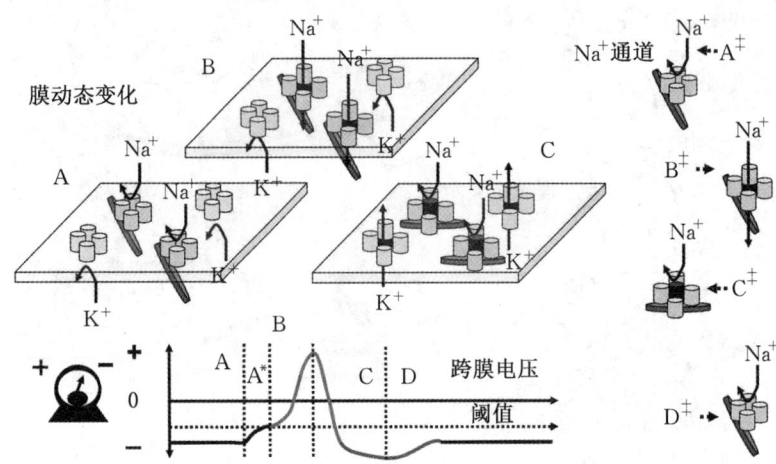

最初神经元处于静息状态，跨膜电压的检测提示神经元内的电压比神经元外的电压更低，通常约为 -70 mv（A）。在此阶段，钠离子和钾离子电压门控离子通道处于关闭状态（A‡）。如果使局部神经元跨膜电压升高（去极化）（A*），例如高达 -55 mv，则钠离子电压门控离子通道打开（B 和 B‡）并且钠离子进入神经元。钠离子的流入导致局部进一步去极化。钠离子继续流入，甚至可以逆转神经元跨膜电压，其中神经元细胞内的局部电位相对于神经元外变更高（B）。一旦发生一定程度的去极化，钾离子电压门控离子通道打开并允许受化学浓度梯度（C）驱动而钾离子流出。此外，钠离子电压门控离子通道失活（C‡）。利用失活的钠离子通道和开放的钾离子电压门控离子通道，神经元膜电位变得更低（超极化）（C）。神经元膜电位内部可能比静息期更低，此时神经元被称为超极化。在此阶段，钾离子电压门控离子通道关闭，钠离子电压门控离子通道激活同时关闭（D‡）。

**图 3-7　电压门控离子通道在产生动作电位时的变化**

电位从相对负电压偏移到正电压，这种反应会仍然持续，但持续时间很短，到达特定的跨膜电位时，开放的钠离子电压门控离子通道会失活并阻断钠离子的进一步流动（图 3-7）。

一旦神经元充分去极化，钾离子电压门控离子通道打开，由化学浓度梯度产生将钾离子外移的驱动力（图 3-7），结果神经元膜电位比静息状态的电压更低，该状态称为超极化，最终神经元跨膜电位达到特定阈值，钾离子电压门控离子通道关闭。钾离子电压门控离子通道的超极化效应对于神经元去极化状态的快速反转和动作电位的结束至关重要，而钠钾泵需要太长时间来完成静息状态的复原。超极化状态对于激活已经失活的钠离子电压门控离子通道也很重要，钠离子通道被激活之前无法再次产生动作电位，神经元处于绝对不应期。

为了激活所需神经结构，去极化时需要将电荷输送到神经元胞膜外的组织间液（图 3-8），这样胞外相对胞内的负电位会得到一定的纠正，也就是细胞膜电位去极化。一旦胞膜去极化至某个阈值，离子通道就会打开（与开关闭合相似），从而电流通过细胞膜，产生动作电位。

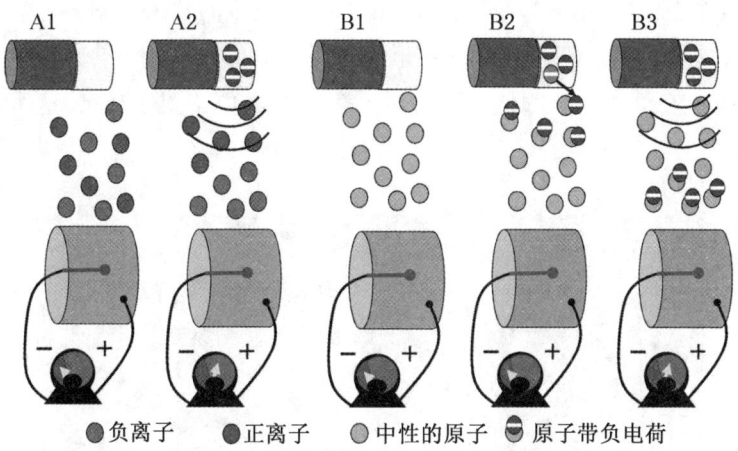

该过程涉及将较高浓度的负电荷移动到神经元表面，减少了神经元细胞膜外的净正电荷。如图3-7所示，神经元膜局部的正电荷减少，神经元跨膜电压降低或者说去极化以产生动作电位。图中A1显示了DBS电极上没有电荷的情况。可以看出，在神经元轴突（灰色圆柱体）附近存在数量相等的正离子和负离子，并且跨越神经元细胞膜的电势是平衡的。DBS电极施加电荷时，静电力将负离子驱向神经元，使得神经元外的正电荷净减少，神经元去极化（A2）。在这种情况下，刺激是由电极和脑组织界面之间的电容引起的。另一种机制涉及将没有电荷的粒子（不带电的原子）转换成离子。当电子汇聚于DBS电极触点时，一些电子与中性原子结合成为负离子（B2）。随后，新产生的负离子向神经元移动，并且如A1中所述，神经元去极化。

图 3-8　神经元去极化产生动作电位示意图

# 下游继发效应

由于刺激达到阈值时的正负反馈机制，DBS诱导的轴突去极化作用会产生全或无的响应。但这一机制对神经元的胞体作用不大，在胞体上产生的去极化倾向于随时间和空间逐渐衰减消失，除非这种去极化作用汇集在动作电位起始部并超过了阈值。然而，这种随时间和空间衰减的模式提供了相当多的运算机会。

通常，当动作电位到达突触前末端时，会释放出神经递质，然后与突触后膜上的配体门控离子通道结合，允许特定离子流通过细胞膜，根据所涉及的特定离子，可以产生局部神经元胞膜的去极化或超极化。

去极化或超极化在细胞膜上扩散，细胞膜电位的变化幅度随着时间的推移而减弱,这为后续的突触后电位提供了与先前电位的剩余变化产生相互作用的机会。举个例子,如果在先前的去极化消退之前,第二个动作电位又产生了突触后去极化,两个电位将相加并增强了第二个去极化电位的效果(图3-9),该过程称为时间叠加。类似地,两个相邻的突触后去极化电位可以相组合,如果在动作电位起始部的幅值总和高于阈值,则可以产生动作电位(图3-10),这个过程称为空间叠加。

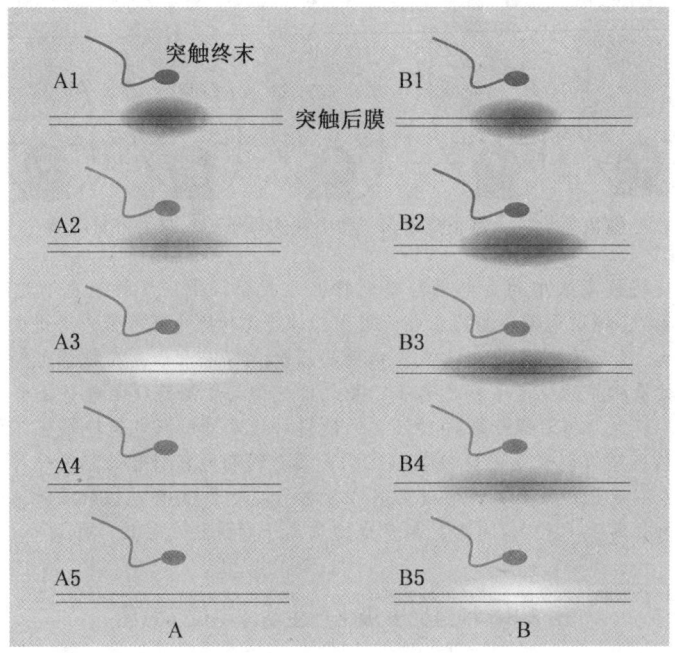

图A展示了突触前末梢的动作电位到达轴突附近,并诱导局部神经元突触后膜产生变化(A1),变化随时间消散(A2~A4)。然而,如果在先前事件(B1)之后轴突上存在第二个动作电位(B2),那么突触后电位将增加。如果膜电位的两个变化具有相同的极性(去极化或超极化),则结果将是更大幅度(B2)的变化,其将持续更长的时间(B2~B5)。如果极性不同,则结果将是幅度减小。

图3-9 时间叠加示意图

DBS的主要作用是刺激轴突产生动作电位,因为轴突具有最低的激活阈值(参见第6章 神经系统对DBS的反应)。激活的动作电位是顺向传导,以到达下游神经元的突触末端,引起突触后事件(图3-11)。此外,动作电位也会逆向传导,如果轴突具有侧枝,逆行电位也会传导到侧支,继而顺行传导。因此,这些间接的突触后事件可以引起时间叠加和空间叠加,而这也是DBS潜在的作用机制。

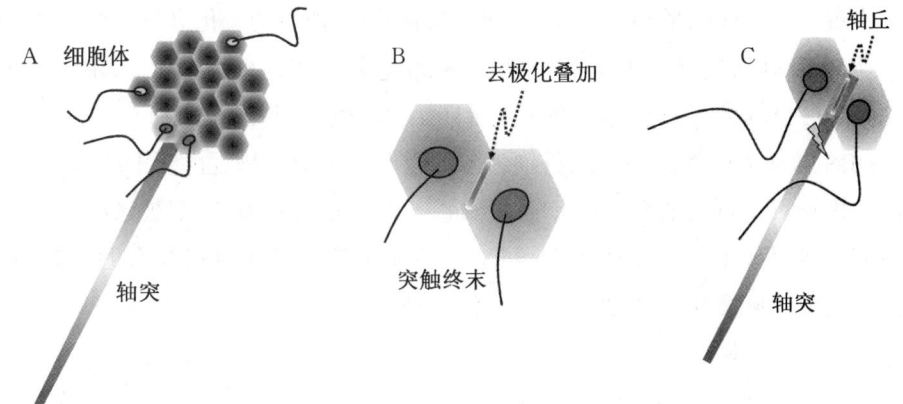

神经元细胞膜上每个突触前膜对应的部分用马赛克表示（A）。由突触前动作电位诱导的两个突触后去极化电位终止于突触后神经元的相邻区域。去极化电位的最大值出现在突触终末，然后逐渐向外消散。尽管每个单独的突触后电位都不足以产生动作电位（B），但两者在重叠区域去极化相加就足以产生动作电位，用闪电表示（C）。

图 3-10　空间叠加示意图

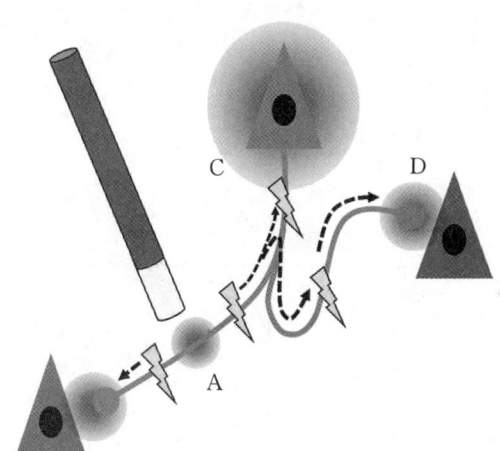

DBS 刺激在触点 A 附近的轴突产生动作电位。动作电位沿轴突顺行传导到神经元 B，产生局部跨膜电位的突触后变化。动作电位也逆轴突传导（该轴突起源于神经元 C），被激活的轴突可能具有轴突侧支或分支，并且与神经元 D 相连。逆轴突传导的动作电位到达分支点后又顺行传导至神经元 D，使得神经元 D 的跨膜电位也出现突触后变化。

图 3-11　DBS 主要和次要作用的示意图

下游的继发效应，例如神经元跨膜电位的突触后变化，可以影响下游神经元的空间和时间叠加。对于时间叠加，要求 DBS 电脉冲必须频繁地发放，这样在第二个脉冲引起神经元跨膜电位发生变化之前，第一个脉冲的影响还没有完全消失。实现时间叠加的最小频率取决于配体门控离子通道的变化进程。对于某些受体，例如 NMDA 受体，其时程可能长达 50 毫秒，在这种情况下，DBS 频率只要超过 20 PPS（每秒钟的脉冲数）就可能足以产生时间叠加。

DBS 脉冲也可能影响空间叠加，脉冲激活的组织体积远大于 DBS 负极（启用的负极触点）附近轴突堆积密度。因此，很可能有许多轴突都被激活，并且会聚在同一神经元上，从而产生空间叠加。时间和空间叠加都可能有助于 DBS 发挥治疗效果（见第 6 章 神经系统对 DBS 的反应）。

（陆　洋）

# 第 4 章 电荷流动的控制

第 3 章（电生理学原理）中描述了 DBS 脉冲产生的电场通过电压门控离子通道触发轴突动作电位的机理。DBS 治疗有效的关键是，在可以产生临床效益的神经结构中触发动作电位，同时避免刺激到可导致不良反应的神经结构。因此，关键问题是精确控制从激活的负极（阴极）DBS 电极触点流出的电荷，这些电荷决定了 DBS 脉冲产生的电场的体积、形状、分布和强度。

第 2 章（电学和电子学原理）中讨论了与电场产生有关的电学和电子学问题。根据欧姆定律，电场强度由施加在激活触点上的电压以及负极触点（阴极）和正极触点（阳极）之间组织的阻抗决定。而根据第 3 章中所述原理，还有其他因素决定电场内的轴突是否产生动作电位，包括脉冲宽度、电场线的方向和频率相关共振。运动障碍疾病中动作电位以重入的方式通过基底神经节-丘脑-皮层系统内的闭合环路，这一原则也适用于其他功能系统（见第 6 章 神经系统对 DBS 的反应）。因此，组织激活域，即已经诱发出动作电位的轴突组成的组织区域，与电场区域的范围不同。本章将讨论如何对那些影响电场区域和组织激活域的因素进行控制，以获得临床效益、避免不良反应。

## 电力线的方向

为了使神经元去极化，必须向其传递电荷以改变神经元细胞膜上的电位，从而影响电压门控离子传导通道。因此，电荷形成的电场与神经元细胞膜的方向至关重要。电荷从负极触点流向正极触点。垂直于来自负极触点电场线的神经元细胞膜接收电荷，从而影响神经元跨膜电位，甚至使神经元细胞膜去极化产生动作电位（图 4-1，神经元 A）。负性的静电荷将负电荷"推"到神经元的外表面，使神经元细胞膜去极化。正极附近的神经元外表面没有负电荷积聚，不会去极化，因此不会产生动作电位（图 4-1，神经元 B）。同样，细胞膜平行于电场线的神经元不会接收到电荷，因此也不会产生动作电位（图 4-1，神经元 C）。

虽然电场线相对于神经元细胞膜（通常是轴突）的方向很重要，但是确切的方向很难得知。提出如图 4-2、4-3 和 4-4 所示的几种假设。在图 4-2 中，轴突走行主要与电场线平行，即与电荷流平行，因此轴突与电场线平行的部分不会被激活。但如图 4-3 所示，轴突呈小 s 形曲线。在这条小曲线上，神经元细胞膜垂直于电场线，所以电荷可能会积聚，导致神经元细胞膜去极化而产生动作电位，该动作电位将通过轴突的其余部分传导。轴突方向的这种变异性限制了 DBS 计算模型的价值，这种模型通常假定轴突的方向是平滑的、规则的。例如，若轴突的方向如图 4-2 中所示是直的而不是弯的，它就不会产生动作电位。但轴突的形状更有可能是不规则的。因此，轴突在电场中的精确走向是无法预测的。尽管如此，神经元组成结构在电场中的方向非常重要，证据就是在双极刺激中逆转极性可以产生具有显著差异的临床效果。

另一种类似的假设情形如图 4-4 所示，位于轴突末端的突触。同样，神经元末端各部分结构在方向的差异可能会导致动作电位的产生，尤其是轴突末端的兴奋阈值最低。

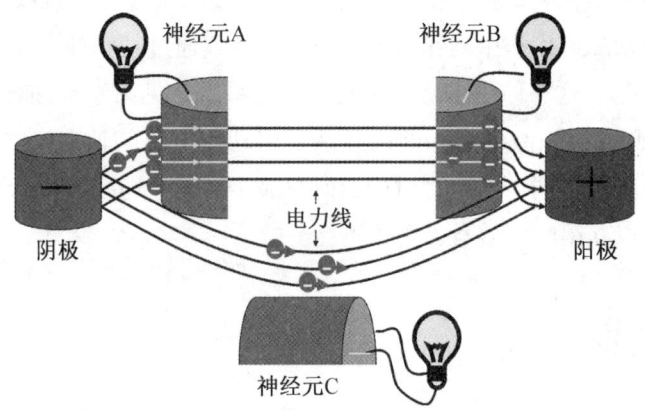

负极触点（阴极）产生的静电场会将负电荷聚集在神经元某部分（神经元 A）的外表面。神经元 A 的细胞膜去极化，若达到阈值，则产生动作电位。相同的电场线将负电荷"推"到神经元 B 的内表面上，神经元细胞膜不会去极化，且神经元 B 的这部分不会产生动作电位。膜表面平行于电场线的神经元 C 不会对电力线有任何反应，即不会去极化，也不会产生动作电位。

图 4-1　神经元细胞膜相对来自负极电场线走行方向的重要性

第 4 章　电荷流动的控制

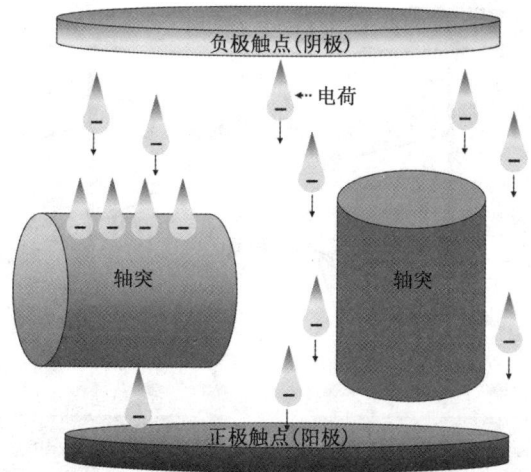

带负电的离子从阴极移向阳极。当神经元细胞膜沿电场线垂直于离子流走行时，可认为负电荷在轴突 A 的表面积聚。当有足够的负电荷积聚，神经元细胞膜去极化超过某个阈值，轴突就会产生动作电位。当轴突 B 平行于负电荷流走行时，负电荷不会在神经元细胞膜上积聚而会继续流过神经元细胞膜。因此，电荷不会积聚，轴突不会去极化，也不会产生动作电位。

图 4-2　对"神经元细胞膜相对于来自负极的电场线走行方向的重要性"的假设说明

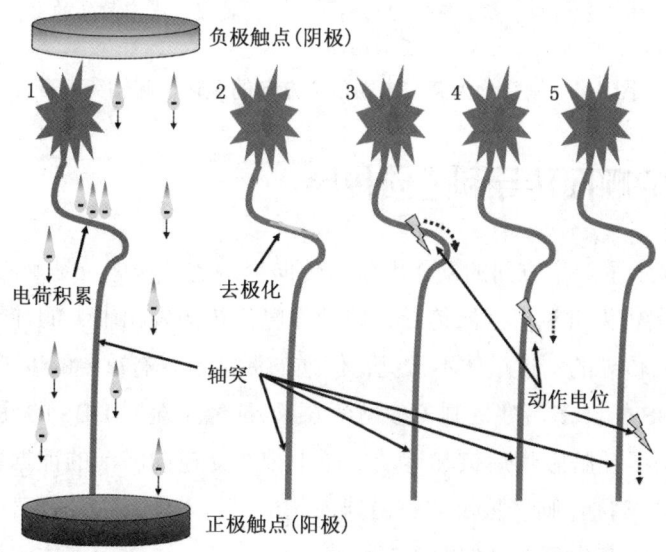

在这个假想的例子中，轴突走行大体上与电场线和电荷流平行。这样的走向预计不会产生动作电位。然而，"S"形曲线的轴突有一小部分相对垂直于电场线。因此，负电荷可以积聚在这个小区域，细胞膜可去极化；若去极化充分，则可能会导致动作电位的产生，该动作电位可通过轴突的其余部分传导。

图 4-3　电场中轴突形状的不规则性如何导致轴突的意外兴奋示例

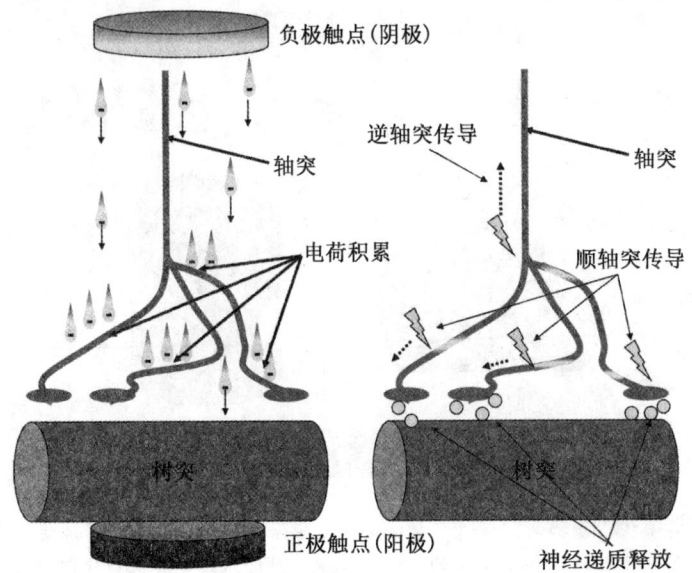

　　一个假想的例子说明，即使轴突的大部分与电场线和电荷流平行时，轴突分支为突触末端多个方向的变化是如何引起轴突兴奋的。即使轴突的走向与电场线平行，轴突末端的分支也可能与电场线相对垂直并带电。该种电荷可导致动作电位向突触末端顺向传导，兴奋或抑制突触后神经元的部分结构，在本例中为树突。同时，轴突分支中触发的动作电位可反向传导激活相关神经元，也正是轴突末端兴奋的起源。

图 4-4　轴突分为突触末端多个方向的变化引起轴突兴奋

## 动作电位的顺向传导和逆向传导

　　图 4-4 显示了两个方向的动作电位。传向突触的动作电位是顺向传导的，这在生物系统中较为常见。逆向传导，即动作电位传向发出轴突的神经元胞体处，是逆轴突方向传导的。这虽然不常见，但逆向激活也具有重要的生理作用，并且可以介导 DBS 的许多治疗机制（参见第 6 章 神经系统对 DBS 的反应）。图 4-5 和图 4-6 显示了丘脑腹嘴后核和运动皮层中神经元逆向激活的证据。这样一来，对底丘脑核（又称丘脑底核）或苍白球内侧部进行 DBS 就等同于丘脑和运动皮层的直接激活。其生理意义如图 4-7 所示。

　　目前有一种趋势，是只考虑局部目标区域内 DBS 的影响。然而，在各项相关研究中，DBS 脉冲的作用通过整个神经网络广泛传播（图 4-7）。此外，传出的脉冲返回至 DBS 脉冲的起始区域，与随后产生的 DBS 脉冲共振（参见第 6 章 神经系统对 DBS 的反应）。也许在未来，这些共振效应将被用于更理想的 DBS。

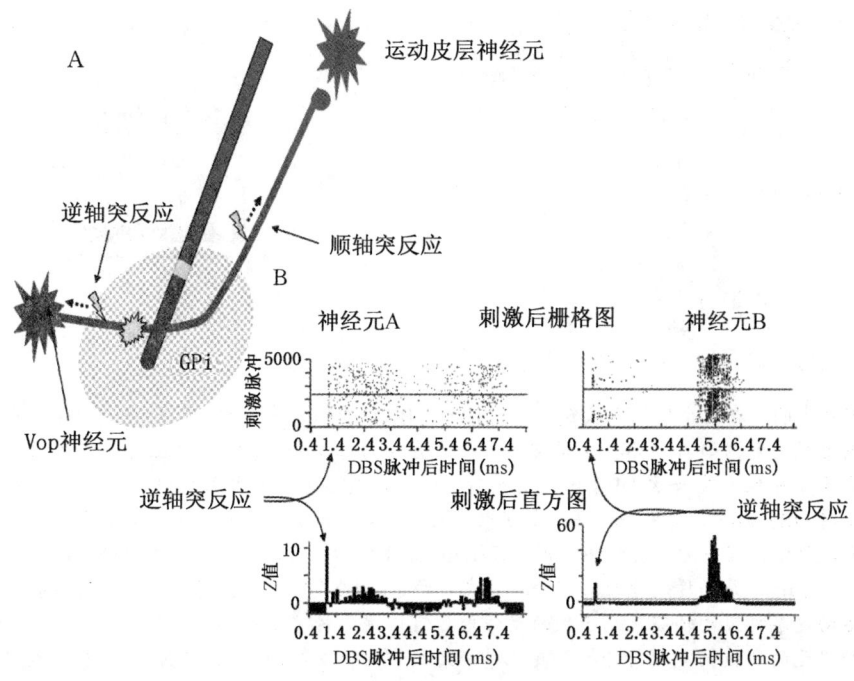

研究表明，在这种情况下，苍白球内侧部附近的 DBS 激活来自丘脑腹嘴后核（Vop）的轴突，引起丘脑神经元的逆向激活，如 A 所示。B 显示了两个丘脑腹嘴后核神经元逆向激活的证据．其中上方的图是刺激后的栅格图，显示了神经元在每次 DBS 脉冲发放后（时间轴 0 点）8 ms（毫秒）左右的放电情况。每一列代表了神经元对 DBS 脉冲的反应，而每一个圆点代表了神经元的放电。栅格图中的放电情况按照时间区间段被汇总成下方的直方图，说明了 DBS 脉冲后神经元反应随时间变化的情况。超短潜伏期（约 1 ms）与逆向传导反应高度一致（有关逆行传导反应更进一步的证据）。经过苍白球内侧部附近区域的丘脑神经元轴突所产生的动作电位既能产生逆向传导的动作电位，又能产生顺向传导的动作电位。这种顺向传导的动作电位可以单突触激活运动皮层（及其他皮层）的神经元，如 A 所示。本研究记录的所有丘脑神经元在苍白球内侧部接受 DBS 脉冲（高频）约 3.5 ms 后电活动降低的程度变小，这与 DBS 激活了苍白球内侧部的输出轴突而不抑制该节段相一致，后者正是目前一些 DBS 理论所认为的。同样令人吃惊的是，对于这两个神经元及其他丘脑神经元，DBS 诱导苍白球内侧部被抑制后，丘脑神经元的活动反而显著增加。这种超极化后的反弹在两个神经元中都能看到。神经元 B 显示出 2 个活动增加的部分，后一部分显著增加，反映了来自皮层神经元的重入活动，该神经元由经过 DBS 附近区域的丘脑神经元轴突产生的动作电位单突触激活。丘脑腹嘴后核神经元在超极化后迅速反弹产生增强的兴奋性，该现象导致目前大多数基底神经节生理学和病理生理学的理论基础受到了质疑。

**图 4-5　轴突经过 DBS 目标区域附近触发动作电位的结果**

资料来源：参见 Montgomery，2006。

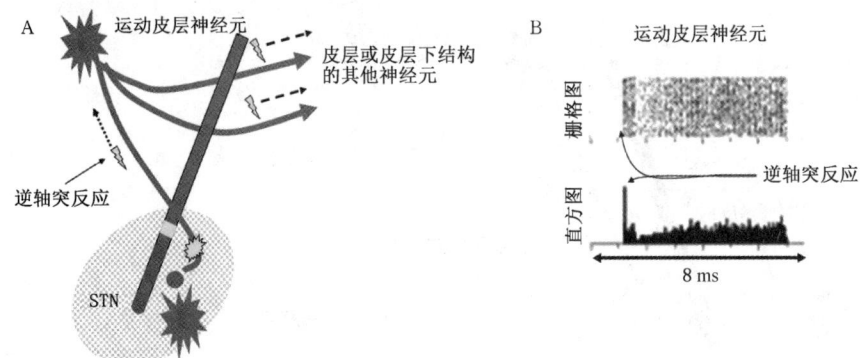

研究表明，在这个实例中底丘脑核附近的 DBS 逆行激活来自皮质的轴突，该轴突在底丘脑核内形成突触，如 A 所示。运动皮层神经元存在的证据如 B 所示。B 上方是刺激后的栅格图，显示了神经元在每次 DBS 脉冲发放后（时间轴 0 点）8 ms 的放电情况。每一列代表了神经元对 DBS 脉冲的反应，而每一个圆点代表了神经元的放电。栅格图中的放电情况按照时间区间段被汇总成下方的直方图，说明了 DBS 脉冲后神经元反应随时间变化的情况。超短潜伏期（约 1 ms）是高度规律的，证据就是在大约 1 ms 处高而窄的应答，这与逆向传导应答一致。运动皮层神经元轴突末端产生的动作电位可以逆向传导至皮层。这种动作电位也会沿着同一神经元的侧枝轴突顺行传导至其他神经元的突触，这些神经元可能位于皮层，或者皮层下，或者两者都有。因此，DBS 在 STN 附近的作用会快速传导到整个大脑，而不是许多 DBS 理论所认为的 DBS 只有局部的作用。

图 4-6　轴突经过 DBS 目标区域附近触发动作电位的结果的示例

参考资料：Montgomery 和 Gale，2008。

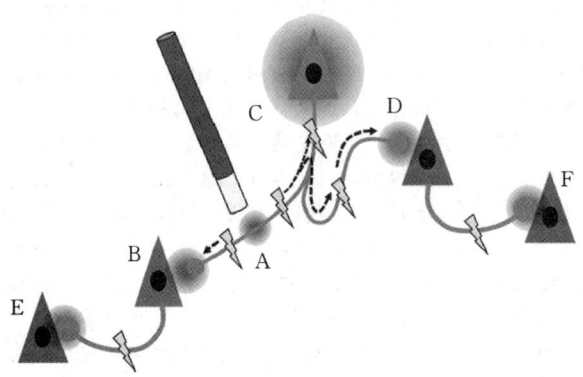

DBS 脉冲最可能的作用是在 DBS 激活的负极触点（阴极）附近的轴突中产生动作电位（A）。动作电位可以顺向传导至构成神经网络的神经元链中的下一个神经元（B）。同时，动作电位逆向传导至发出轴突的神经元胞体处（C）。如果轴突有侧枝，则逆向动作电位可在分支点处变为顺向传导的动作电位，并继续兴奋构成网络的神经元链中的下一个神经元（D）。如果与 DBS 脉冲序列相关的时间和空间叠加足够强，动作电位则可能沿神经元链进一步传播（E 和 F）。

图 4-7　DBS 脉冲的作用如何广泛传播到 DBS 触点局部区域以外的示意图

## 轴突的直径

不同神经元产生动作电位所需要 DBS 释放的电荷量是不同的。大直径轴突比小直径轴突需要更少的电荷。而 DBS 程控可以利用这些差异。例如，要达到预期的 DBS 治疗效果，可能需要激活大直径轴突，然而激活中等直径的轴突时会产生不良反应。这时 DBS 可调整为只激活较大直径的轴突，而不激活中等直径的轴突。这种反应上的差别是如此实现的：较大直径的轴突有较大的表面积，这意味着更多的负电荷可在轴突表面积聚，电荷的增加导致神经元的去极化程度提高，因此产生动作电位的可能性也提高。因此，控制组织激活域内的电流可控制激活轴突的数量以及哪些轴突被激活。有关刺激产生的电生理反应的更多观点，请参见 Ranck 的著作（Ranck 1975）。

## 电极设置

电流/电压产生电场的体积、形状和分布是非常重要的。需要注意的是，DBS 脉冲产生的电场体积与组织的激活域并不相同。电场是电流或电荷流动方式的空间分布。大脑组织的阻碍作用和激活触点的设置对电场的体积、形状、变化梯度或强度有很大的影响。

组织激活域是指被激活的神经元结构组成的区域，如在电场内轴突上产生动作电位的部分。举个例子，电场中为大直径轴突时的组织激活域比同样大小的电场只含有小直径轴突时的组织激活域更大。这些观念可用于 DBS 对症状的管理。典型的 DBS 导线上有四个触点，提供了大量的激活触点组合，也就是提供了大量不同的电场。

通常来说激活电荷的组合可分为单极或多极，其定义为 DBS 靶点核团内激活触点的数量和性质。单极指受刺激结构内的仅有负极触点（阴极）。单极刺激的正极触点（阳极）是植入式脉冲发生器本身，它通常位于胸部皮肤下面。从电学角度来看，脉冲发生器上的正极触点与大脑中的负极触点距离无限远；因此，大脑内的电刺激可被认为来自单个电极触点。多极设置是指在受刺激结构中有多个激活的触点，并且同时有负极触点和正极触点。双极设置是指在 DBS 靶点内有一个负极触点和一个正极触点。可允许设置的负极触点和正极触点组合可能因制造商而异，读者可参考制造商提供的信息。电流场的体积、强度、形状和分布主要受正负触点的空间关系及正负极之间脑组织的特性的影响。使用恒压植入式脉冲发生器时，电场的体积和强度还取决于正负极触点之间的组织阻抗。无论是单极还是多极设置，靠近触点的电流都是最大的，并且电流随着神经元结构与负极触点距离的增加而减小。在单极设置中（方程式4-1），电流大小随着与它与负极触点距离的增加而减小。

$$电荷_{单极} \propto 1/r \qquad (4-1)$$

其中r为神经元结构与负极触点的距离。因此，与触点距离加倍时电流减半。然而，在双极设置中（方程式4-2），电流大小与正负极触点间距离的平方成正比，与它到激活触点距离的平方成反比。

$$电荷_{双极} \propto d^2/r^2 \qquad (4-2)$$

虽然"电流大小随阳极和阴极之间的距离（d）增加而增加"的情况违反直觉，但这对根据电极间距选择DBS导线有意义。为了最大限度地增加电场强度以确保其有效性，我们需要一种触点间距较远的DBS导线。但在另一方面，触点间距增大会使精细调整DBS导线长轴上的电场分布变得更加困难，而这对于将不良反应降到最小是有必要的。在目前可用的两种DBS导线中，我更倾向于触点间距较大的那种。

通常来说，将电场视为从负极触点发出的电场线很有帮助（图4-8）。在单极设置放电时，电场线向四面八方辐射。在双极设置中，电场线起自负极触点，终于正极触点。因此，在双极设置中，电场线向内弯曲。

通过计算每单位体积电场线的数量，可以得知电场的强度（图4-8）。因此，放置在负极附近的方框将比放置在距负极触点较远距离的方框具有更多的电场线。在双极刺激中，正极触点较负极触点越远，则正负触点连线垂直方向上相同距离处的电力线越多。因此，距离负极触点一定距离位置上的电场强度，在正负触点间距较小时（窄双极）要低于正负触点间距较大时（宽双极）。

上述方程表明电场的形状不同取决于所激活电极的设置。如图4-9，显示了不同刺激模式下电场强度相对于负极触点距离的函数关系，单位为电流或者电压（例如，1 mA或者1 V）。想象这样两种情景，一种是正负极两个触点相邻（窄双极），另一种是正负极两个触点之间间隔着触点（宽双极），在相同的电流/

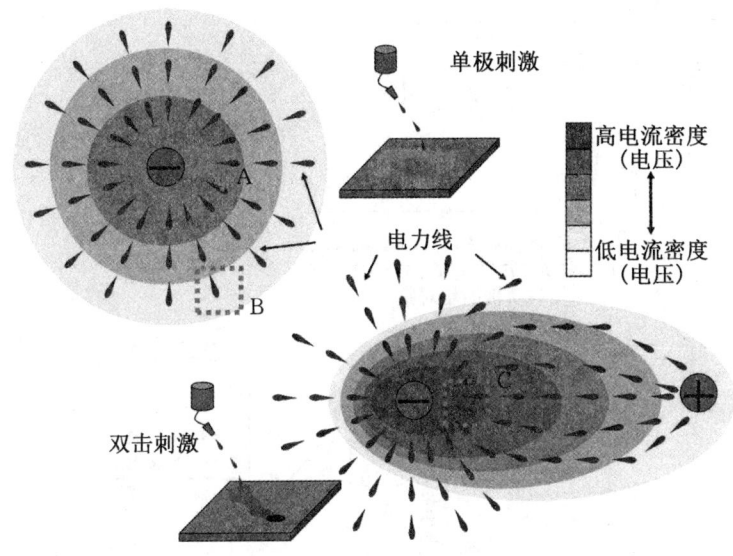

在单极刺激（A）下，电场线向所有方向辐射（B）。在双极设置（C）中，电场线从负极触点向外辐射但被正极吸引或拉入。因此，电场的形状和空间分布是不同的。任何空间中的电场强度可以从穿过该体积（这里以方框为示意）的电场线的数量推断出来。在单极刺激下，电场的强度在负极触点附近较大并且随着绿框移出而迅速减小。图中C显示了宽双极设置的假设情况，其中阴极（负极）和阳极（正极）触点之间的距离很大。注意，如图所示，由距离较远的负极和正极（双极，图中C）产生的电场强度与单极设置（图中B）不同。我们可以将其想象为正极触点更接近时会对负极触点发出的电场线产生更大的吸引力，从而使电场线更接近于连接正负极触点之间的直线。

图4-8　电场可以描绘为从负极触点发出的电力线

电压下，窄双极刺激的强度小于宽双极设置。在双极刺激模式下电场强度随着到负极触点的距离增加而迅速下降。而在单极刺激模式中，临近负极触点处的电场强度并不高，但它随着距离增加而降低的程度也较为缓慢。

不同电极刺激模式下的电流分布见图4-8。电荷是由负极触点流向正极触点。如果把电荷流想象为水流，那么负极就是水龙头而正极就是排水管。单极刺激相当于排水管在很远处；多极刺激类似于多个水龙头周围有多个排水管；而双极刺激相当于只有一个水龙头和一个排水管，而且两者相距很近。

单极刺激类似于水流到没有水槽的桌子上，水会向各个方向蔓延，覆盖很大的区域但是浸润不会太深。这样就可以激活距负极触点较远距离的大直径轴突。单极刺激产生的电流相对较低，即电荷密度较小（图4-8）。而在双极刺激中，就像水槽会引导水流，覆盖了较小的区域但是会很深，这种情况下电荷密度较大。

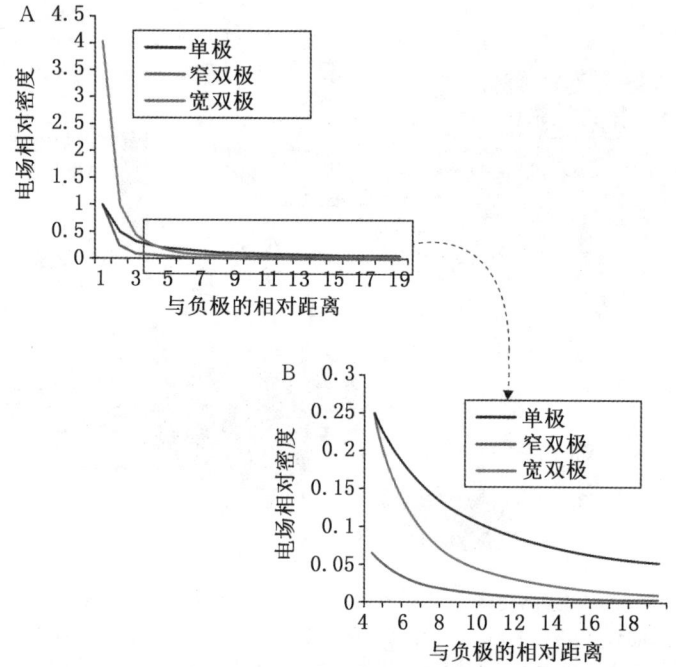

上图为在单极、窄双极（阴极和阳极之间间隔1个单位）和宽双极（间隔2个单位）刺激模式中，电极强度随着负极触点距离的增加而减小的示例。宽双极设置中在负极触点（A）附近电场强度最高，但随距离增加强度迅速下降，使其在4个单位距离处，宽双极设置的强度小于单极设置的强度［图中（A）后半段放大后显示于图中（B）］。窄双极设置产生的电场影响范围最小，强度最低。

图4-9　电极强度随负极触点距离的增加而减少的示例

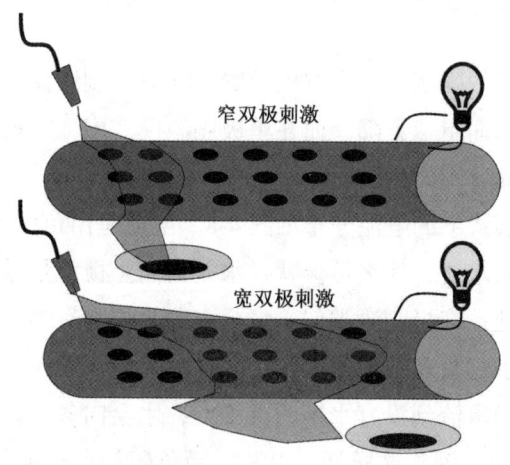

对于窄双极电极设置，阳极（水龙头）靠近阴极（排水管），因此与宽双极电极设置相比，大部分电流（水）流入阳极（排水管），只有相对较少的电流用于激活神经元。

图4-10　宽双极刺激与窄双极刺激不同作用的示意图

将电流比作水流还有助于理解为什么宽双极刺激会对轴突产生更强、更有效的激活作用（图4-10）。电荷像水一样回流到水管中，如果电荷直接流进了"水管"而没有通过神经元细胞膜，就会减少细胞膜上电荷量，导致难以激活轴突。当水管（正极触点）接近水龙头（负极触点）时，就相当于窄双极刺激，更多的水（电荷）就会直接流进水管（正极触点），而不经过神经元细胞膜。当水管（正极触点）远离水龙头（负极触点）时，就相当于宽双极刺激，更多的电荷会作用于神经元细胞膜而激活轴突。

## 单极和双极电极设置中的电流强度

如上所述，随着与负极触点的距离增加，电场强度在减小。然而，双极刺激中的强度比单极刺激中的下降更快。例如，单极刺激产生的电场强度在距负极触点1 mm处减少一半，但双极刺激产生的电场强度在相同地方减少四分之一。不过，双极刺激的电场强度与触点间距的平方成正比。因此，与窄双极设置相比，宽双极设置在负极触点附近产生更强的电场。窄双极设置能产生比单极刺激更强的电场，而单极刺激能产生更大范围但强度相对较弱的电场。

不同刺激模式产生电场的形状、范围及强度都不同，这可以用于最大化DBS的治疗效果，并将其不良反应减至最小。例如，电极临近内囊、内侧丘系、视束或者动眼神经时，单极刺激时，电荷到达并激活这些结构中轴突的可能性较大，从而导致不良反应。

假设治疗效果取决于激活的大轴突的数量（图4-11A）。在这种情况下，单极刺激在一定的电流/电压下只能激活STN或GPi中的2个轴突，而不会刺激到内囊中的轴突。增加电流/电压会增加电场的大小和强度（图4-11B），将STN或GPi中激活的轴突数量增加到3个，从而提高治疗效果。然而，更高电流/电压的单极刺激会激活内囊中的轴突，产生肌肉收缩的不良反应。这时改变为宽双极设置（图4-11C）可以激活STN或GPi中更多的轴突（3个）而增加疗效，同时不会激活内囊中导致肌肉收缩的轴突。

那么，为什么不能总是采用宽双极刺激呢？可以试想电极距内囊前肢较远时（图4-11D），单极刺激将激活STN或GPi中更多的（4个）轴突，比宽双极刺激中的3个轴突还要多。

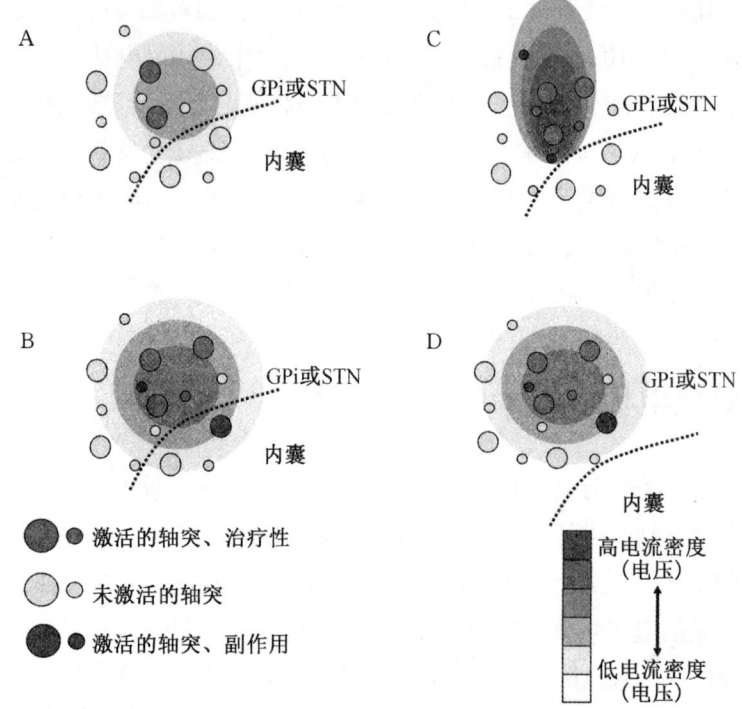

这个例子中，电刺激的治疗效果由 STN 或 GPi 内激活的轴突数决定，不良反应是由内囊中轴突激活引起的。A、B、C 和 D 显示 DBS 电极过于靠近内囊，刺激扩散到内囊会导致肌肉收缩的不良反应。较低电流／电压的单极刺激不会激活内囊中的轴突，但疗效较差，因为它仅激活 2 个代表性轴突（A）。增加电流／电压将增加电场的范围和强度，激活 STN 或 GPi 中的 3 个轴突，从而提高治疗效果（B）。然而，这样一来也会激活内囊，导致肌肉收缩。更改为宽双极设置会产生范围更小但更强的电场，结果就是内囊中没有轴突被激活，也就没有不良反应（C）。此外，STN 或 GPi 中有 3 个代表性轴突被激活，因此疗效更好。然而，宽双极刺激并不总是最有效的。例如，当 DBS 导线中的阴极（负极）触点远离内囊时，单极刺激能够激活更多的轴突，如图 STN 或 GPi 中的 4 个代表性轴突被激活，同时内囊中的轴突未被激活，从而避免了肌肉收缩的不良反应（D）。图 E 显示了使用如 A 所示的较小电流／电压，但采用较长脉宽的效果，这导致靶区中的更多轴突被激活但内囊中没有轴突被激活。然而，更长的脉宽将增加电池释放电荷的速度。

图 4-11　单极和双极刺激的不同作用

图 4-12 为通过电极设置形成与局部解剖结构相一致的电场空间的另一个例子。在这个假设的情况下，DBS 导线放置得太深（腹侧），电场范围可能影响到视束，最腹部触点的单极刺激会导致光幻觉。同样，DBS 导线偏后，电场范围涉及内囊后肢。这时将次腹侧触点设置为负极，电场的激活区域就不会影响到视束。然而，由于 DBS 导线的长轴平行于内囊后肢，单极刺激的强度增加后，内

囊后肢仍难免被刺激，由此可能导致无法忍受的强直性肌肉收缩并限制 DBS 疗效。另一个选择是使用宽双极刺激，这将缩小电场范围从而避免影响到视束和内囊后肢。

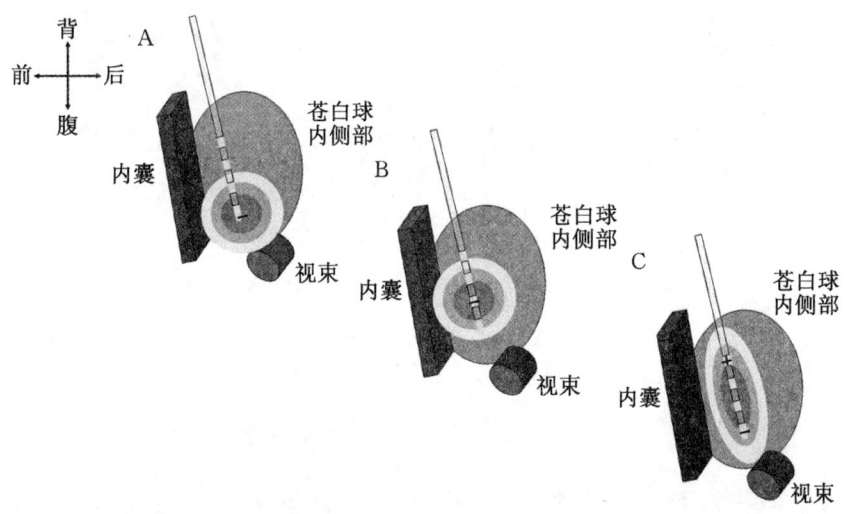

最腹侧触点的单极刺激会刺激到视束产生光幻视，还会刺激到内囊后肢产生强直性肌肉收缩（A）。采用次腹侧触点的单极刺激，可以使电场向背侧移动，避免对视束的刺激，但仍会刺激到内囊后肢（B）。然而，宽双极刺激会缩减电场的范围，从而避免影响到内囊后肢和视束，同时仍对 GPi 有足够的刺激以提供临床获益。

图 4-12　DBS 导线放置在 GPi 中偏深（腹侧）和偏后时的示意图

一个关键的概念是电场的范围、形状和强度可以调整，以适应患者大脑中相对于 DBS 电极位置的独特解剖结构，从而最大化治疗效果并减小不良反应。图 4-13 到图 4-15 显示了各种单极和双极设置。通过仔细选择电极设置、电流/电压和脉宽，可以控制 DBS 负极触点周围被激活的解剖区域。从概念上讲，这种情况与选择特定剂型左旋多巴类似，例如治疗帕金森病时会根据不同情况选用速释型、控释型或者缓释型卡比多巴-左旋多巴制剂。卡比多巴-左旋多巴制剂中不同剂量的左旋多巴类似于 DBS 中使用的电流/电压，使用多极设置来约束电场的大小和形状以控制受影响的神经结构范围，则类似于卡比多巴的辅助使用，从而限制左旋多巴仅作用于大脑，而不是散布到身体的其他部分。另一个有助于类比的药物治疗是选择对 D1 和 D2 受体具有不同程度特异性的多巴胺激动剂，这在概念上类似于使用脉宽和电流/电压这两个参数来选择不同大小的轴突。

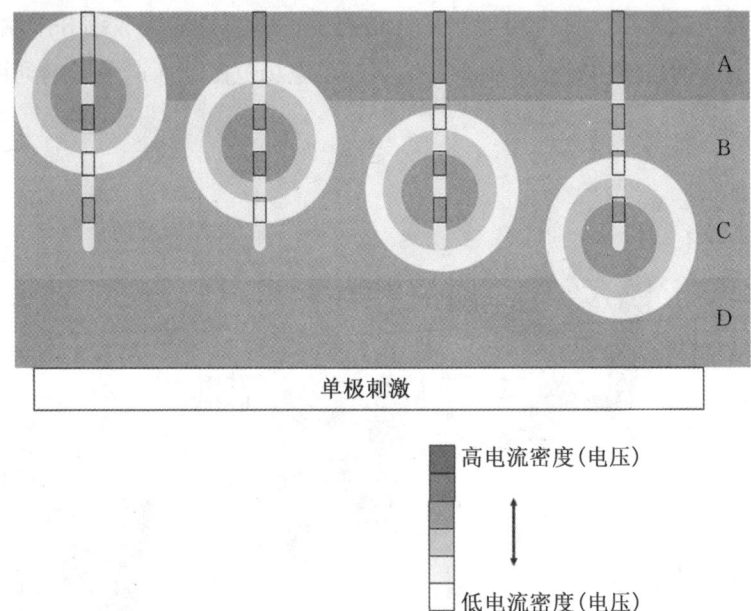

图 4-13 单极刺激不同触点激活时垂直方向（DBS 导线长轴）上产生的电场分布示意图

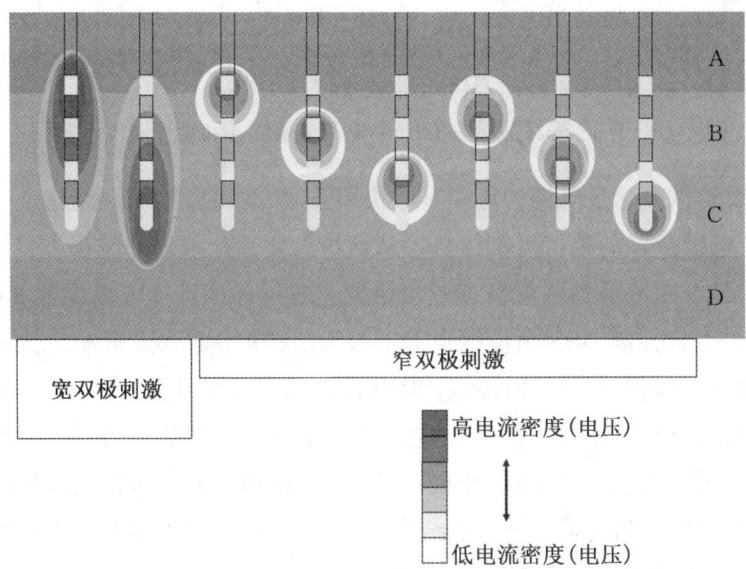

图 4-14 双极刺激不同触点激活时垂直方向（DBS 导线长轴）上产生的电场分布示意图

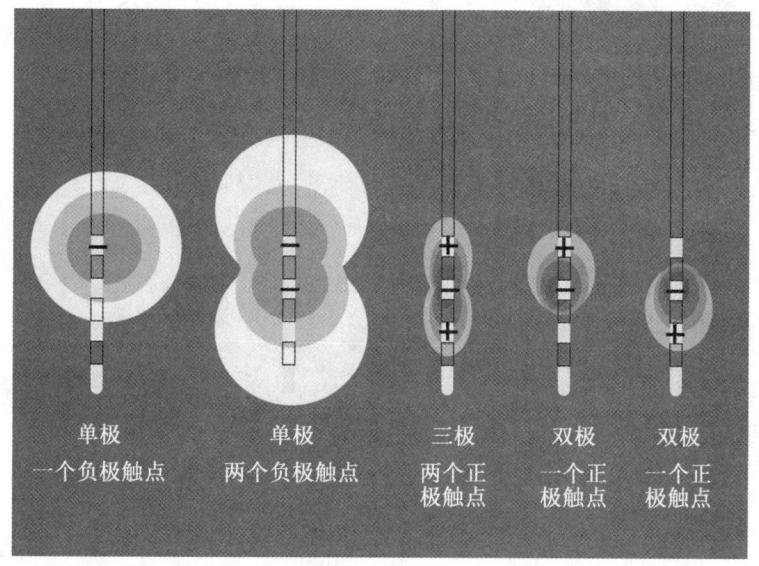

　　有些情况下可能需要不常用的电极触点组合。例如，需要更强的治疗效果时，在没有不良反应的前提下，可采用多个负极触点去产生更大的电场。而三极刺激能够限制电场在水平方向上的延伸，从而减少不良反应。

**图 4-15　不同触点组合激活时可以产生多种电场**

　　两种市售的 IPG 可以提供几乎同时输出的两组刺激序列（称为组）。这两个序列具有相同的频率，但有偏离量（相位延迟），因此第一组中的刺激脉冲跟第二组的刺激脉冲不重叠（图 4-16）。两组的电流/电压、脉冲宽度和极性上可以有差异，但频率必须相同。因此，每组可以分别产生不同的电场（图 4-16）。理论上讲，这两组可以形成由它们组合而成的有效电场（图 4-16）。这对于塑造更有效且更少不良反应的电场形状而言是优势。例如，通过最腹侧触点的刺激能产生最大的疗效，但不良反应更大。在这种情况下，在最腹侧触点周围产生的电场必须小一些。较背侧触点的刺激虽然有效但是效果不如最腹侧触点，但好处是不良反应也小，所以可以设置更大的电场。两个电场的协同组合可能进一步提高疗效而不增加不良反应。

　　目前尚不清楚存在相位延迟的每组 DBS 脉冲之间是否有协同效应，形成一个有效的场，还是每组仅发挥自己的效果。如果由每组电极设置和刺激参数独立产生的电场都是无效的，且两组的交叉脉冲刺激没有协同作用，它们的组合可能没有任何价值。虽然相位延迟的时间可能非常小（取决于 DBS 频率，两个交错脉冲之间的延迟等于其中任何一组两个连续脉冲之间的时间的一半），但目前还不清楚相位延迟的时间是否足够短以产生协同效应。例如，100 pps 的 DBS 可能无效，而 130 pps 的 DBS 可能有效。100 pps 和 130 pps 的 DBS 刺激脉冲间隔时间差约为 2.3 ms，这可能足以产生治疗差异。

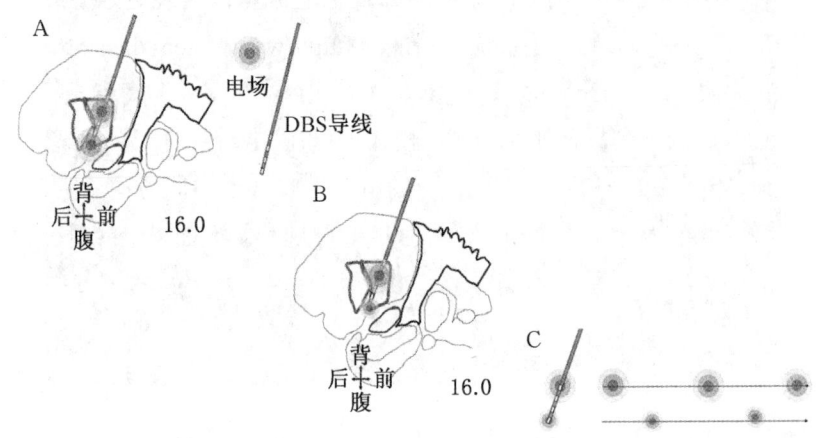

在这种情况下，最腹侧触点刺激丘脑腹尾核后部产生患者难以忍受的感觉异常。最背侧触点的刺激不会产生感觉异常，但单独刺激时不能充分缓解震颤（A）。应对该问题可以在最腹侧触点施加较小的刺激电流，以减小影响到丘脑腹尾核的组织激活域，同时在最背侧触点给予较大的刺激电流（B）。因此，虽然每个负极触点（阴极）单独激活时都不能提供足够的临床效益，但该组合产生的协同效应是足够的。在临床应用的一种 DBS 系统中，两个不同的负极触点（阴极）可以作为两个独立的脉冲序列运行（交叉电脉冲），具有相同频率但不同的刺激电流。两个脉冲序列组合成交错的单脉冲序列，即两组脉冲交替运行，一个触点的脉冲在另一触点的脉冲间期中点发放。因此，相位延迟是一个触点发放脉冲间期的 50%。延迟时间根据 DBS 整体频率的不同而不同。需要注意的是，在一些临床应用系统中，交叉电脉冲时能够设置的最大 DBS 频率要低于普通刺激时的频率，这可能并不理想。

图 4-16　DBS 导线在丘脑腹中间核放置得过于靠后的情况

　　另外还需要考虑的是，每组脉冲序列产生的电场可能会重叠。这可能导致过高的电荷密度而引起的潜在危险，特别是在长脉宽时。因此，制造商将交叉电脉冲的频率限制在 125 pps 及以下。但这样设置的原理仍未阐明。目前还不清楚这样的限制效果如何，因为临床研究表明，许多患者需要更高的 DBS 频率。此外，处在重叠区域的神经元受到刺激的频率可能是其他区域的两倍。在本书成稿时，作者还不知道有证据能充分证明这两组不同的脉冲序列间存在潜在的累加效应；也不清楚是否存在与任一单独刺激有所不同的效果，以及临床上有什么优势。

　　以上的讨论说明了能够设置电场的价值，而这很大程度上取决于电极的物理结构，以及发送多种形式的电流到电极的能力。目前，临床上使用的 DBS 导线使用线性电极阵列,电极环绕在导线轴的整个圆周上。虽然沿导线长轴的不同长度均有电极分布,使用者可以沿导线轴上下移动电场,但这种设置不允许在垂直于导线轴平面上的某个方向设置电场。换句话说,设置电场仅在 DBS 电极前方、后方、内侧或外侧是很困难的。弧形的分段式电极可以实现更好的方向特异性(参见补充文章:理想的 DBS 系统,网址为 http://www.greenvilleneuromodulationcenter.com/ DBS_ Programming_ essays/ )。

单极和双极刺激是最常使用的刺激模式。但在一些特殊情况下,多负极刺激或者三极刺激也会被应用,以实现特殊的电场形状或者空间方向(图 4-15)。决定这些刺激模式的形状、大小、方向和强度的原理,与上面描述的单极和双极设置的原理是一致的(方程 4-3)。例如三极刺激中,电场强度与其到负极触点的距离的立方成反比,即:

$$电荷_{三极} \propto d^2/r^3 \tag{4-3}$$

# 分段 DBS 导线

预计不久之后,新型的 DBS 导线将在临床应用。目前已在使用的 DBS 导线上的触点,是环绕 DBS 导线长轴完整圆周的电极接触面,类似于一个环。新的 DBS 导线上,连续的接触面又划分为更小的接触片段(图 4-17)。分段式 DBS 电极的使用将对患者有利。虽然目前的 DBS 导线已实现了沿长轴空间分布的可控,但在长轴的垂直平面上仍没有选择性。对于某些患者,他们的 DBS 导线放置位置与刺激产生不良反应的结构过于接近,这时找到能使患者足够获益并不伴有难以耐受不良反应的电极设置、刺激参数和脉冲序列是十分困难,甚至是无法实现的。能够将电场集中于一定区域,远离刺激产生不良反应的结构,可能是成败的关键所在。

分段式 DBS 电极的一个潜在问题是刺激强度可能受到边缘效应的影响(Kim et al. 1990)(图 4-18),也就是电极接触面边缘的强度大于中心的强度。分段式 DBS 电极可能会加剧边缘效应,甚至边缘处的刺激电流有可能超过安全限制。

此类电极的使用将导致可选择的电极设置数量剧增,甚至让程控师难以承受。因此自动化的辅助 DBS 程控的设备或算法就成为希望,以减轻 DBS 程控师工作的复杂性。然而,开发这样的自动化系统仍有许多问题需要解决(参见补充

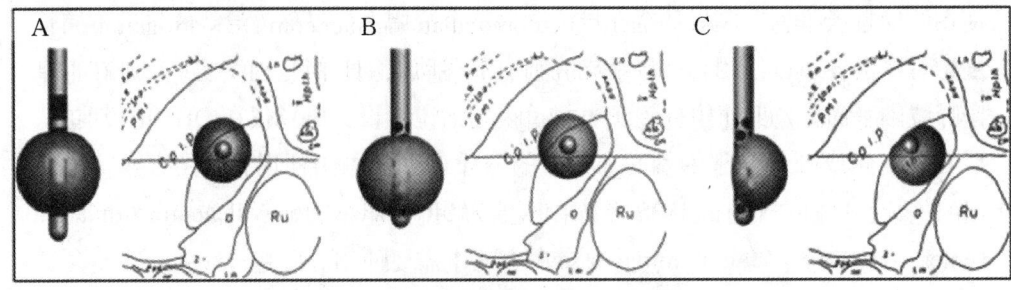

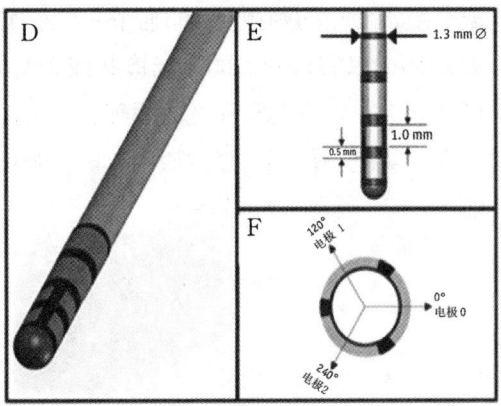

图中 A-C（Contarino et al. 2014）和图中 D-F（Pollo et al. 2014）。A 显示了一个目前使用的、常规未分段 DBS 导线。图中 B 和图中 C 显示了另一种导线，上面仅有分段的触点，而没有完整的圆环形触点。但如图中 B 所示，有时我们需要将激活的负极触点设置成近似完整的环形。图中 D、E 和 F 显示的 DBS 导线中，上方两个环状触点是未分段的，而下方两个环形触点进行了分割。

图 4-17　已报道的两种用于临床研究的分段式 DBS 导线

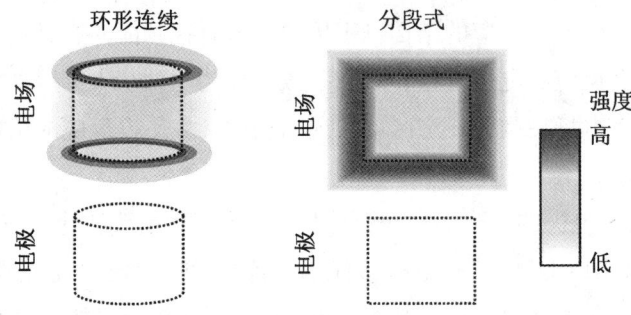

图中即电极接触面边缘的刺激强度较大。从图中可以看出，圆柱形环状连续电极的边缘数量少于分段式电极的边缘数量，因此产生的边缘效应可能较小。这些边缘效应可能会使激活触点的选择更为复杂。我们必须考虑到，决定神经结构反应的是分段式电极的边缘，而不是中心。此外，当分段式电极的多个片段触点被激活时，边缘效应会更大，并会引起安全方面的问题。

图 4-18　边缘效应的示意图

文章，网址为 http://www.greenvilleneuromodulationcenter.com/DBS_Programming_essays/）。尽管如此，本章概述中的原则仍然适用，具备扎实的知识并理解的程控师应该能够高效地使用分段式 DBS 电极。

一旦分段式 DBS 电极推向临床，就有足够的理由去使用它们。虽然目前使用的连续环形触点对于大多数情况来说已经够用，但是医生不可能提前知道某一患者是用环状触点就足够了，还是该患者属于需要使用分段式导线的少数人。如果仅在连续环形触点 DBS 导线应用失败后再使用分段式 DBS 导线，那就意味着这类患者需要接受另一次 DBS 导线植入手术，以及随之而来的风险和费用。

（吴　曦）

# 第 5 章 DBS 的安全性

## 安全性问题的讨论范围

DBS 不仅仅是将电流电荷传递到大脑，而是融入了一个复杂的生态系统，不仅涉及电，还涉及药物、生物制剂、康复，以及一系列人类问题如伦理学、心理学、社会学等，实际上涉及人类活动的全部领域。此外，这些需要关注的不单单是患者及其家人、朋友和护理人员，还包括医师和医疗卫生专业人员（Montgomery 2015b）。因为篇幅限制，这些问题不过多深入，本书重点落在与 DBS 直接相关的问题上。

## 电力继发损伤

过量的电荷会损伤组织。安全限制一般以电荷密度来衡量，即电接触面单位面积上的电荷总量。目前认为安全范围为每相位不超过 30 μC/cm$^2$。微库仑（μC）是进入大脑中的电荷单位，平方厘米（cm$^2$）是激活触点面积的单位。相位是指每个 DBS 脉冲的负极（阴极）相位和正极（阳极）相位（图 5-1）。相位是 DBS 单个脉冲中相同极性电流的部分。负极（阴极）相位负电荷从触点流出，而正极（阳极）相位负电荷流入电极触点。注意：不要将每个 DBS 脉冲的正负相位与正负触点相混淆（见下文）。正负触点在神经生理学（以及相应临床）上的效应差异在于，第一相位负极触点处的负（阴）电流大小足以激活轴突，但第二相位正极触点处的电流不足以激活。

电荷密度是每个脉冲中的总电荷除以 DBS 激活触点的面积。总电荷等于电流乘以脉宽，电流等于电压除以阻抗。因此，电压为 10 V、脉宽 90 μs 的 DBS 脉冲作用于电阻为 1000 Ω 的 DBS 触点（长度 1.5 mm，直径 1.2 mm）时，电荷密度大约为每相位 1.86 μC/cm², 其中相位等于脉宽, 以秒为单位。

对于目前临床使用的植入式脉冲发生器（IPG）, DBS 脉冲的两个相位在电流/电压的大小和持续时间上有所不同（见图 5-1）。程控师应该咨询制造商以获取其使用的特定类型的 IPG 的相关信息。在某些 IPGs 中, 脉冲第一相位的强度较第二相位更高, 这意味着施加更大强度的电流/电压, 而持续时间较短。然而, DBS 脉冲两个相位的曲线下面积是相等的。相等意味着第一相位中负（阴）

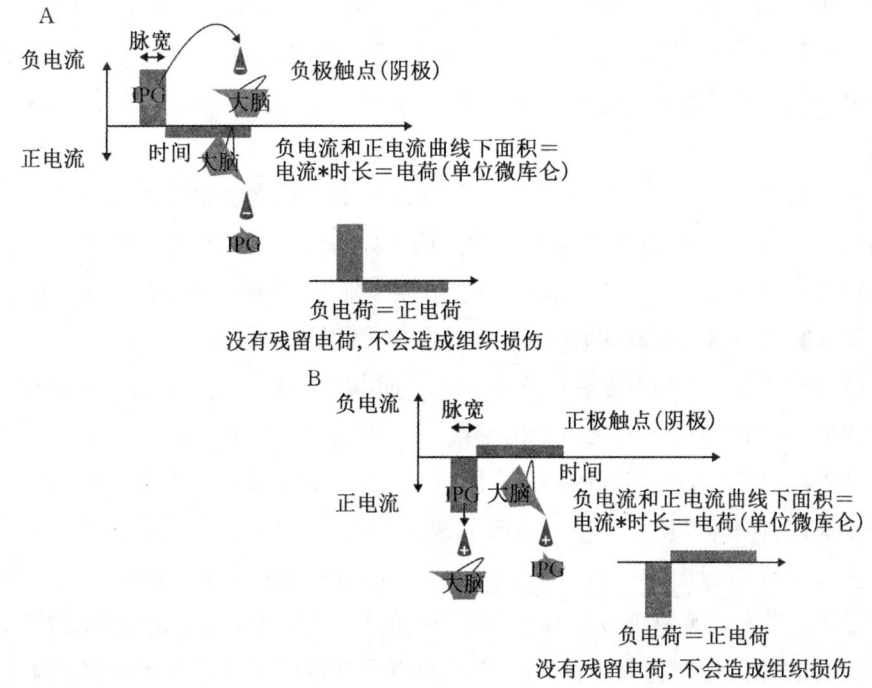

单个 DBS 脉冲的波形, 说明每个 DBS 脉冲释放电流到大脑的过程中负（阴极）触点和负（阴极）电流或相位之间的区别, 以及正（阳极）触点和正（阳极）电流或电流相位之间的类似区别。这种区别很重要。请注意, 我们所设定的正负触点既有负电流（负电荷由触点流出）通过也有正电流（负电荷流入触点）通过。触点正负极性的命名是基于刺激波形的初始相位而确定的。

A 显示了阴极（负）触点的情况, 即在第一相位负性电流从 IPG 进入大脑, 而在第二相位负性电流从大脑回到 IPG。或者从大脑的角度来看, DBS 脉冲第二相位中进入大脑的正电流抵消了第一相位中的负电流。B 显示了阳极（正）触点的情况, 因为 DBS 脉冲的第一相位在该处可以被认为是相对的正电流, 而第二相位是负电流。请注意, 目前临床使用的 IPG 只有设置为双极刺激才有 B 情况。因为 IPG 不能作为阴极（负极）触点, 而在 DBS 导线上设置有阳极（正极）触点存在时也不能作为阳极（正极）触点。另外还要注意到, 每一相位下的面积是相同的。无论是阴极（负）或阳极（正）触点, 相对于第二相位的反向电流而言, 初始相位的电流强度高、持续时间短。然而, 第一相位中发放的电荷会全部在第二相位中返回。

图 5-1　触点和电流相位的区别

电流释放的电荷全部在第二正（阳）相位中回收。如果曲线下面积不一致，代表着神经元细胞膜上电荷过剩，可能损伤脑组织。目前临床上使用的一些 IPG 能够进行循环模式刺激，即 DBS 刺激序列在规定的时间内打开，然后在规定的时间内关闭。而对于某些 IPGs，循环模式刺激可能导致电荷失衡并足以导致脑损伤。需要使用循环模式刺激时建议与制造商讨论相关事宜。

通过电解作用，水分子会被分解成氢气和氧气，从而破坏组织。幸运的是，这个过程是可逆的，在 DBS 脉冲两个相位之间电流方向会反转，所以氢气和氧气会重新结合形成水。然而，如果气泡积聚，它们会牵拉损伤组织。如上所述，由于电荷不平衡而产生的残余电荷会导致明显的气泡形成，并可能造成组织损伤。

电流通过大脑时会产生热量，这是 DBS 可能造成大脑损伤的另一原因。电流通过具有电阻（在 DBS 中为阻抗）作用的导体时会产生热量。通过有阻抗的脑组织的电流越大，过热和组织损伤的风险就越大。与热损伤风险相关的因素包括电压、脉宽和脉冲发放的速率（DBS 频率）的增加。

电刺激的安全性与电流密度直接相关，而电流密度是由发放的电荷量和阴极触点表面积决定的。在电压恒定的情况下，如使用恒压 IPG 时，多个阴极触点会降低阻抗，增加输入组织的电流。阻抗减低的后果可以被多个触点增加的表面积所平衡，从而降低电流密度。然而，这种下降是非线性的，阻抗减小一半的影响并不能被表面积增加一倍所抵消。此外，所有的触点和 IPG 均可以作为阴极或阳极。因此，程控电极设置时设定为阳极的触点在 DBS 第二相位将成为阴极。

当 IPG 外壳被设置为阳极时，其表面积大到足以超过治疗阻抗降低幅度的补偿范围。然而在双极电极设置中，DBS 导线上的触点做阳极时就不一定能够代偿了。第一相位中从多个阴极输出的大量电荷在第二相位以负电流通过阳极进入大脑。如果设置的阳极比阴极少，则所设定阳极的电流密度可能高于预期。例如，DBS 导线上有 2 个阴极（负极触点）和 1 个阳极（正极触点）。在 DBS 脉冲第一相位中电流会由阴极流出，而在第二相位中流入。由于阴极（负极触点）有 2 个，经过阴极的电荷会被表面积的增加所稀释。然而，从这 2 个阴极流出（第一相位）或流入（第二相位）的电流都会经过 1 个正极触点，因此阳极（正极触点）的电荷密度将是两个阴极（负极触点）电荷密度的 2 倍。如果使用多个阴极（负极触点）显著降低了阻抗的话，可能会导致严重后果。另外在 IPG 外壳作为阳极（正极触点）时无须担忧，其巨大的表面积将大大降低电荷密度。

许多 IPG 可能有内置的安全警告。一些临床使用的 IPG 在计算输入大脑的电流时，会对电极设置的阻抗进行预估。有的 IPG 预估阻抗是 500 Ω。如果实际阻抗小于 500 Ω，在发出警告前刺激就可能损害脑组织。如果阻抗大大高于 500 Ω，就会出现错误报警，使程控师不敢继续尝试有利于患者的更高参数。关于这些内容程控师需要参考 IPG 生产商提供的说明书。

一些 IPG 允许患者或看护人改变某些 DBS 刺激变量，如电压。然而，当患者或看护人修改刺激参数超过安全范围时，这些 IPG 可能不会发出警告。通常设定允许患者或看护人能够调控的参数范围时，专业的程控仪会发出警告。然而，这是基于预估的阻抗，可能准确也可能不准确（见前面的讨论）。因此，我们应该始终确知患者可以安全使用的刺激变量的上限，并限制患者不得超出这些上限。浏览所使用系统的操作说明和安全手册，如有疑问要及时咨询制造商。

# 医疗并发症

DBS 与其他治疗方法（如药物）共同发挥作用。事实上，许多术后治疗都需要实现最佳的协同效果，这不仅需要掌握 DBS 的专业知识，也需要掌握其他治疗方法。如果负责 DBS 术后管理的人对其他治疗方法没有充分的了解，这可能就是个医学伦理问题了。

DBS 与其他治疗方法尤其是药物之间的协同效用，既有积极的一面，也有消极的一面。例如，对于有异动症病史或风险的帕金森病患者，底丘脑核 DBS 可能加剧异动症。幸运的是，药物减量联合最优 DBS 可以减少异动症。然而，药物用量的减少使患者更加依赖 DBS 来控制症状。如果突然出现不可控的 DBS 系统故障，患者可能会出现突然且严重的症状恶化。帕金森病患者突然停用多巴胺能药物可能会出现类似于抗精神病药恶性综合征的风险，因此人们一直关注突然停用 DBS 导致恶性综合征的可能。

# 神经网络激活相关的不良反应

DBS 的神经生理效应与有效负极触点（阴极）附近轴突动作电位的产生有关。注意，在许多情况下，轴突只是经过了 DBS 负极触点（阴极）附近，与预定的可能被激活的 DBS 靶点之间没有特定的神经生理关系。这就是为什么

"DBS作用于特定靶点如STN"的说法是错误的。更合适的描述是"DBS在靶点附近区域（如STN）"。电场范围内不同轴突产生动作电位取决于脉冲宽度、刺激强度、电场线的方向以及影响再入共振频率等因素。因此，有一些潜在的安全性问题可以通过DBS靶点及其周围局部解剖的生理学和病理生理学的已知知识获知，此外还存在一些安全问题是由于神经结构的意外激活。许多问题与DBS是否相关较容易判断，而有些问题就没那么容易了。特别需要注意的是心理和精神方面的并发症，这些并发症需要相当长的时间才能表现出来，而且需要更多的时间才能得到确认。

不要忽视任何无法控制的不良反应的主诉，或者因为这些主诉在之前没有遇到过而放松警惕忽略它，这一点至关重要。DBS仍有许多未知或有待阐明之处。这些主诉应该由负责患者术后治疗的人以开放的态度去研究。显而易见人体尸检的迅速减少导致了"我们正在埋葬自己的错误"，但另一种掩盖错误的情形就是忽视患者主诉。值得注意的是，错误一词并非贬义，也不是对渎职行为的指控，但是它确实意味着我们有责任从DBS的并发症中吸取教训，以便在未来避免。

## DBS可能造成的社会心理影响

在经历了多年残疾和生活不能自理之后，神经功能障碍突然明显改善的患者反而会感到痛苦（Schüpbach et al. 2006）。这种痛苦不仅与伴随DBS成功治疗出现的情绪改变有关，还涉及患者与家人之间的关系。当患者拥有更好的生理功能甚至可以独立时，先前对这一疾病产生的心理和社会适应可能突然变得不适宜。根据笔者的经验，这种现象并不是只在接受过DBS治疗的神经系统疾病患者中出现。也发生在接受左旋多巴治疗的患者中，以及其他依赖他人照顾的慢性病患者症状忽然好转时也会出现类似情况。

这种社会心理方面的应激很难预测，但幸运的是并不常见。然而，这种情况出现时可能会带来严重后果，所以您需要对此有所预期并对患者进行密切观察。通常而言，经过一段时间经常而从容地接触，与患者和看护人建立起融洽和熟悉的关系，可以帮助你及早发现此类问题。

（吴　曦）

# 第 6 章 神经系统对 DBS 的反应

如今 DBS 相关技术相当先进。DBS 的脉冲发生器（IPGs）的性能大大提高，能够提供不同组合的 DBS 发放脉冲和刺激序列。按需或者闭环 DBS 脉冲发生器或许很快就能问世。届时就有一个两难的问题出现：DBS 设备性能的提高增加了程控的自由度，同时也增加了治疗性刺激的控制变量数。换句话说，各式各样的 DBS 刺激模式可能指数级的增长，达到一个难以想象、甚至令人困惑的数量。比如，近年来出现了恒流刺激和在多个触点上分配不同刺激的技术，但临床实践却没什么变化，很少有人利用了这些新技术。

面对越来越多的刺激参数选择和功能，我们越发需要缩小 DBS 程控选择到一个可控范围内。目前可选范围很宽，使得单纯依靠经验观察得出实现快速有效程控的程式是不大可能的。换言之，对所有可能的电极配置、刺激参数和脉冲序列组合进行随机对照实验（RCTs）是不可行的。实现快速有效程控的希望在于对 DBS 治疗机制的理解，以此为基础才可能得到程控程式。目前已有的程控程式也实现了自动化，但这主要是基于解剖，远离了真正有意义的变量即生理作用。这个话题可见网站上的补充文章《自动化辅助 DBS 程控》( 见 http://www.greenvilleneuromodulationcenter.com/DBS_Programming_essays/ )。

## 神经系统反应与作用机制的相关知识

越来越多前沿研究证实 DBS 能够引起一系列的神经元反应。尽管我们所知的神经系统反应的类型变多了，可这并未对增进我们对 DBS 所产生治疗效果的理解，但这恰恰才是实现临床疗效最大化的目标所在。这种情况在一定程度上是由于不清楚神经系统反应的本质以及如何去研究它们，另外也可能对治疗效应的应有表现尚有疑惑。换句话说，目前我们还不知道 DBS 在神经元水平是如何发

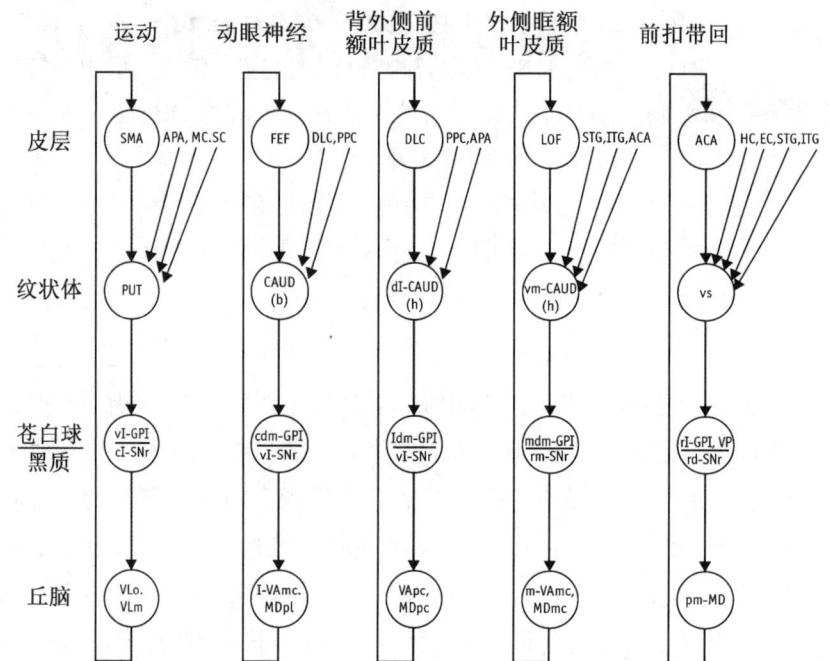

图 6-1  五个基底神经节-丘脑-皮质环路的平行结构

每个回路涉及特定的大脑皮层区域，以及纹状体、苍白球、黑质和丘脑等。图中缩写如下。

ACA：前扣带回区
CAUD：尾状核，(b) 身体 (h) 头部
EC：内嗅区皮质
GPi：苍白球内侧部
ITG：颞下回
MC：皮层运动区
MDmc：丘脑背内侧核大细胞部
PPC：后顶叶皮层
SC：躯体感觉区
SNr：黑质网状部
VAmc：丘脑前腹侧核大细胞部
VLm：丘脑腹外侧核内侧部
VP：腹侧苍白球
cl-：尾外侧
dl-：背外侧
ldm-：外背内侧
mdm-：内背内侧
rd-：喙背侧
rm-：喙内侧
vl-：腹外侧

APA：弧形运动前区
DLC：背外侧前额叶皮质
FEF：前额眼动区
HC：海马皮层
LOF：外侧眶额叶皮质
MDpl：丘脑背内侧核板旁部
MDpc：丘脑背内侧核小细胞部
PUT：壳核
SMA：辅助运动区
STG：颞上回
VApc：丘脑前腹侧核小细胞部
VLo：丘脑腹外侧核头部
VS：腹侧纹状体
cdm-：尾背内侧
l-：外侧
m-：内侧
pm：后内
rl-：喙外侧
vm-：腹内侧

资料来源：引自 Alexander et al. 1986，第 364 页。

## 第 6 章 神经系统对 DBS 的反应

挥作用的。这一困惑在第 8 章（病理生理机制）中也有提及。

本章涵盖了神经结构对 DBS 脉冲各种各样的反应。在第 2 章中回顾了神经元的电生理学和电刺激的基本知识，而第 3 章着重于讲解 DBS 电极附近的神经元轴突和胞体动作电位初始段上动作电位的产生。

第 7 章讨论了 DBS 对运动控制的作用，尤其是在运动障碍疾病方面。这么说是由于未来 DBS 的临床应用可能会超过运动障碍疾病的治疗范围。尽管如此，就 DBS 对运动控制的作用进行详细讨论是有价值的，因为它有望成为探索 DBS 治疗其他适应证机制的范例。能够持这种乐观态度的原因在于 DBS 产生动作电位所通过的解剖结构是广泛存在的，我们可以通过对帕金森病或者其他运动障碍疾病患者的研究来了解 DBS 对运动控制的影响（图 6-1）。相同的解剖结构上承载着的不同功能域之间很相似。解剖结构很可能在某种程度上影响神经系统对 DBS 的反应，因此也影响了潜在的治疗机制。

神经结构的反应可能是由于负极（阴极）而不是正极（阳极）的电荷（电流）对膜电位的作用而引起的（见第 3 章 电生理学原理）。这是在单个神经元上已经得到证明（Ranck 1975）。此外，笔者的术后程控经验表明大部分不良反应与 DBS 刺激到附近其他结构有关，更准确地说就是 DBS 脉冲第一相位中较高电压的阴极或负极刺激。双极刺激模式下极性的反转能造成非常不同的效果就说明了这一点。采用 DBS 双极刺激模式时，如果将接近 STN 附近内侧丘系的最腹侧触点设置为负极（阴极），而将最背侧触点设置为正极（阳极），这样刺激可能产生感觉异常的不良反应。然而将极性反转，即最腹侧触点为正极而最背侧触点为负极时，可能就不会有感觉异常出现。显而易见，负性（阴极）电流通过最腹侧触点产生的效应与同样大小的正性（阳性）电流的效果完全不同。

## 神经元细胞膜上电压门控离子通道介导的作用

电荷作用于各种神经结构改变了细胞膜电位（见第 3 章 电生理学原理）。这些变化反过来影响离子形式的电荷通过神经元细胞膜的特性。因此，电压门控离子通道的分布可能对 DBS 脉冲引起的神经反应产生很大影响。为了便于探讨，假设 DBS 对神经元及其形成的网络产生的主要效应是以动作电位来调节的，那么电压门控离子通道可能在 DBS 发挥作用中扮演重要角色，因为离子通道引起了去极化进而产生动作电位。因此，神经元胞体及轴突表面离子通道的分布对于神经元的反应中起着决定的作用。重要的是，电压门控离子通道的分布和它的生物物理特性都是基于神经元的几何结构以及其是否存在髓磷脂。

大多数电压门控离子通道主要为钠离子（$Na^+$）通道，通常位于轴突，特别是动作电位起始部和有髓轴突的郎飞氏结处。DBS 负极（阴极）刺激易于影响 $Na^+$ 离子电压门控离子通道，当产生足够的去极化作用时导致动作电位。

其他的电压门控离子通道中，部分位于树突，这说明 DBS 脉冲也可能会影响树突。例如，钙离子（$Ca^{2+}$）峰电位类似于动作电位，可能出现在树突上。此外，N- 甲基 -D- 天冬氨酸受体（NMDA）配体介导的离子通道至少有三种状态：

（1）静止状态，正离子不能通过；

（2）开状态下允许离子通过；

（3）受体内部镁离子（$Mg^{2+}$）离开时有更高的开放性。

从开状态到更高开放状态的变化提供了一种与 $Na^+$ 和 $K^+$ 为介导的动作电位非常相似的再生过程，后者多见于动作电位起始部和轴突（Larkum et al.2009）。

树突峰值所起的作用尚不清楚。以 NMDA 相关峰电位为例，单独的峰电位不会传导更远的距离。出于这个原因，这些峰电位难以集合起来产生动作电位。尽管这可能符合正常情况下树突产生峰电位的情况，但在 DBS 下却是另一种状态。DBS 所产生的电场以及进而产生的生理学效应比典型树突的效应有更高的强度，这时可能就会有许多树突峰电位能够同时启动。这可能导致在动作电位起始部产生足够强度的去极化，因此动作电位的输出也有所增加。

神经结构在负极（阴极）电流作用下产生动作电位的阈值由低到高依次是：轴突终末，轴丘或动作电位起始部，有髓鞘轴突节点上的郎飞氏结，无髓鞘的轴突，细胞体和树突（这两者一起构成了细胞体）。

## 超极化后的反弹兴奋作用、去极化阻滞和神经递质的耗竭

神经元细胞膜的超极化，如正极（阳极）电流注入时的情形，最初可能会降低动作电位产生的概率。然而，超极化膜电位之后动作电位产生的概率可能会反弹性的增加。随着超极化电流的终止，$Na^+$ 离子通道被激活。因此，当超极化结束后，神经元细胞膜产生去极化反应，甚至足够产生动作电位了。这种现象称为超极化后的反弹兴奋作用（另一种说法"抑制后的反弹兴奋"是不准确的）。另外需要注意的是，超极化后的反弹并不与 DBS 脉冲直接相关。相反，它可能与 DBS 脉冲刺激轴突末梢并且释放超极化神经递质有关。尽管这些递质首先降低了动作电位产生的概率，但随后又反弹性地增加了动作电位产生的概率。

## 第6章 神经系统对DBS的反应

在一例病例中，当DBS作用于GPi附近时，研究者记录了接收来自GPi传入的腹嘴后核（Vop）神经元细胞（Montgomery 2006）。图6-2显示了对一个代表性的神经元进行分析的结果。很明显这是一个很短延迟（小于1 ms）且高度一致（窄峰）的反应。这可能是刺激作用于投射到大脑皮层的Vop细胞轴突而出现的逆行动作电位的表现。在大约3.5 ms之后，这些丘脑神经元上记录到的动作电位减少。这与GPi的传入是一致的，后者激活释放了γ-氨基丁酸（GABA），使得丘脑神经元超极化并持续大约3.5 ms的时间。这之后又有一个反弹即动作电位产生增加。对于许多神经元而言，动作电位反弹性的增加导致丘脑神经元放电的净增加。

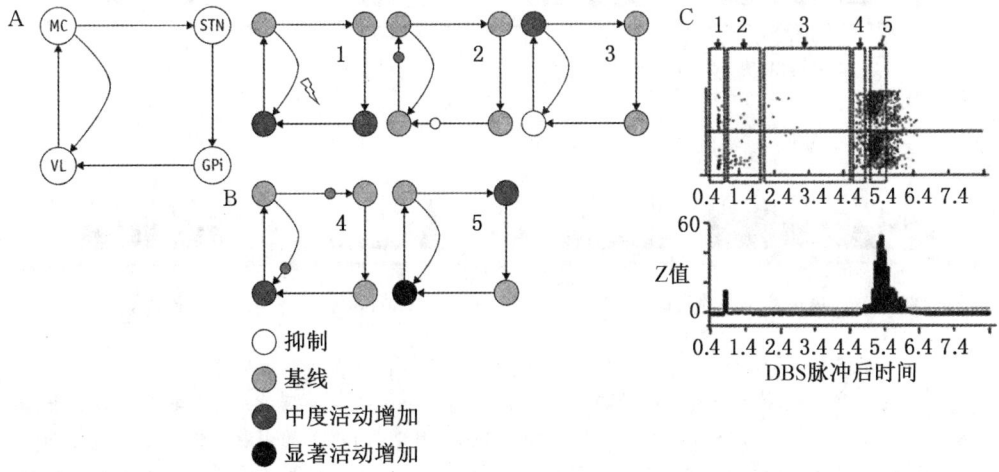

一些Vop神经元（图中标记为VL）表现出明显的超极化后（抑制后）兴奋性反弹增加（C）。可能的原理机见图中B。由两个振荡器嵌套而成的系统如图中A所示。第一个振荡器是运动皮层（MC）和Vop（丘脑中基底神经节的中继核团）之间的双向突触反馈回路。第二个振荡器由MC到STN、GPi、Vop又回到MC的环路组成。图中B显示了每个步骤激活过程，开始时Vop和GPi神经元同步激活。第二步中Vop中的活动传递给MC，而GPi的活动传递到Vop，其结果是第三步时的MC兴奋和Vop抑制。在第四步中MC的活动又传回Vop，同时后者出现抑制后的反弹兴奋性。两者结合产生了显著的活动增加，如第五步所示。

图6-2 神经元超极化后兴奋性反弹的示例

资料来源：修改自Montgomery 2006，第2698页。

在非人灵长类动物模型中记录类DBS刺激STN产生的神经元反应，观察到逆行性激活了大脑皮层和GPe神经元（图6-3）。在人类研究中，DBS作用于STN时可以在对侧STN神经元记录到逆轴突反应。同时，DBS刺激STN区域引起的脑电图活动有非常短的潜伏期，这与逆行激活是一致的（Walker et al. 2011）。另一项研究表明，成对脉冲DBS刺激STN区域诱发的脑电图活动存在

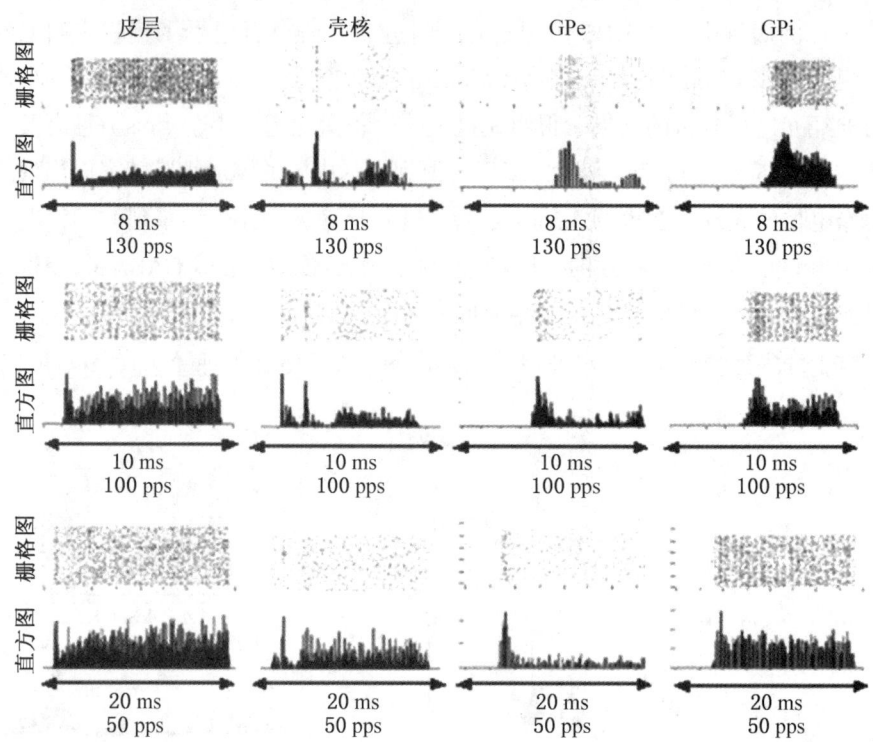

每个小图的上方是神经元活动的栅格图,其中每个点代表一个细胞外动作电位。每一行代表了每个刺激脉冲间期的一段神经元活动。将间期分成若干组距,并将每组距中各行相加形成直方图,显示于每小图的下方。对于每秒130次脉冲(pps)的刺激,栅格图和直方图的横轴时间为8 ms;100 pps时为10 ms;50 pps时为20 ms。从图中可以观察到,无论刺激频率如何,刺激后前8 ms的反应都是相同的。

图6-3 皮层、壳核、GPe和GPi神经元在刺激后电活动的栅格图和直方图
资料来源:引自Montgomery和Gale,2008,第396页。

非常短的不应期,提示轴突激活并且与逆行性激活一致(Baker et al.2002)。

一些人认为DBS抑制神经元活动是通过去极化阻滞$Na^+$离子电压门控通道。但大多数研究表明动作电位增加而不是减少。尽管如此仍有人坚持认为延长的去极化会导致$Na^+$离子电压门控通道的失活(见第3章 电生理学原理)。然而,$Na^+$离子电压门控通道再激活的时程,也就是不应期的时长为1～3 ms。因此,连续两个DBS脉冲的间隔只要超过几毫秒,就足以逆转阈下去极化的过程。

另外,有人认为高频DBS重复高强度地刺激神经元,导致神经递质耗竭。笔者无法找到任何证实这一观点的有效证据。这一观点的基础假设是DBS高频电刺激会导致神经元放电频率很高。但是,DBS刺激STN时记录对侧STN神经元发

现，大约只有 10% 的 DBS 脉冲与逆轴突反应相关。因此，高频 DBS 的有效刺激要低得多，同样不太可能耗尽神经递质。此外，由于低频 DBS 也可能与高频一样有效，神经递质耗竭不太可能发生，或者说神经递质耗竭不太可能是治疗机制。

## 动作电位起始部、树突和细胞体效果的不同

有一个盛行的观念是 DBS 仅作用于靶点结构的神经元。然而事实并非如此，有证据表明 DBS 脉冲效果是广泛传播的（图 6-3）。出于这个原因，这里讨论的不仅仅把 DBS 局限在特定的结构如 STN，而是靶点的周围区域。

将 DBS 的作用仅限于靶点神经元的观点源于"神经元学说"，该学说认为神经元是神经系统功能的基本单位。从这个角度讲，神经元学说可能是不正确的（原因见第 8 章 病理生理机制）。显而易见的是 DBS 对细胞体、树突的作用与 DBS 作用对动作电位起始部的作用是不同的。采用细胞外记录 DBS 靶点的神经元放电，依赖于动作电位起始部的动作电位反向传播到树突。靶核团传出轴突的动作电位通常很难被记录到。无论是目标靶点的突触终端去极化释放超极化神经递质，还是刺激引起细胞体超极化，都会阻止动作电位向后传播到细胞体和树突，导致无法记录到 DBS 靶点神经元的动作电位。同时未能观察到的轴突产生的动作电位会影响下游神经元。DBS 对树突和细胞体的作用与其对动作电位起始部的作用效果不同已经由电生理学研究证实（Coombs et al. 1957；Llinas et al. 1964；Steriade et al. 1974），并且计算机模型也提供了强有力的解释（McIntyre 和 Grill，1999）。

## DBS 的网络效应

"神经元学说"的另一结果就是把 DBS 的作用只着眼于 DBS 靶点神经元上。然而，DBS 通过神经网络作用于多个解剖结构。问题在于，如果只研究 DBS 靶点结构上的神经元，那么就只能观察到与 DBS 直接相关的变化，而看不到更广传递的效果，并且仅把观察到作用认定为 DBS 的治疗作用机制。这其实犯了一个逻辑谬误，即认为"如果 a 提示 b 且 b 为真，那么 a 也是真的"，但实际上 b 为真可能是由于 a 以外的原因。在现有的例子中，a 代表 DBS 对 STN 的作用，b 代表帕金森病症状的改善。研究者观察到患者帕金森病的改善并推论出这是 DBS 作用于 STN 的结果。

上述错误推理是利用 DBS 进行生理和行为的研究中存在的主要问题。例如

DBS 刺激 STN 附近神经元，有些研究者声称他们通过 STN 附近的 DBS 已经洞察到了 STN 的生理机能或功能。但由于这些研究很难去解释，所以用处不大。

目前已知的是，STN 周围的 DBS 能够逆行性激活多种神经结构（图 6-3）。逆向性激活还可能导致顺行性传播到原来动作电位产生的位置（图 6-4）。图 6-4 总结了 DBS 形成电场中的轴突上产生动作电位的局部效应，为逆行性动作电位传播的示意图。图中显示的是局部生理上而不是解剖意义上的反应。这里局部的意思是指通过轴突连接的生理学上的相互作用，而不是属于相同的解剖结构的神经元。例如 GPi 神经元（假设为图 6-4 中的 E）产生动作电位顺行性传播很可能影响 Vop（图 6-4 中的 C），而不是影响 GPi 另一个神经元。因为 GPi 神经元间没有什么生理上的关联，有研究表明，同时记录 GPi 中不同神经元的放电活动之间没有互相关。因此，在生理上 Vop 神经元比另一个 GPi 神经元更接近 GPi 神经元。该作用可见于图 6-2，DBS 刺激 GPi 周围时 Vop 神经元放电减少。

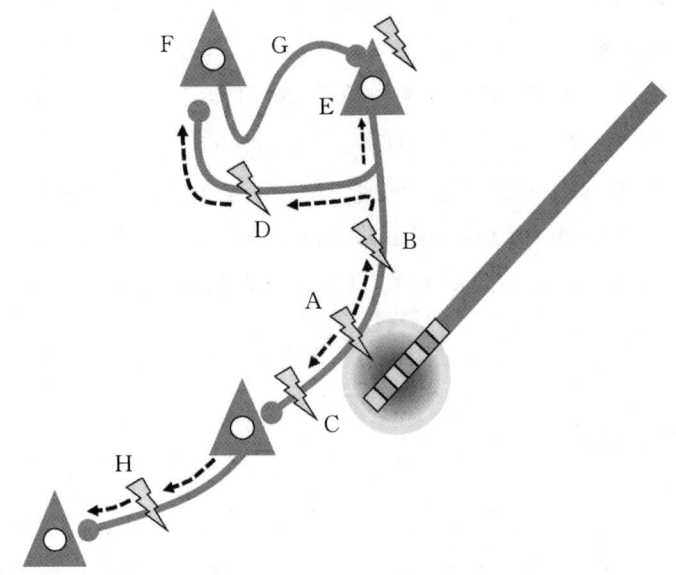

在 A 位置，DBS 电极产生的电场在电极附近的轴突中激发一个动作电位。动作电位逆轴突传递（B）至轴突起源的神经元，并顺轴突传递（C）到接收轴突突触的神经元。逆行性动作电位可能达到轴突侧枝的分岔点，进而顺轴突传（D）递到另一个神经元（F），该神经元发出动作电位到其他神经元，甚至发出轴突（G）到原逆行性轴突起源的神经元。神经元 C 受到的动作电位影响也可能会传播到下一个神经元（H）。逆行性动作电位也可能侵入其起源神经元（E），反向传播到胞质和树突，影响该神经元的信息处理。

图 6-4　动作电位逆轴突传播示意图

考虑 DBS 作用于 STN 周围的情形。这时逆行性动作电位产生于大脑皮层神经元投射到（图 6-4 中的 E）到 STN 神经元（图 6-4 中接受传入 C 的神经元）的轴突上。逆行性动作电位（图 6-4 中的 B）传入皮层神经元细胞体。该作用的证据见图 6-3，记录的动作电位来自细胞体（很难记录到轴突的动作电位）。逆行性传导的动作电位可能达到一个分支点然后顺行性传导（图 6-4 中的 D），并到达突触激活下游神经元。图 6-3 中是一个纹状体神经元的例子，反应延迟约为 4 ms。

重要的是，我们有理由相信 DBS 是连续通过多个突触产生效应。如图 6-3 所示神经活动在 DBS 脉冲 6～8 ms 后增加。这与双向突触顺行性传导相一致。另外还需要注意的是，逆行性动作电位可能回到发出该轴突的神经元的细胞体，并对胞体的跨膜电位产生巨大作用，从而影响信息的即时处理。最后，逆行性激活可能发生在与 DBS 靶点核团的神经结构无联系的轴突上。DBS 脉冲产生的电场并不会有差别地激活轴突，除非它们的生物、物理属性不同，如它们的直径或是否存在髓鞘。例如，DBS 刺激 STN 周围能引起对侧 STN 神经元的动作电位。阿什比（Ashby）及其同事们基于肌电图记录发现，DBS 引起皮质脊髓束纤维的激活，且这些纤维并没有发出突触至 STN 或纹状体神经元上（Ashby 和 Rothwell，2000）。

图 6-2 展示的可能就是双向突触的传导。DBS 刺激 GPi 周围时，DBS 脉冲后小于 1 ms 就出现 Vop 神经元的活动增加。这个反应与逆行性激活相一致，并且在大约 DBS 脉冲后 3 ms 回归正常放电。脉冲后 5 ms 神经元活动减少，这与丘脑神经元超极化相一致，而这是由于动作电位到达了 GPi 传出轴突的突触终末。在这之后出现的神经元活动净增加，与超极化后反弹兴奋一致。仔细观察可以看出持续 DBS 刺激后逆行性反应逐渐下降，5 ms 后又逐步活跃。这种相关性表明，DBS 脉冲后晚出现的电活动增强阻止了逆行性反应。这种趋势可能是因为来源于皮层反馈激活的顺行性传导诱发动作电位，与逆向性动作电位相反，以防止其侵入树突和胞体产生可检测到的峰电位。

上述反馈机制表明存在由丘脑和皮层神经元组成的重入双向突触振荡器。反应延迟的累积说明该振荡器与 DBS 脉冲序列间发生正性共振，DBS 周期性脉冲也相当于振荡器，准确地讲是离散振荡器，其性质在第 18 章中有详细讨论。在下文中还讨论了基底神经节-丘脑-大脑皮层系统组成的多突触重入环路振荡器与 DBS 振荡器之间可能的共振相互作用。

## 关于解释神经系统对 DBS 反应的重要说明

DBS 并非正常情形，一个夸张的例子可以说明这一观点。应用 DBS 去理解神经系统功能类似于通过观察闪电击中某人头部来推测神经系统运行的机制。闪电会无差别地作用于整个头部，同时影响数以百万计的神经元，以及神经胶质细胞等其他结构。而神经系统的信息处理取决于动作电位产生位置和时间上的不同。信息编码于生理通路上被激活的轴突，如果所有轴突均被激活，或者全部未激活，那么编码的信息就大大减少。同样，信息是在动作电位的模式下编码。当一个人仅哼哼时，她传达的信息远比说话时少。说话时的语气和声调同样可以传达信息。持续一个音调说话的自由度和传达信息的含量也会大大减少。

尽管DBS不同于闪电，但两者间也许是程度差异而没有本质上的区别。DBS脉冲就像是一个小闪电击中神经系统的特定区域。事实上，非特异性刺激方式与基因精准控制对该刺激的易感性相结合，正是光遗传学带来的巨大希望。

幸运的是，DBS脉冲刺激附近的轴突没有同时产生动作电位，因为这是相当低效的。事实上，如果真是这样，DBS可能不会改善运动功能反而会使病情恶化，因为它将覆盖不同部位和时间的动作电位中蕴含的重要信息。实际上，这种可能性也许就解释了为什么在更强的刺激电流和电压下，运动功能反而恶化。

为什么DBS脉冲是低效的？有很多原因可以解释。事实上，只有大约10%的DBS脉冲导致动作电位，这是由于轴突的大小和分布，以及是否有髓鞘等因素所决定（见第3章 电生理学原理）。动作电位的传递也是效率低下的。例如通过一个分支点的传导取决于上一级轴突（分支点之前的轴突段）和下一级轴突（分支点之后的轴突段）的相对直径大小。如果下一级轴突直径小于上一级轴突，逆轴突动作电位不太可能由前者传播到后者。

不管DBS脉冲效率多低，DBS复制正常神经系统功能是不可能的。因此，我们必须谨慎对待通过DBS的反应来理解正常神经系统功能的做法。当然，DBS至少通过一条途径（如果不存在多条途径的话）帮助我们恢复正常的信息处理，因此它有助于理解神经系统的功能。这个过程可能是DBS诱发的随机共振（详情可见第8章 病理生理学机制）。DBS也可以用作故意干扰正常功能的负性实验方法，就像经颅磁刺激干扰了正常的神经系统功能，并产生可观察到的改变，就可以将其归咎于受干扰的神经系统区域。

到目前为止，本书没有讨论局部场电位作为神经系统对DBS反应的指标。这是由于局部场电位作为指标相当差，这样它们更可能掩盖而不是显示出神经系统反应的本质。事实上，局部场电位更有可能源于记录局部场电位方法的伪迹。这并不是说局部场电位在自动调整电极设置、刺激参数和脉冲序列等方面一点作用都没有。其作用类似于用于梅毒诊断的牛心脂抗原试验，即将牛心提取物作用于患者血液观察是否有抗体，该方法从 1906 年就开始使用了。

局部场电位代表了许多树突和神经元跨膜电位变化的总和。在理想情况下，局部场电位的空间分辨率是毫米级，这远远比大多数树突要大。同时，局部场电位采样的神经系统区域也是不易区别的。局部场电位对比动作电位就像是在运动赛事中人群发出的声音对比一个球迷发出的声音。当所有人都在喧嚣，很难听到某一个球迷发出的声音。一个人可能在说裁判最近的判罚，而另一个可能在谈论政治或者其他完全与赛事无关的事情。这时能听到不过是所有声音的平均值。当然这并不是说完全无法从人群的声音中得知什么事情发生，例如仍能分辨得分或主队球员被恶劣犯规，而是说人群的叫喊并不能让聆听者确切地知道发生了什么事。

尽管局部场电位缺乏空间分辨率，但它有较高的时间分辨率，这只受限于记录装置的电特性，如所使用的滤波器。但是，局部场电位所能反映出的时间信息，最多就是它所涉及的神经结构中信息的平均值。举个例子，"9 码鞋一般为成年男性穿着"并不能得出某个个体鞋码的任何信息。在记录局部场电位时，神经结构所包含的信息将无法挽救地丢失。

如果赋予局部场电位一个错误的意义，那就可能产生误导性。举例说明这个事实，平均值为 10 可以通过值 5、5、5、15、15 和 15 得到。采样时可以得到 10 这个值，尽管这只是平均数。问题在于，如果只知道 10 这个平均值，就如同局部场电位记录到的平均电压，并不能得知这是 5、5、5、15、15、15，还是 10、10、10、10、10、10，或是 10、10、11、12、9、8 的平均值。由于局部场电位的成分值可正可负，这个问题就更加复杂。因此如果局部场电位的成分值为 −5、−5、−5、5、5、5，其平均值为 0，这时如果推论没有成分值就是一个错误判断。

树突的信号是模拟信号，其频率随时间而变化。这些时变模拟信号的集合导致正性和负性的共振。局部场电位实际记录到的信号部分取决于成分信号的频率区别。因此 100 Hz 和 120 Hz 的成分信号相互作用可产生 20 Hz 的拍频信号。20 Hz 和 40 Hz 的成分信号也能得到相同结果，并适用于任何频率差为 20 Hz 的信号对。因此，在局部场电位记录到 20 Hz 信号时认为神经系统电活动中也有 20 Hz 的信号就是错误推论了。

这些问题与帕金森病的一项病理生理学理论有关，该理论认为局部场电位记录到的神经系统中过多的高 β 频率（大约 20 Hz）活动，是导致帕金森病运动症状的原因。这并不是说高 β 频率活动增加不存在于帕金森病患者的局部场电位记录，而是说我们不能由此推断高 β 频率振荡必然存在，并否定 γ 或更高频率振荡器间的频率差是在高 β 频率范围的可能性。然而后文将说明，有一项

高 β 振荡器存在的独立证据，证实其至少存在于一些 STN 神经元的跨膜电位。局部场电位记录到的帕金森病患者高 β 频率，类似于牛心提取物抗体阳性提示可能感染梅毒。事实上，在补充文章《自动化辅助 DBS 程控》（见 http://www.greenvilleneuromodulationcenter.com/DBS_Programming_essays/）中提到了以高 β 频率功率出现作为闭环 DBS 的生物标志物。

## 可重入传播和共振

上面的讨论表明，每个 DBS 脉冲的效应是通过突触前和突触后神经元的连接影响下游，该作用存在于开环或者闭环反馈机制中，以 DBS 附近轴突产生逆行性和顺行性动作电位为起始。前文中有关 STN 附近 DBS 刺激产生的神经元反应就说明了这一点，如图 6-3 所示。也有可能是临近的一串神经元形成了反馈可重入环路，如图 6-2 所示。

在一项非人灵长类动物的研究中，利用类似 DBS 的成对脉冲进行刺激，并

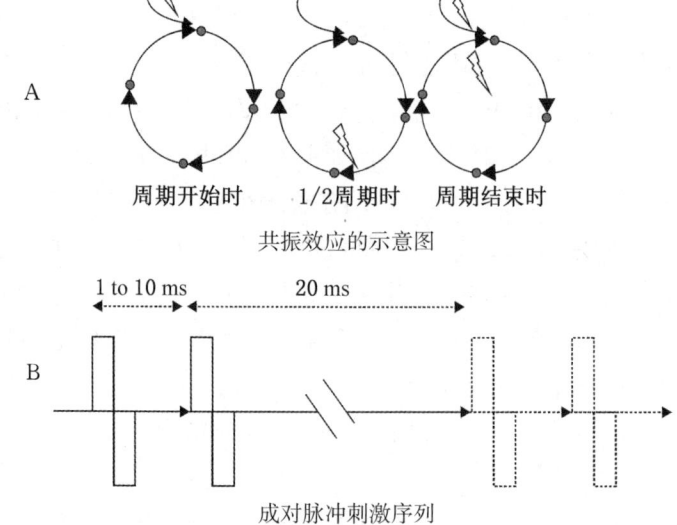

图 A 中第一个刺激（条件性脉冲）引起兴奋并在闭环中传播。如果第二个刺激（测试脉冲）恰好在第一次脉冲的效应返回到原始位置时发出，神经元细胞膜上的时间叠加效应将放大其反应。图 B 中刺激间隔决定了频率（=1/间隔时间）。本研究中间隔时间从 1 ms 到 10 ms，以 1 ms 为增量，对应频率为（1000 Hz 到 100 Hz）。

图 6-5 共振效应示意图

记录神经元的反应（Montgomery 和 Gale，2008）。这项研究中，成对脉冲作用于非人灵长类的 STN 附近，并记录了许多核团神经元的动作电位。两个脉冲之间的时间间隔可以变化。该研究探索的理论如图 6-5 所示。其假设是初始脉冲对启动了动作电位，后者的效应在一个闭环可重入通路中传播。如果此时第二个脉冲发放时正好第一个脉冲返回这个刺激靶点，则两者共振并对后续神经元的效应增强。导致效应增强的脉冲间隔时间就是初始脉冲的效应经过整个闭环所用的时间。因此，这同样可以衡量这个闭环振荡器的频率。

图 6-6 显示了对一个典型神经元的分析。每一行代表不同间隔脉冲对的效应。彩色标记代表了记录到的神经元的反应，定义为超过刺激前至少两个标准差的神经电活动。颜色代表了神经元活动改变的 z 值。同时彩色标记提示了第二个脉冲对在神经元反应出现时经过的时间。请留意最下面一行，它对应于 1 ms 间隔的脉冲对，在第二个脉冲后大约 3.8 ms 的时间产生最大反应。因为脉冲对间隔为 1 ms，因此很可能是在相同的神经元上第二个脉冲的效应叠加了第一个脉冲的效应（见第 3 章 电生理学原理）。有趣的是，再次记录到增加的动作电位发生在大约 7.6 ms 和 15.2 ms，这正是 3.8 ms 第一次反应的谐波。因为这些谐波发生脉冲对发生的间隔期，因此不能归结为 DBS 脉冲的直接效应，而是提示 DBS 脉冲对序列间存在持续振荡。此外，上述延迟时间提示该振荡器的频率为 263 Hz。

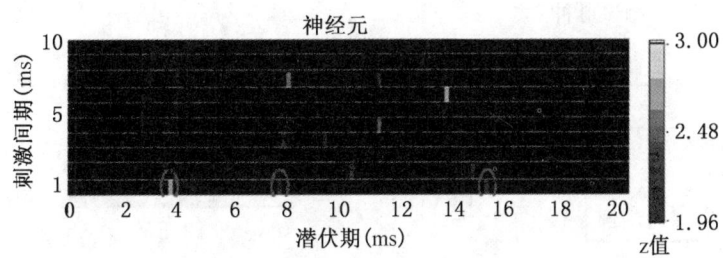

每一行表示每组脉冲刺激间期神经元放电的基线概率变化。彩色条表示与基线相比 z 值变化大于 1.96。横轴反映了第二个脉冲或测试脉冲后共振效应的潜伏期。

图 6-6　非人灵长类动物运动皮层神经元的成对脉冲实验结果

有趣的是，Hodgkin 和 Huxley 提出的神经元电位模型预测了神经元膜电位的振荡。随后的生物学实验证实，正常静息电位发生轻微位移会导致振荡出现（即阻尼振荡），其周期为 7～8 ms（Hodgkin 和 Huxley，1952），这或许可以解释第二个峰值出现在大约在 7.6 ms，且大约在 15.2 ms 又达到高峰。

在不同脉冲对间隔中可以观察到神经元活动的增加。这些活动的潜伏期与

1 ms 间隔脉冲对的活动并不相同，并且不跟随先前反应出现。因此这些反应不是神经元细胞膜内在动力学所导致的阻尼振荡的结果。神经元活动明显增强所对应的脉冲对间隔为 4 ms、5 ms、7 ms 和 8 ms，对应可重入的频率为 250 Hz、200 Hz、143 Hz 和 125 Hz。这些频率属于基底神经节-丘脑-皮层系统中的神经元正常锋电位序列的频率范围内。

图 6-7 显示了在非人灵长类动物实验中，采用不同间隔的脉冲对刺激 STN 后大脑皮层、豆状核及 GPi 神经元的反应。脉冲序列平均频率为 130 pps，但随机产生不同间隔的脉冲。得到的数据根据脉冲间隔分组，排除下一对脉冲出现在 7.5 ms 之内的情况。根据这种分析方法，脉冲对中第一个脉冲被定义为条件脉冲，会影响第二个脉冲或者称为测试脉冲。条件脉冲可以在任意时间发放，并且

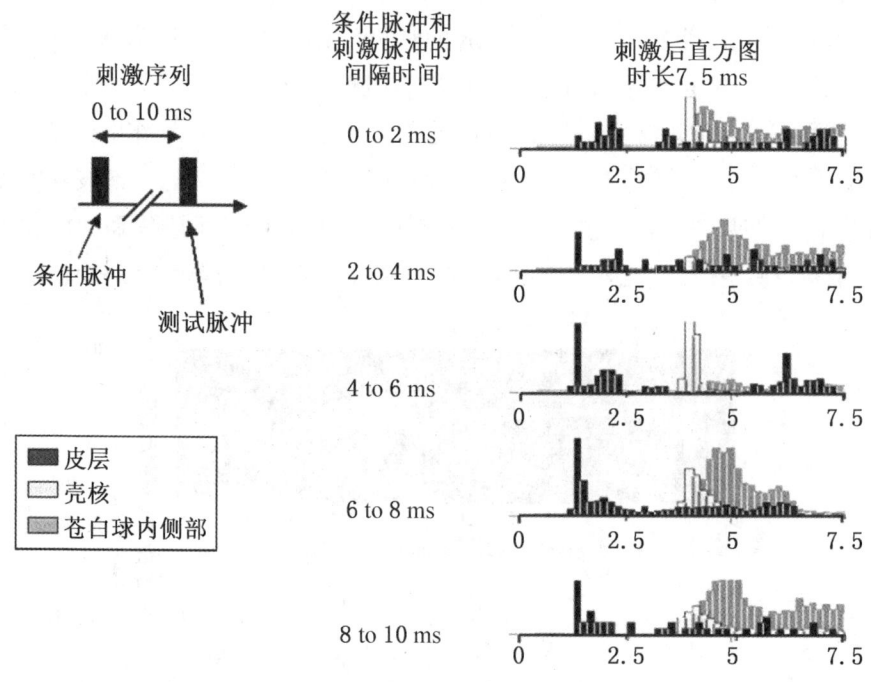

DBS 脉冲序列随机发放，产生不同的脉冲间隔，平均频率为 130 Hz。根据成对 DBS 脉冲之间的脉冲间期进行分组，但除外发生在成对脉冲出现后 7.5 ms 之内的下一对脉冲。按照这样分析，这对脉冲中的第一个为条件脉冲，会影响神经元对第二个测试脉冲做出的反应。条件脉冲在不同的时刻发放，测试脉冲出现在后面，两者之间的脉冲间期不同。刺激脉冲后神经元活动的直方图以刺激前的活动进行标准化。

图 6-7 成对脉冲刺激 STN 后大脑皮层、壳核和 GPi 中单个神经元的电活动

资料来源：引自 Montgomery 2004a，第 407 页。

与测试脉冲有不同的时间间隔。测试脉冲后的直方图以刺激前电活动进行标准化（Montgomery 2004a）。

图 6-7 可见，DBS 脉冲发放后皮层神经元大多出现高度一致的、短潜伏期的窄峰反应，这与逆行性激活反应相一致。不同的结构中每个神经元的反应是不同的，而且脉冲间隔的不同导致每个神经元的反应也是不同的。有趣的是，豆状核神经元的反应和 GPi 神经元的反应是反向的。因为豆状核的神经元的递质为抑制性的 GABA，活动增加会导致单突触超极化，从而导致 GPi 神经元产生的动作电位减少。这些观察结果表明，DBS 的反应在多个突触中扩散。

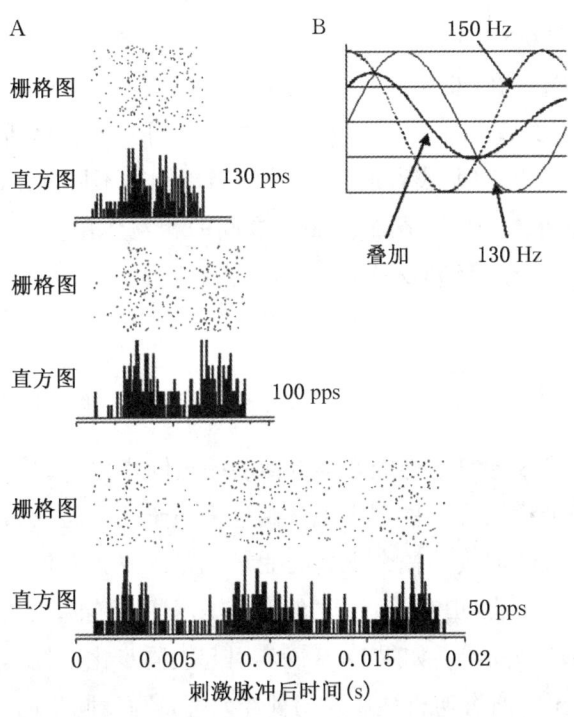

图 A 显示了非人灵长类动物 STN 接受 DBS 刺激后皮层神经元电活动的栅格图和直方图。刺激脉冲发生在 0 时刻，栅格图和直方图显示了脉冲间期的周期性神经元活动。栅格图中的每个点表示动作电位发放。每一行表示对单个 DBS 脉冲的反应。栅格图分为不同组，每一组距中点的数量显示在下方的直方图中。栅格图和直方图的长度代表了 DBS 脉冲的间隔时间。在与 50 pps 的 DBS 刺激相关栅格图和直方图中，可以看到反复出现的神经元活动增加的高峰。第三个峰值的截断现象表明，与可重入振荡活动频率相关的时间周期不是 DBS 脉冲之间时间间隔的整数倍。这表明产生周期性活动的振荡器与由 DBS 脉冲序列（B）组成的振荡器之间存在相互作用。这一现象可以用 130 Hz 的 DBS 振荡器和神经元固有的 150 Hz 振荡器之间的相互作用来解释。

图 6-8　DBS 脉冲刺激非人灵长类动物 STN 后引起可重入振荡活动的示例

图 6-8 展示了 DBS 脉冲刺激非人灵长类动物 STN 后引起可重入振荡活动的另一个例子。图中的动作电位通过的栅格图（每个点代表一个动作电位）和直方图显示，起始时刻 0 为不同频率下每个 DBS 脉冲发放之时。每一行代表同一个 DBS 脉冲造成的反应。栅格图中每个时间柱中点的数量在下方的直方图中显示。DBS 脉冲间隔时间决定了栅格图和直方图的横轴长度。如图 6-8（A）中，DBS 频率为 130 pps 时皮质神经元的活动双相增加。频率设置为 100 pps 时出现两个峰值，比 130 pps 时更为分散。频率为 50 pps 时，在 20 ms 的脉冲间期内产生三个峰值。对此的一种解释是，DBS 产生了神经元活动的振荡，其频率约为 150 Hz。不同 DBS 频率造成的反应均代表了神经元内在基本频率和 DBS 频率之间的相互作用［图 6-8（B）］。

有趣的是，DBS 在 50 pps 时出现的第三个峰值缩短。该现象可能是由于与 DBS 锁时的神经元活动中的可重入振荡增加了。可重入振荡活动时长缩短，说明其周期与 DBS 脉冲间期或者说 DBS 振荡器周期是不同的。图 6-8（B）显示的第三峰值缩短可能是由于两个振荡器之间的相互作用。第一个是 130 Hz 的 DBS 振荡器，第二个是 150 Hz 的固有振荡器。

## 神经元之间的同步化

有人认为，DBS 导致了神经元集群活动的去同步化。这一论点是建立在非人灵长类动物帕金森病症状模型中观察到过度同步的实验结果之上（Heimer et al. 2006）。因为 DBS 能改善帕金森病的症状，那么被认为是导致帕金森病的异常致病原因可能就是被 DBS 逆转了。然而，DBS 不可能降低基底节-丘脑-皮质系统中神经元活动的同步。如果 DBS 确实引起去同步化，就不太可能产生脑电图的诱发电位。至少所有逆行性反应的神经元都是高度同步的。一项研究估计，大约 10% 的 GPi 和 GPe 神经元是逆行激活的（Zimnik et al. 2015, McCairn et al. 2009）。但是，记录非人灵长类动物基底节-丘脑-皮质系统中神经元对 DBS 脉冲响应的动作电位的结果显示，除逆行性激活之外还有其他显著同步。

在对两只幼年非人灵长类动物的研究中，各自记录了一只动物的躯体感觉皮层神经元和运动皮层神经元，刺激后的强度直方图显示出显著改变（图 6-9）。每一行代表一个神经元，颜色表示神经元活动相对于刺激前期的变化，以 z 值表示。绝大多数神经元都有明显的同步现象。

# 第6章 神经系统对DBS的反应

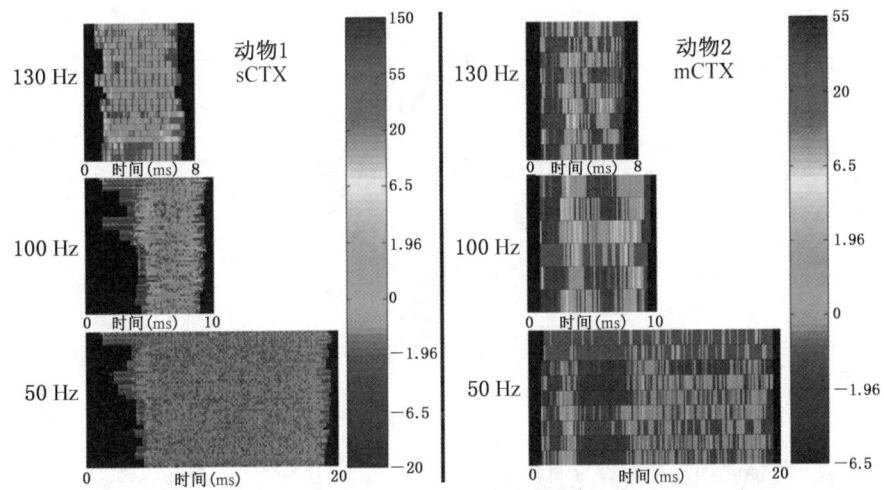

图中显示运动皮层（mCTX）和感觉皮层（sCTX）神经元放电频率在DBS脉冲发放后的变化。DBS发放时间设为时刻0，对于动物1的DBS刺激分别是130 Hz、100 Hz和50 Hz，直方图组距为0.0012 ms。图中每一小块的颜色代表了统计学的功率（注意颜色比是由z值绝对值的自然对数转换而来的）。黑色区域表示由于刺激伪迹造成的数据丢失。

**图6-9** 非人灵长类动物运动皮层和感觉皮层神经元放电频率在刺激后的强度直方图

有一项研究观察了非人灵长类动物GPi刺激后对运动皮层神经元活动的影响，结果显示同步化程度下降（McCairn et al.2015）。然而，该研究所采用的方法可能过于保守，无法检测到之前提到过的噪声同步。这已经通过一个四节点振荡器的计算模型得到了证明，该振荡器的输出从节点1依次传到节点2、3、4，然后再回到节点1（图6-10）。每个节点由1000个整合并激活的神经元组成。不同节点上的每个神经元都一一对应。前一节点中的神经元动作电位引起后一节点动作电位的概率设置为合适的值，以实现振荡存在并避免振荡饱和。图6-10显示了节点间和节点内神经元之间的互相关。交叉相关图显示一个神经元动作电位出现在另一个神经元动作电位之前或之后的概率。交叉相关图中的峰值提示两个神经元之间存在生理联系。虽然该模型在节点内创建了同步的活动，但需要注意的是，目前并未证实互相关的存在（噪声同步将在第8章 病理生理机制中解释）。

更值得注意的是，交叉相关图等评价相干的方法可能无法检测出实际存在的某种同步。如图6-11，节点2中的神经元数量减少到200个，其他与图6-10中相同。这需要节点2神经元对节点1神经元做出反应的概率增加。同样，节点2神经元对节点3神经元的作用也会增加，因为节点2传出的聚合会导致产生动作

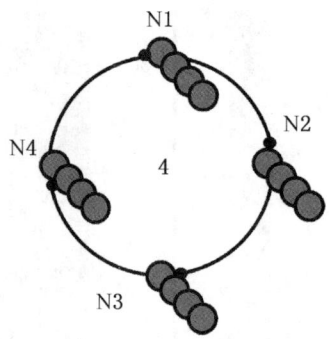

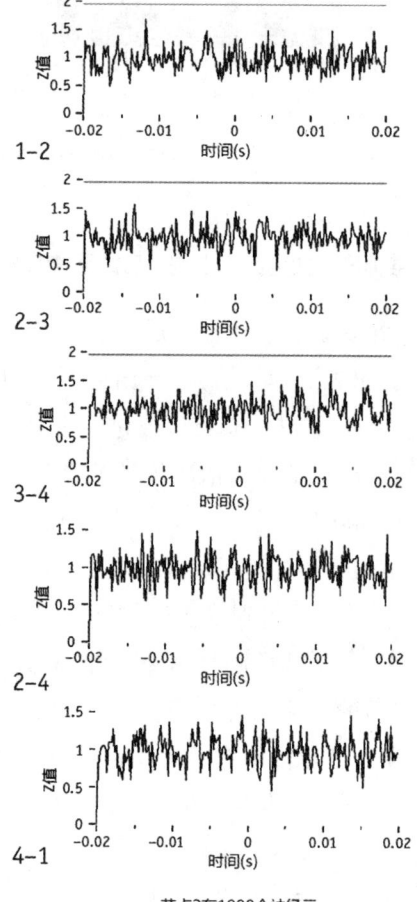

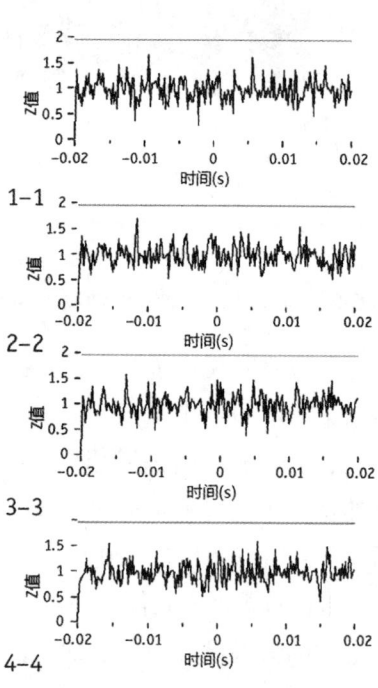

节点2有1000个神经元

节点1、2、3和4包含1000个神经元。尽管该模型建立了一种节点内和节点间神经元的同步性,但交叉相关方法不够敏感,无法检测是否同步。

图6-10 成对神经元在节点内和跨节点之间的交叉相关图

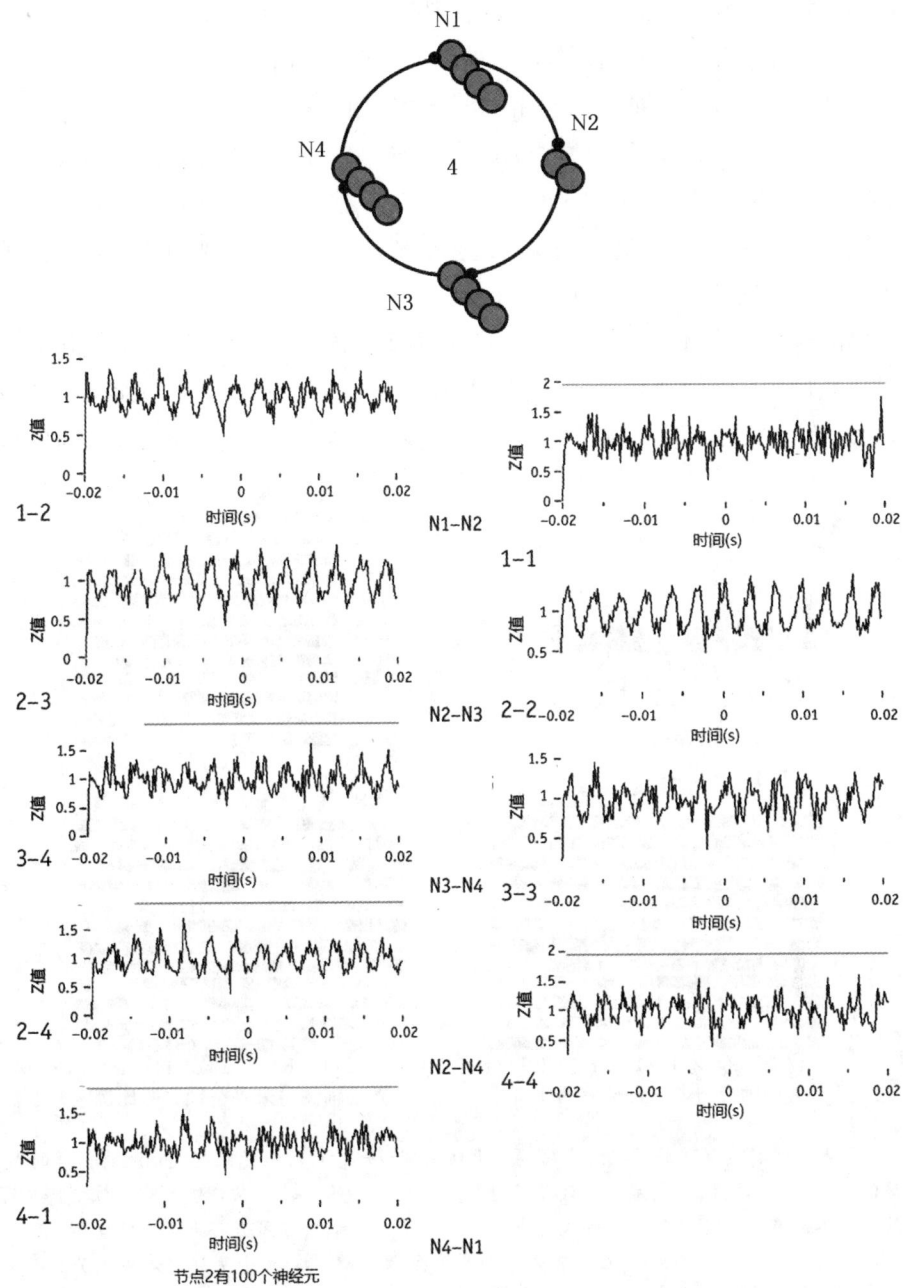

节点2有100个神经元

与图6-10类似，节点1、3和4包含1000个神经元，节点2包含100个神经元。节点2中神经元的数量从1000下降到100。节点2中的神经元与和它相连接的其他神经元之间的交叉相关性增加，清楚地表明了神经振荡器内的同步性。

**图6-11** 成对神经元在节点内和跨节点之间的交叉相关图

电位的可能性更高。在图 6-11 中可以看到节点 2 的神经元和节点 1、3 神经元之间的交互相关性较高。然而，节点 3 神经元与节点 4 神经元之间的相关性，以及节点 4 神经元与节点 1 神经元之间的相关性均较低。

另外的一项非人灵长类动物 GPe 受 DBS 刺激时记录神经元活动的研究中并没有特别关注同步化的问题（Vitek et al. 2012）。然而，刺激脉冲之间神经元活动直方图汇集了 50 个以上的神经元，这包括了几乎所有记录到的神经元，得到的结果不支持 DBS 脉冲会导致去同步化。

尺侧腕屈肌对 M 波（电刺激尺神经后在周围神经上产生的顺行性动作电位为 M 波）反应的研究可以探索 α 下运动神经元水平上的同步问题（Aldewereld et al. 2012）。图 6-12 显示了该实验的思路。该实验的基础是，在运动神经轴突自发动作

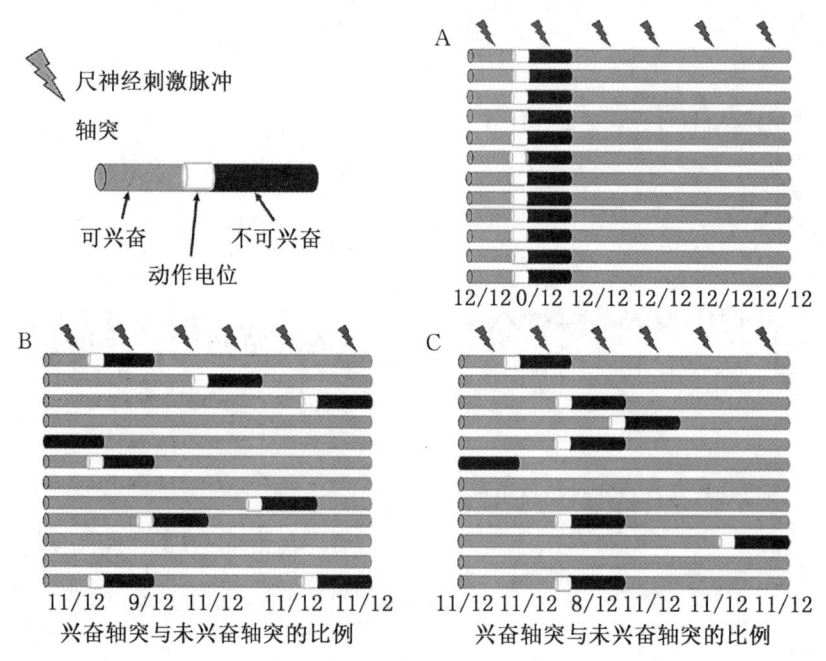

上图显示了持续屈肌时尺神经自发动作电位的同步对于尺神经受到超大刺激时出现的 M 波幅度的影响。动作电位是受试者持续屈肌时神经自发产生的。轴突在自发动作电位之前是可兴奋的，在不应期是不可兴奋的。在 A 中，同步是最大的，这样在可兴奋期尺神经受刺激会引起所有轴突的动作电位，因此产生一个最大幅度的 M 波。M 波的大小实际上是由轴突兴奋的比例决定的。然而，如果尺神经刺激发生在同步的不应期，动作电位就不会发生，M 波幅度为 0。在 B 中，自发动作电位是不同步的，因此不应期也是不同步的。尺神经受刺激可见大致相同数量的兴奋轴突，这就产生了数个幅度一致的 M 波。在 C 中，中等程度的同步导致更多的轴突被激活，从而导致数个不同振幅的 M 波，包括小轴突激活的数量增加和振幅比 B 时较小的 M 波。

图 6-12　尺侧腕屈肌对 M 波反应的研究

电位后的不应期内，施加外部电刺激并不会激活轴突，因此不会引起肌肉的反应。结果是皮肤表面记录到的较小肌电图 M 波反应，与不应期运动神经元轴突数量成反比。如果大量轴突在经历自发同步动作电位（这意味着下运动神经元中产生的动作电位具有更大的同步性，并在之后同时进入不应期）之前的片刻时间受到外部电刺激，就会引起较小的肌肉 M 波反应。如果外部电刺激施加于不应期之后的几毫秒，则能激活所有轴突并产生更大的 M 波反应。如果运动神经轴突的自发性动作电位的时间完全不同步，M 波反应的强度就会服从正态分布。如果同步程度更高，M 波反应幅度的分布将会更宽（更大的变化幅度）并倾向于向更小的 M 波反应。

结果如图 6-13 所示。正常对照组的 M 波振幅分布近似正态分布。帕金森病患者在药物关期、DBS 关机状态时 M 波振幅偏小，提示下运动神经元产生的动作电位同步化增强。有趣的是，治疗作用的 STN-DBS 使 M 波的振幅更加缩小，这提示下运动神经元动作电位的同步化更强。我们有理由推测，下运动神经元同步化的增加是由于 DBS 导致了运动皮层传出神经元的同步化增加。

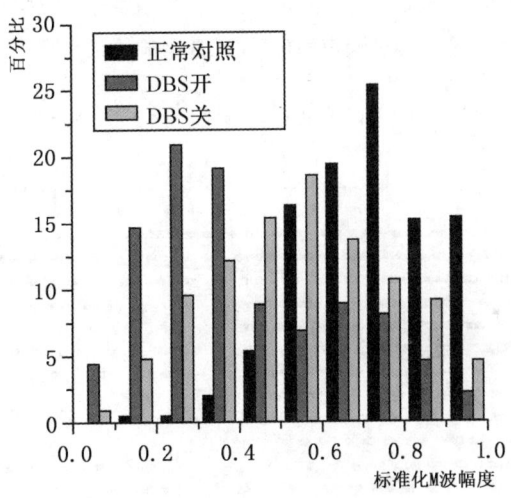

每个试验中 M 波波形下标准化区域的直方图，包括正常对照和 PD 患者在 DBS 关期和开期的情况。

图 6-13 标准化 M 波幅度

有证据表明，DBS 能同步神经元活动，尽管是以一种特别的方式。这种方式的特别之处在于 DBS 脉冲在产生动作电位方面效率很低。有证据表明，只有 10% 左右的 DBS 脉冲能产生逆轴突动作电位。众所周知，突触传入难以产生动作电位。因此，顺行性激活可能也是低效的，估计为 10% 或更低。这种同步化可以称为噪声同步（图 6-14）。这样一来，同步就是大量神经元在 DBS 脉冲特定延迟后放电的概率。这种可能性不超过 10%。

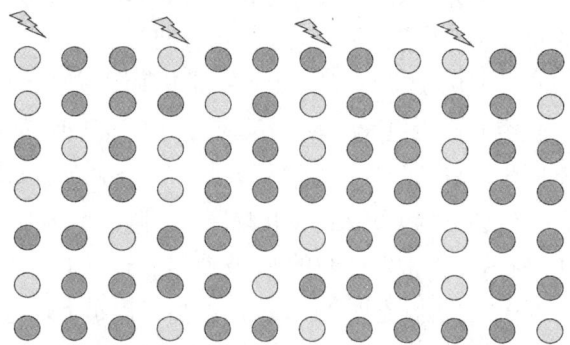

神经元在不同时间的活动显示如图，每一行对应一个神经元，每一列对应一个特定时间。闪电提示 DBS 脉冲的发放。与其他时间相比，每一个 DBS 脉冲在其发放的时间都能产生明显更多的神经元反应。然而，对于特定一个神经元，DBS 脉冲发放并不一定引起其反应。一个神经元是否对特定 DBS 脉冲做出反应是一个概率函数，可以认为是一个有噪声的（概率）同步。

**图 6-14　噪声同步受 DBS 影响的示意图**

同步化概率在生理上可能非常重要，在参与行为的一组神经元中也观察到了

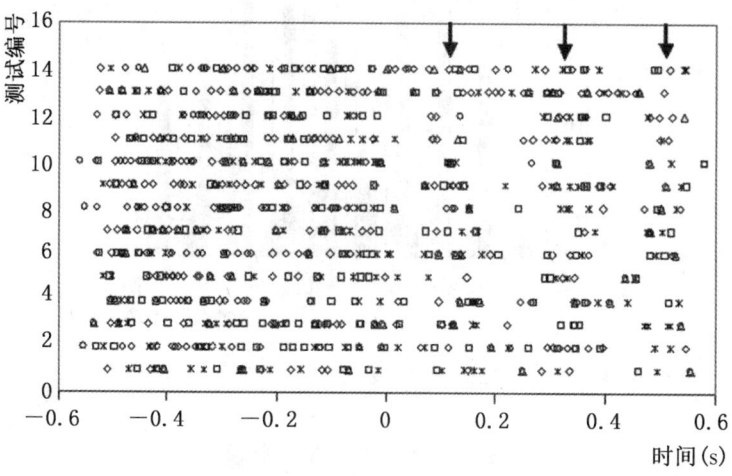

图中为一位帕金森病患者发出"啦、啦、啦、啦"声音时，于其底丘脑核同时记录到的五个神经元动作电位开始时间的栅格图。分别用箭头标记发出前三个"啦"的时刻。每一行代表一次测试。尽管每个神经元的参与是不一致的，但聚合活动与发声行为高度一致。

**图 6-15　帕金森病患者神经元活动栅格图**

资料来源：引自 Montgomery 2004a，第 413 页。

# 第 6 章 神经系统对 DBS 的反应

同样的现象。图 6-15 显示了一名帕金森病患者说"啦、啦、啦、啦"时,同时记录的 STN 中五个神经元发放动作电位的时机。图中显示了神经元活动的栅格图,其中的每个符号表示每个神经元动作电位开始的时间。每次发出"啦"音节时,可以观察到神经元的活动同步。然而没有哪个神经元在每次发出声音时都产生动作电位。因此,每个神经元在发出音节时产生动作电位的可能性更高。尽管如此,概率还是远远小于 1。

噪声同步可能是 DBS 治疗性随机共振反应的重要机制。这一现象说明了一个与直觉相反的概念,即要提高信噪比(信号中包含的信息与伴随噪声的区别程度),就必须添加更多的噪声(图 6-16)。

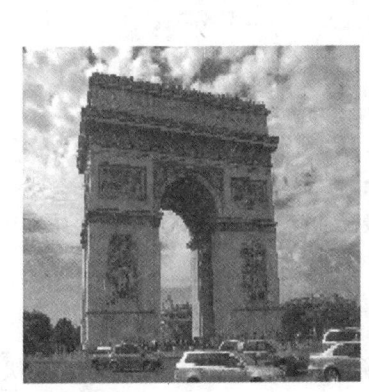
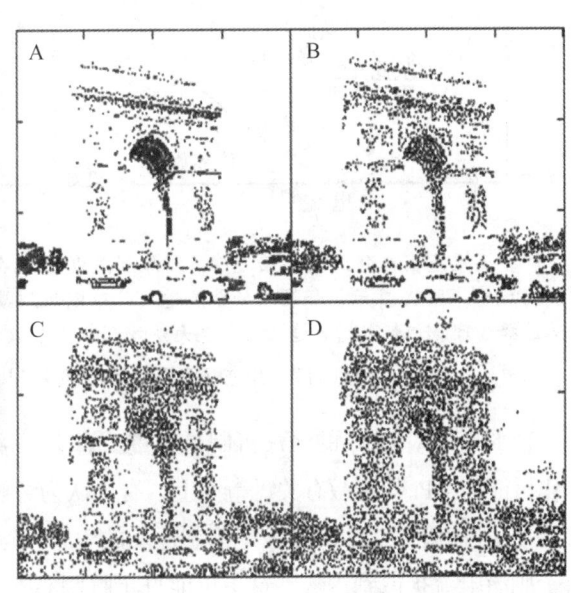

凯旋门原始的 256 位灰度图像经过加入噪声和非线性阈值运算处理后得到的结果。每一副图显示了不同水平的噪声变化:左上 A 图是 10 个灰度等级,右上 B 图是 50 个,左下 C 图是 100 个,右下 D 图是 150 个。不同的图都能最好地检测出某些特征。例如,柱子上的浅浮雕在右上图看得最清楚,而整个圆弧的轮廓在左下图更清楚。特征的显示也会随着图像尺寸的变化而变化,这是图像平均的结果。这一点可以通过在不同距离观察该图像而发现。

图 6-16 添加噪声提高信噪比示意图

资料来源:引自 https://en.wikipedia.org/wiki/stochastic_resonance_sensory_neurobiology。

DBS 脉冲激活其电场范围内轴突动作电位的效率相对较低,这可能就解释了 DBS 疗效的 U 形反应,即随着刺激强度的增加,症状逐渐改善,然后逐渐恶化的现象。最初随着 DBS 的强度增加运动功能改善,然而到达一个峰值后症状反而随强度增加而恶化。DBS 的强度可以通过增加脉冲频率，或增加电流 / 电压来实现。与不同 DBS 频率相关的 U 形反应在第 9 章（程控的方法）中讨论，而与电流 / 电压增加相关的 U 形反应将在下文中讨论。

U 形反应的存在对临床至少有三个提示（图 16-17）。首先，你应该小幅度地增加电压，以 0.5 mA（或 0.5 V）步进。第二，从较低的刺激电流 / 电压开始程控非常重要。第三，以较大增幅或以较高的初始电流 / 电压开始程控可能会错过 U 形反应，并错过最优参数。

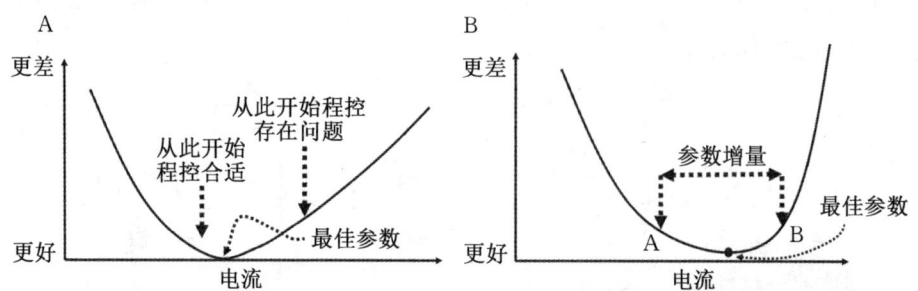

U 型反应是指在到达某个点之前，增加刺激电流能不断改善症状，之后继续增加电流症状反而加重。图 A 显示，如果起始电流过大就难以找到最优参数。图 B 显示，即使起始刺激电流选择合理，但刺激增量过大时，也无法找到最优参数。

图 6-17　增加 DBS 刺激电流后 U 型反应的提示

U 形反应对 DBS 的治疗机制具有重要意义。接受了 DBS 的帕金森病患者症状恶化可能与 GPi 受刺激有关。事实上，有人认为背侧 GPi 的 DBS 是促进运动的（改善运动），而腹部 GPi 的刺激是抑制运动的（恶化运动）。另一种解释是症状恶化是由于刺激电流扩散到内囊，这更可能见于腹侧 GPi 受刺激。近年来的研究表明 STN 的 DBS 也会加重帕金森病症状，但并没有过多的电流传播到内囊（Montgomery 和 Sillay，2008）。这就让人对上述关于背侧和腹侧 GPi-DBS 作用的说法有所怀疑。

有人提出 DBS 的治疗机制是抑制了神经元活动，但这无法解释 U 形反应，即增加刺激后反而导致帕金森病症状的再现或恶化。无论抑制是由于突触前膜释放抑制性神经递质，还是去极化阻滞、突触前膜兴奋性神经递质耗尽或腺苷积累等，都无法去解释（Bekar et al. 2008）。

系统振荡理论可以解释看似矛盾的 U 型反应。该理论假设基底节-丘脑-皮层系统是由多个嵌套联系、多突触可重入的振荡器构成（Montgomery，2004a）。上述解剖结构中的神经元集群代表振荡器中的节点。每个节点的神经元并不会在每

# 第 6 章 神经系统对 DBS 的反应

个振荡活动循环中都放电,而是以一定概率放电,其平均放电的频率是低于振荡频率的。因此,神经元是以特定范围的概率放电,而且受整个系统兴奋性的影响。

DBS 激活了刺激靶点的神经元输出,以及传入性轴突末端或者经过该处的轴突。实际上,DBS 效率很低,只有不到 10% 的 DBS 脉冲可以引起神经元反应(Montgomery,2006)。因此,增加 DBS 的强度可能增加一定载波频率下的兴奋性。该频率反过来与基底节-丘脑-皮层系统产生的信号发生共振并将其放大,从而改善症状。该过程就像 AM 收音机调到了广播频率。但是,如果 DBS 刺激引起的神经元兴奋性过强,信号就会变差。从某种意义上说,就是信号充斥在神经结构中干扰了神经元放电的调节,从而无法编码信息。这个观点已经在计算机模拟中得到了证实(Montgomery 和 Sillay,2008)。

图 6-18 对此做了举例说明。栅格图是由 5 个神经元组成。在每个振荡循环

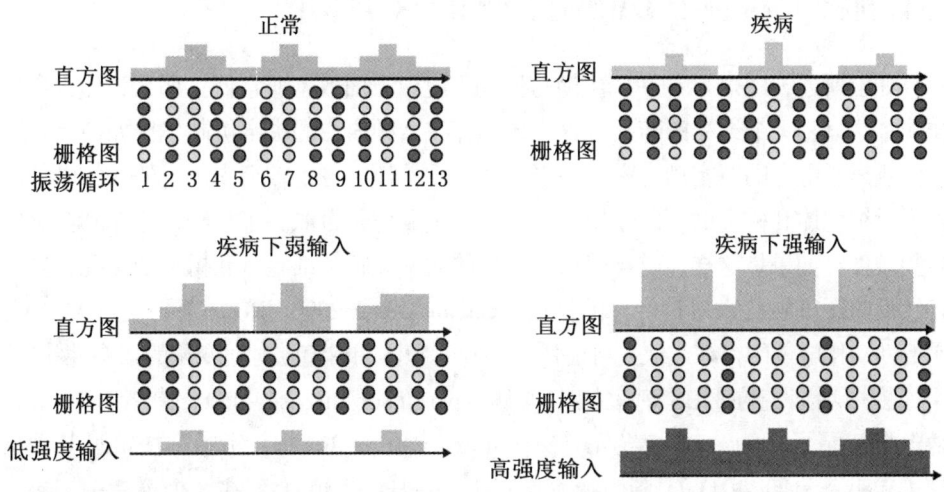

图中每个部分都包含栅格图和直方图。栅格图是由 5 个神经元组成。在每个周期中部分神经元会放电。其中灰色圆圈为未放电,而黄色圆圈代表放电。直方图代表了振荡一个循环中神经元放电总数。假设正常信号像正弦波一样逐渐增加然后减弱了神经元放电的概率。患病时,神经元放电的概率减少,因此神经元放电的信号随时间也是衰减的。这种衰减体现在正常状态和患病时直方图的不同,并导致疾病症状和体征的出现。假设这时有一个较弱的输入信号,例如治疗性 DBS,恰好与正常状态下信号变化模式同步,从而增加了神经元放电的概率,改善了症状和体征。但如果输入的信号过强时,如过高电流/电压的 DBS,会极大地增加神经元放电概率。结果就是每个循环中几乎所有的神经元都在放电,与正常状态或者疾病状态加一个弱输入的直方图相比,现在的直方图"饱和"并丢失信息。这种情况与症状和体征的恶化有关,从而导致 U 型反应。

**图 6-18 U 型反应的可能机制**

中，部分神经元会放电。在正常状态下，放电神经元的数量随时间而减少。该过程反映到直方图上就是每 1 列神经元放电的总和，而图中多列就代表了振荡的循环。该过程反映了随时间变化适当调节神经元活动而驱动各种行为的情况。疾病会降低每个振荡循环中的神经元放电概率。此时的直方图显示了衰减的信号特征，与正常时完全不一致。现在试想一下较弱信号输入后的情况，类似于最佳临床效果时的 DBS，其频率与正常状态时直方图的变化频率相一致。这一输入就会增加神经元放电的概率，所以新的直方图与正常时的很相像。但是，如果输入信号过强，就像处于 U 型曲线上升段的 DBS 刺激，神经元放电的概率就会过高，栅格图和直方图都会饱和，最终的信号和正常状态下的并不相似。因此，输入一个较弱信号可以提高神经元活动，改善疾病的症状。但输入信号过强时，神经元活动中所蕴含的信号会被削弱，导致症状加重，从而出现 U 型曲线。

## 内在神经元机制中 DBS 脉冲间的相互作用

如上所述，DBS 脉冲在产生逆行性动作电位方面效率非常低。那么为什么会这样呢？这只是一个纯粹的随机过程，还是存在某种内在的决定机制，比如神经元膜电位或离子电导的特定动力学。如果说逆行性动作电位是轴突中产生的动作电位向神经元细胞体和树突的反向作用，那么其发生概率是否取决于神经元胞体和树突的某些条件？如果是这样，逆行性动作电位的概率反映了细胞体和树突的情况，这又必然反映了突触传入对神经元的作用（Chomiak et al. 2007；Rosen 1981）。这意味着逆行性动作电位的存在或缺失可能反映神经元胞体和树突随时间变化的兴奋性状态。

另一项研究在 DBS 刺激帕金森病（parkinson disease，PD）患者 STN 时用微电极记录了对侧 STN 神经元（Montgomery et al. 2012），实验方法可见其他文献（Walker et al. 2011）。刺激频率设置为 160 Hz 和 30 Hz，在 8 个患者中记录了 58 个神经元。

从记录结果中提取逆行性动作电位并构建峰电位序列，然后对这个仅有逆行性动作电位的序列进行随机化。单个神经元在 160 Hz 刺激时的功率谱密度结果如图 6-19 所示，在 30 Hz 刺激时的功率谱密度结果如图 6-20 所示。随机逆行性动作电位序列的功率谱密度的唯一峰值正好对应于施加 DBS 的频率。在 160 Hz 刺激时，逆行性动作电位序列的峰值还出现在 66 Hz 和 92 Hz，92 Hz 很可能是内在振荡器 66 Hz 的频率与 DBS 频率之间的拍频相互作用。而在 30 Hz 刺激时，逆行性动作电位序列的峰值出现在多个频率。随后的分析表明这些频率包括 66 Hz 和 26 Hz 两个内在频率以及它们的谐波、DBS 频率、内在频率和 DBS 频率之间的拍频。

第 6 章 神经系统对 DBS 的反应

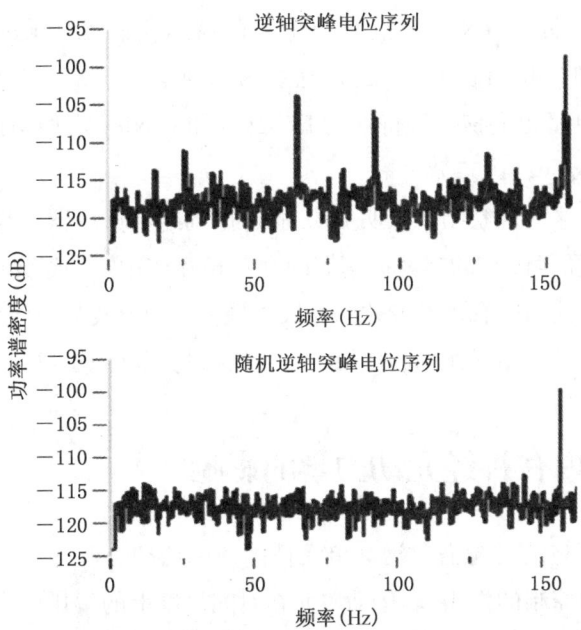

图 6-19 在 160 pps 的 DBS 下逆行性峰电位序列和随机化逆行性峰电位序列的功率谱密度

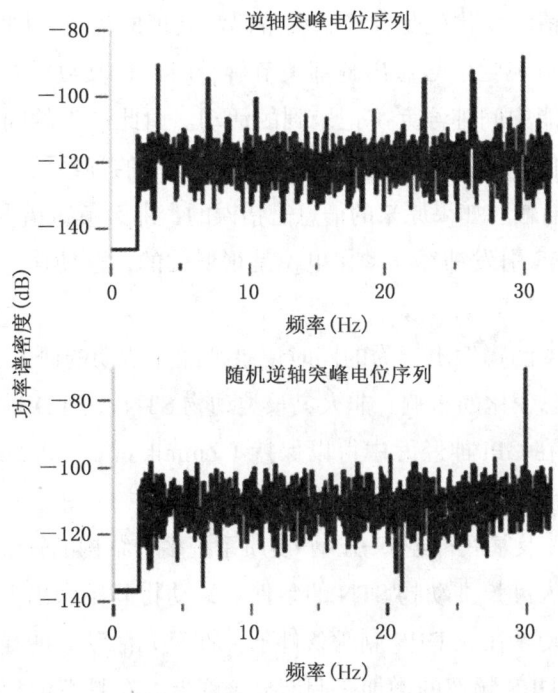

图 6-20 在 30 pps 的 DBS 下逆行性峰电位序列和随机化逆行性峰电位序列的功率谱密度

这些观察表明，STN 中至少有两个振荡器。我们无法确定这些振荡是源于 STN 神经元的内在机制中，还是这些神经元嵌入在多突触可重入振荡器中。上述关于神经元生物物理特性的 Hodgkin 和 Huxley 模型中提及了内生机制（Hodgkin 和 Huxley，1952）。

重要的是，这些观察结果表明 DBS 脉冲序列这一振荡器，与基底神经节-丘脑-皮质系统神经元固有的神经振荡器间存在相互作用。神经元的振荡机制是细胞膜生物物理特性的固有动态变化和基底神经节-丘脑-皮质系统中可重入的动态活动（也就是信息）相互作用的结果，尽管其参与程度尚不清楚。

## 对行为相关内在神经元动力学的影响

控制肌肉参与的行为需要运动单元精确的调动和去调动（详见第 7 章 脑深部电刺激对运动控制的作用）。运动单元在时间尺度上的编排取决于行为的不同，范围从数毫秒到数秒。运动单元是由下运动神经元驱动，后者又受到基底神经节-丘脑-皮质系统以及其他运动系统（包括小脑系统等）中神经活动精细动态改变的协调。这些精细变化就是神经系统编码和处理的信息。图 6-21 显示了一只非人灵长类动物对视觉信号做出腕部关节旋转时，在其纹状神经元（可能是紧张性活动的胆碱能中间神经元）记录到的活动。由此产生的问题是：DBS 如何影响这些固有的信息动态？一些人认为，DBS 驱使的神经元活动会覆盖这些信息，也就是信息消融。如果原来的信息是错误的，那么覆盖错误信息就可能产生治疗效果。但 DBS 引发神经元动作电位是很低效的，这使信息消融的理论存在疑问。

在非人灵长类动物做出行为的同时记录神经元活动的研究显示出 DBS 对信息或者说固有动态变化的影响。非人灵长类动物 STN 受到 DBS 刺激时，通常运动相关动态变化在 GPi 神经元中得以保持（Zimnik et al. 2015）。而其他研究表明，DBS 会显著改变某些神经元的信息。

第二项研究涉及基底神经节-丘脑-皮质系统多个结构的神经元记录。图 6-22 显示了在刺激非人灵长类动物 STN 的条件下，动物开始做出上肢指向动作时尾状核神经元的活动。在无 DBS 刺激条件下，神经元活动有明显与行为相关的动态调谐。而随着 DBS 频率的增加，调谐显著降低。在具有治疗作用的常见 DBS 频率下，正常的动态变化完全消失。

第6章 神经系统对DBS的反应

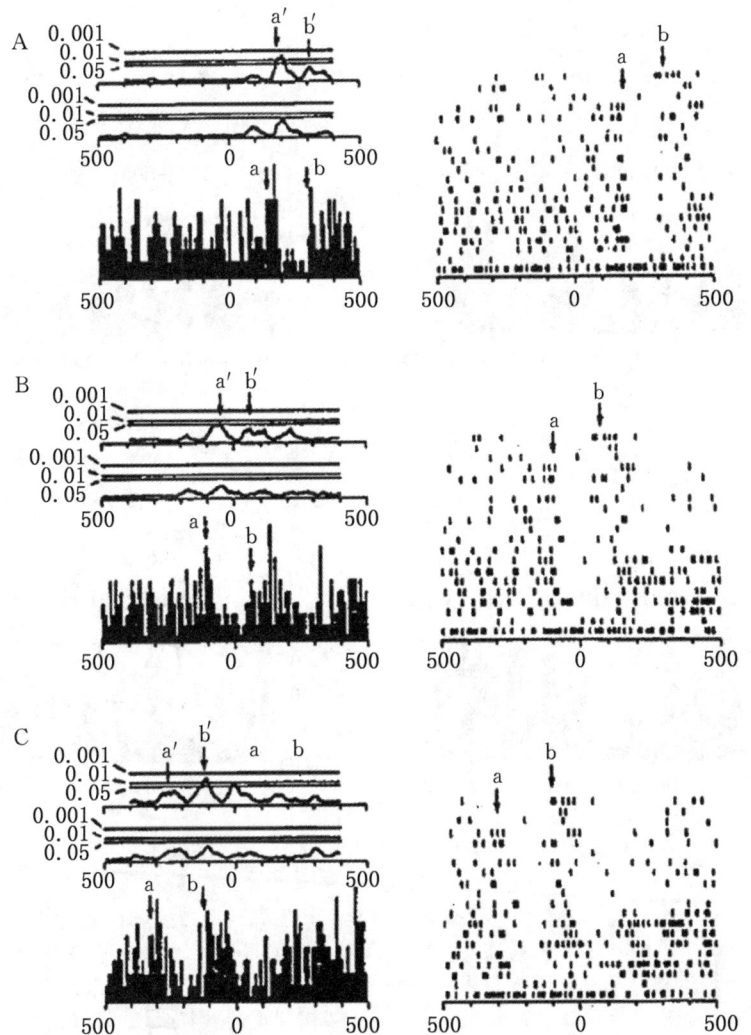

右边的数据表示事件发生前后的栅格图，其中每一行对应于每次任务测试中的一个神经元动作电位序列。这些行垂直求和得到直方图。每个直方图上都有两个统计量，与相邻窗口之间神经元活动的变化有关，其中下方的指标是窗口中活动与基线活动的关系，并且标记了统计差异$p$值。直方图中有a和b两个峰值。最上方组栅格图和直方图以信号"开始"时为0时刻，中间组以运动开始时为0时刻，下方组以完成动作时为0时刻。a峰值与信号"开始"最为一致，紧随其后出现；而b峰值与完成动作最为一致，且稍领先。

图6-21 非人灵长类动物在执行腕部屈伸动作时，壳核神经元电活动数据的三种不同展示

资料来源：引自Montgomery和Buchholz，1991，第225页。

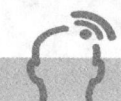

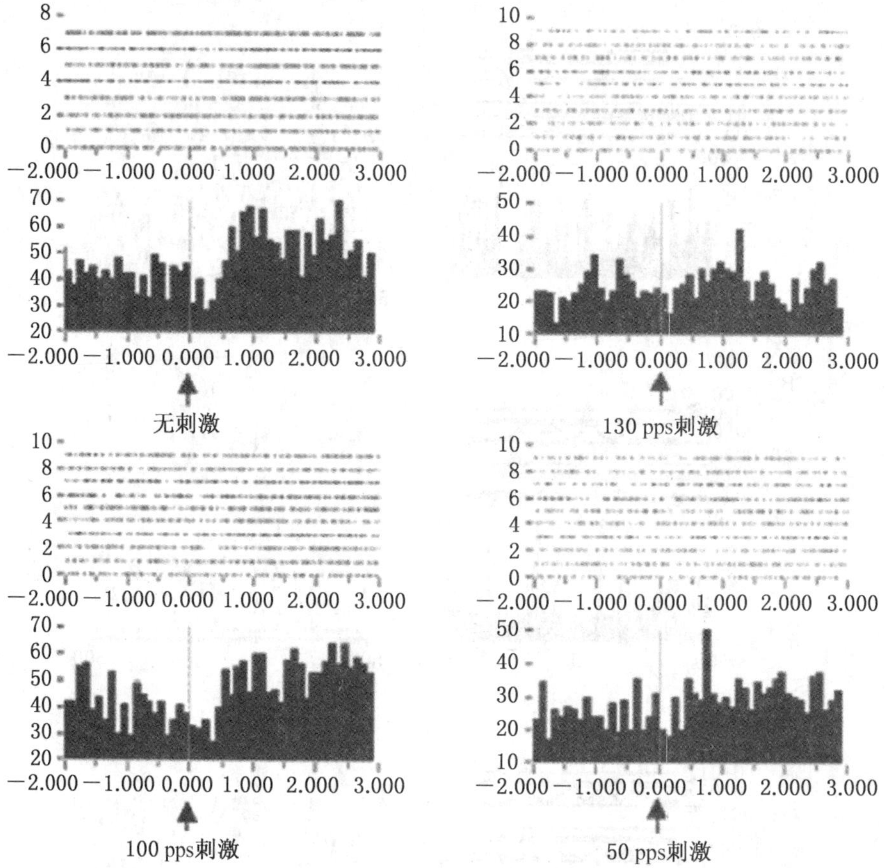

脑深部电刺激程控：机制、原理与实践

图中启动信号由上箭头表示。栅格图中的每个点代表一个神经元放电，每一行代表一个试验。栅格图中每一列求和生成直方图。在未刺激、100 pps 和 50 pps 的 DBS 刺激时，可见启动信号开始后神经元放电增加，然而在 130 pps 时未见信号前后的动态变化。刺激后直方图显示每次刺激脉冲后神经元放电概率的变化。不同长度的数据代表不同的刺激间期。不同DBS 频率刺激脉冲的早期和中期反应差异不大。另外在 130 pps 的 DBS 时，即使事件发生前后的栅格图和直方图未显示出动态变化，DBS 也驱动了神经元活动。

**图 6-22　尾状核神经元在事件发生前后电活动的栅格图和直方图**

资料来源：引自 Montgomery 和 Gale，2007，第 398 页。

　　另一个壳核神经元的记录中，在无 DBS 条件下没有调谐（图 6-23）。随着 DBS 频率的增加，与行为相关的神经元活动的动态调谐逐渐增强。在动态调谐中编码的信息可能并不属于 DBS 的脉冲序列；DBS 与内在机制相互作用产生调谐。这些信息可能就是无 DBS 条件下的神经元活动，但信噪比不佳。DBS 通过随机共振的过程，可能提高了信噪比，信息就显现出来。DBS 与随机共振的话题在第

8 章 病理生理学机制中有更详细的讨论。这里要说明的是随机共振依赖于频率。高频 DBS 改善信噪比表明它与内在机制或频率相似的噪声发生了相互作用。

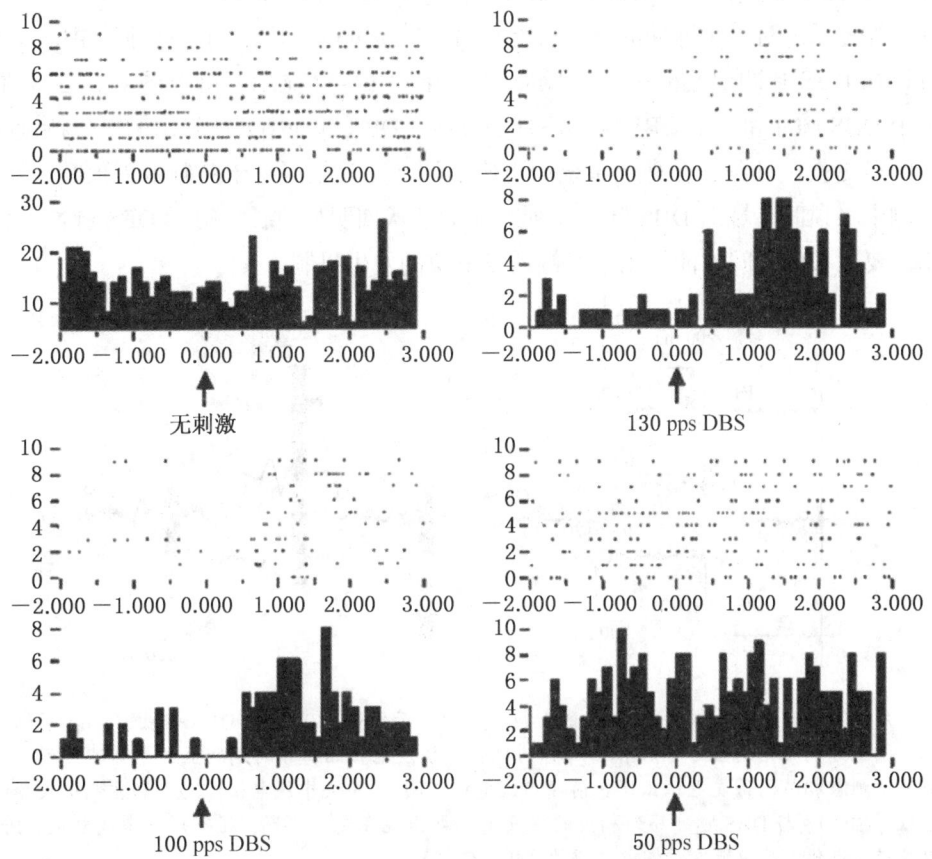

在未刺激时，行为出现前后未见神经元电活动的有意义的变化（启动信号由上箭头表示）。但是，在 130 pps 和 100 pps 的 DBS 刺激时，行为出现前后神经元电活动均表现出一致的变化，说明 DBS 使神经元与行为间有了联系。这与 Gale 在其 2004 年的著作中提到的共振效果是一致的。

图 6-23　非人灵长类动物壳核神经元在事件发生前后电活动的栅格图和直方图

资料来源：引自 Montgomery 和 Gale，2007，第 398 页。

## 神经系统反应的时间演化

类似于主要关注 DBS 靶点解剖结构内的神经元反应，还有一种倾向是关注单个脉冲的反应。然而，在连续的 DBS 脉冲序列中，神经系统对单个脉冲的反应持续时间可能比脉冲间期更长。一串脉冲序列可能有叠加效应，导致神经系统的反应随着时间推进而变化。DBS 效应延迟时间的不同引出了神经元对 DBS 反应随时间演化的问题（Rizzone et al. 2001；Lopiano et al. 2003）。

神经系统对单个脉冲的反应可能与对连续脉冲的反应不同。这种效果的差异可以从 DBS 脉冲引起的脑电图反应中看出。图 6-24 显示了脑电图对 STN 区域单个 DBS 脉冲和一串 DBS 脉冲序列的反应。DBS 脉冲序列诱发出的电位持续时间明显更长，且分布在神经系统的更广区域，尤其是可见于对侧中央顶叶区域。对侧中央顶叶区域对 DBS 脉冲序列响应的潜伏期明显更长，提示 DBS 脉冲的作用需要更长的时间才能作用于对侧诱发电位的发生机制。

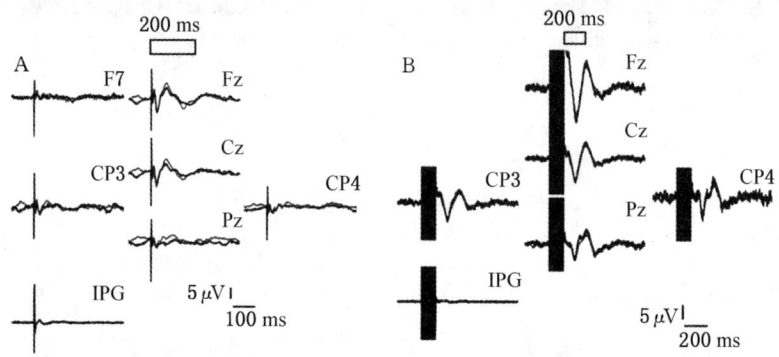

左边显示的是对每 2 s 一次脉冲的反应，右边显示的是 130 Hz 的 DBS 刺激 100 ms 后的反应。图上方的矩形对应于 200 ms，可作为比较。诱发电位的持续时间明显短于脉冲序列。单个脉冲刺激相关的诱发电位出现在前额中线电极（Fz）、中央中线电极（Cz）和左侧中央顶叶电极（CP3）。与 DBS 脉冲序列相关的诱发电位也出现在这些位置，还有顶叶中线电极（Pz）以及较长潜伏期后出现在对侧中央顶叶电极（CP4）。

**图 6-24　帕金森病患者左侧 STN 接受 DBS 脉冲刺激后脑电图诱发反应**

资料修改自 Baker et al. 2002，第 974 和 978 页。

大多数研究着眼于神经系统对单个 DBS 脉冲的反应，即使它是以脉冲序列的形式发放的。这样分析是否合适主要取决于 DBS 脉冲序列中每个 DBS 脉冲造成的反应是否相同。有研究检验了这一假设，结果如下。

这一初步研究利用了近期关于对侧 STN 和其他位置的 DBS 对于 STN 神经元逆行性和顺行性激活的证明（Walker et al. 2011）。在本研究中，使用了循环模式 DBS。刺激后的栅格图和直方图以第一次 DBS 脉冲开始时为零点，并分析随后 0.5～1 s 内的神经元反应。

总计 152 个神经元被记录和分析，其中 29 个对 DBS 有反应。在此过程中发现了三种类型的反应。第一类的特征是逐渐积累，在 29 个反应性神经元中，有 6 个神经元活动随 DBS 循环持续增加（图 6-25 A）。第二类神经元有 19 个，其反应先增加，然后在 DBS 循环间期恢复到相似水平（图 6-25 B）。第三类神经元有 4 个，其特征是在 DBS 周期内出现短暂的活动增强（图 6-25 C）。

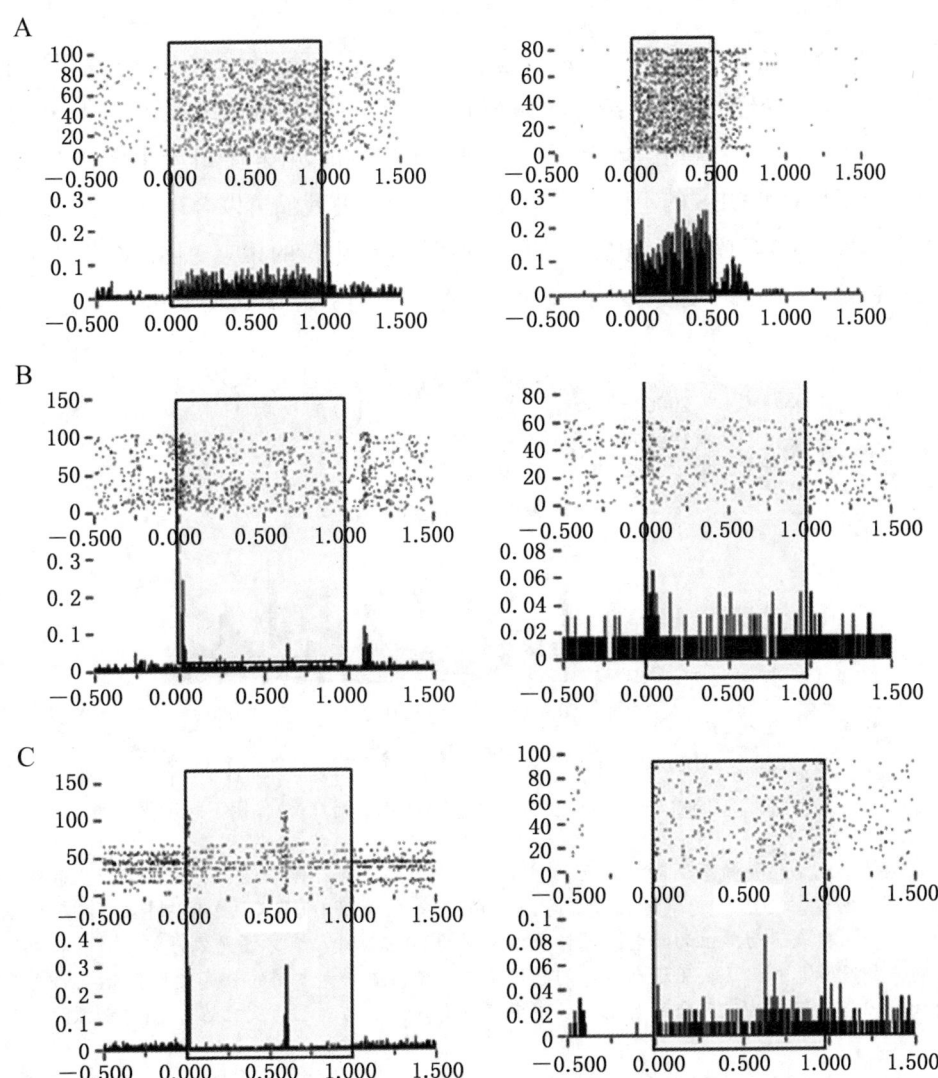

每幅图的上半部分都显示成行的圆点，每个点代表一个神经元的放电，而每行代表一个 DBS 周期。每个图的下半部分是一个直方图，它是通过将各行相加得到的。横轴中 0 点是 DBS 周期开始时间，方框代表了 DBS 整个周期。周期之外的神经元反应未进行分析，因为刺激在 DBS 循环结束时并没有完全停止。

图 6-25　DBS 刺激发放前后的栅格图和直方图

这些结果意味着需要谨慎分析神经元对 DBS 的反应，因为神经元活动的平均变化可能不足以反映神经元反应的实际性质。因此，使用任何较长时间尺度的测量方法，如神经反应的平均值、局部场电位、神经代谢影像等，对 DBS 的效应进行解释都非常困难，因为在这些测量所需的时间尺度上神经元的实际反应可能是不平稳的。

另一个神经元对持续 DBS 的反应随时间演变的例子见图 6-2。在这里例子里，一个 Vop 神经元对 GPi-DBS 的反应随时程而变化。图 6-26 显示了另一个例子，运动单元（由脊髓中单个 α 下运动神经元的轴突支配的肌纤维集合）产生的肌电活动在 STN-DBS 的不同时程中发生变化。由此我们可以合理地推断，运动单元活动的演变反映了脊髓中 α 下运动神经元动作电位的相应变化，而这又反映了基底神经节-丘脑-皮质系统神经元活动随着持续 STN-DBS 而变化。

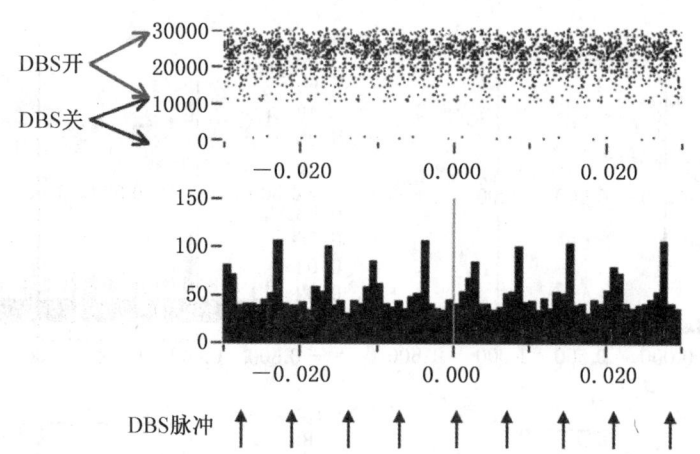

30%最大肌力下的单个运动单元在160 pps STN DBS（治疗性）作用下同步化增加

运动单元是指脊髓下运动神经元的单个轴突支配的肌肉纤维的组合。受试者产生的肌力为其最大力量的 30%。受试者接受了 STN 电极植入，予以 160 pps 的 DBS 刺激。在栅格图中，每个点代表运动单位的放电，每行表示不同的 DBS 脉冲。直方图是以每组距计算栅格图各行点的数量总和，反映了运动单元的总体反应。栅格图和直方图的长度大于 DBS 脉冲间期时间，以便更好地展现反应的变化。从图中可以看到，运动单元的反应随着 DBS 刺激发生明显变化。

图 6-26　运动单位电活动的栅格图和直方图

（邱　纯，李　楠）

# 脑深部电刺激对运动控制的作用

## 第 7 章

DBS 的应用已经超出了经典的运动障碍疾病范围。对于运动障碍疾病，运动控制是最重要的问题。目前 DBS 被批准用于治疗难治性强迫症（obsessive-compulsive disorder，OCD），预计也有望被批准用于治疗癫痫（2018 年 FDA 已批准 DBS 治疗癫痫，译者注）。实际上，任何神经系统疾病或精神疾病都不应该武断地排除在 DBS 潜在适应证之外。对这些其他疾病的 DBS 术后管理也将从更好地理解 DBS 作用机制中获益。了解大脑对 DBS 反应（见第 6 章 神经系统对 DBS 的反应）中运动控制相关的方式，可能对理解 DBS 在其他情况下的应用有重要的象征作用。

理解运动控制有助于理解其他神经精神疾病，支持这一论点的是，作为运动、边缘和认知功能基础的基底节-丘脑-皮质系统存在共性，如图 6-1 所示（Alexander et al. 1986）。

非常粗略地说，结构上的共性表明，运动、情绪到思维这些不同的领域可能具有相似的机制，利用 DBS 改善运动、情绪和思维障碍的尝试高度相似。

即使在运动障碍领域，提高 DBS 的临床疗效还有很大空间。例如，特定的刺激频率明显有助于改善某些运动症状，但会使其他一些症状恶化。例如高频刺激 STN 附近可以改善上肢功能，然而这常常以步态、姿势控制、言语、语言和吞咽功能的恶化作为代价。即使对于上肢功能，在力量或力量产生等方面有所改善，而在精确控制力量等其他方面则没有改善。这些因素在改善生活质量总体方面的影响是很难知道的。不过，为了做出回答，必须考虑和研究这些因素。

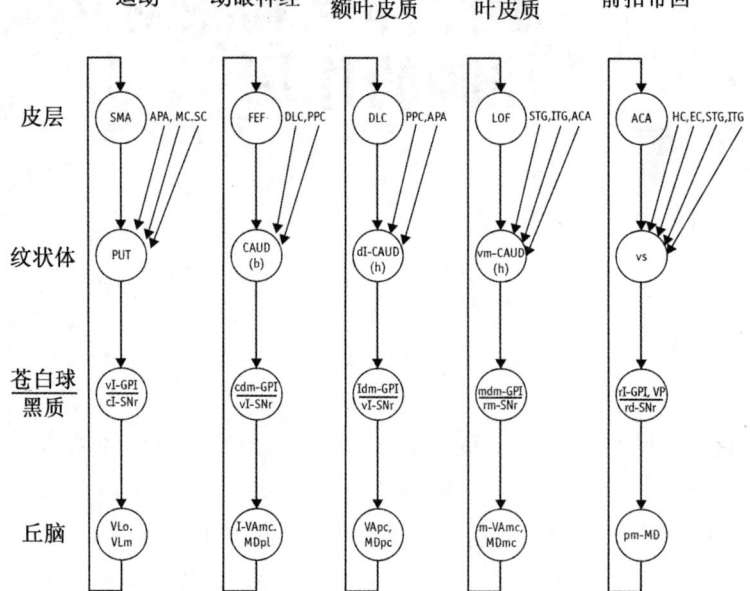

每个回路涉及特定的大脑皮层区域，以及纹状体、苍白球、黑质和丘脑等。图中缩写如下。

ACA：前扣带回区
APA：弧形运动前区
CAUD：尾状核，(b) 身体 (h) 头部
DLC：背外侧前额叶皮质
EC：内嗅区皮质
FEF：前额眼动区
GPi：苍白球内侧部
HC：海马皮层
ITG：颞下回
LOF：外侧眶额叶皮质
MC：皮层运动区
MDpl：丘脑背内侧核板旁部
MDmc：丘脑背内侧核大细胞部
MDpc：丘脑背内侧核小细胞部
PPC：后顶叶皮层
PUT：壳核
SC：躯体感觉区
SMA：辅助运动区
SNr：黑质网状部
STG：颞上回
VAmc：丘脑前腹侧核大细胞部
VApc：丘脑前腹侧核小细胞部
VLm：丘脑腹外侧核内侧部
VLo：丘脑腹外侧核头部
VP：腹侧苍白球
VS：腹侧纹状体
cl-：尾外侧
cdm-：尾背内侧
dl-：背外侧
l-：外侧
ldm-：外背内侧
m-：内侧
mdm-：内背内侧
pm：后内
rd-：喙背侧
rl-：喙外侧
rm-：喙内侧
vm-：腹内侧
vl-：腹外侧。

图 6-1　五个基底神经节-丘脑-皮质环路的平行结构

资料来源：引自 Alexander et al. 1986，第 364 页。

## 运动单元活动的协调

目前 DBS 治疗的主要目标是运动障碍疾病的运动症状，这些症状是由肌纤维的精确收缩决定。这种协调发生在相对较小的肌纤维群中，不能仅就整个肌肉活动的分析来理解。肌肉纤维组的活动主要由位于脊髓和脑干的 α 下运动神经元控制，这些神经元连接并激活肌肉纤维。由一个 α 下运动神经元支配的肌纤维组被称为运动单元。接下来的讨论将基于运动单元进行。

运动单元的协调是在多个空间和时间尺度或维度上组织的。通常，这些不同的组织层次被错误地描述为较高与较低或复杂与简单。这些术语反映出的内涵是没有依据的。这样一来，它们可能是误导性推论的来源。描述高和低通常意味着组件的分层结构，并进一步推论出这些组件按某种顺序方式工作。运动皮层被描述处于 α 下运动单元之上的水平。但这种观点是错误的，因为它忽视了各级神经系统以及外环境之间的反馈和相互作用在塑造运动皮层所有活动中的角色。

运动单元活动协调的一个层次是运动单元的调动，以产生肌力使关节活动或其他不涉及关节的结构，例如使面部皮肤变形以产生表情。在 20 世纪 50 年代，人们发现一系列大小不等运动单元，它们是由单个 α 下运动神经元支配的肌肉纤维数量决定的。纤维数量从几到几百。小型运动单元产生较小的力量，而大型运动单元产生较大的力量。因此，控制力量的层次之一就是通过控制不同大小运动单元的激活。当需要很小力量的时候，小型运动单元被调动（激活）。当需要更大力量的时候，较小运动单元更频繁地放电，而更大的运动单元也被调动。这种协调方式被称为 Henneman 尺寸原则。精确的运动控制需要精确地协调运动单元的调动和去调动。如果较大的运动单元首先被调动，初始力量将相对较大，因此可能无法精确地控制力量。

自 20 世纪 50 年代以来，人们一直认为在运动单元调动水平上的协调是 α 下运动神经元的工作，并且与运动系统的其他组成部分，如基底神经节几乎没有关系。小的运动单元对应于尺寸较小的 α 下运动神经元，它们比大的 α 下运动神经元更容易被激活。α 下运动神经元的生物物理特性被认为足以实现精确控制，并进而得出基底神经节在运动单元调动和去调动中没有发挥作用。尽管基底神经节的生理学和病理生理学是大多数运动障碍疾病如帕金森病的基础，但这些疾病中运动单元控制在这一水平的异常未被考虑。这种观念可能是由于帕金森病和其他运动障碍疾病在这方面的问题缺乏研究。

下面描述的一项研究表明，Henneman 尺寸原则在帕金森病患者中是异常的，而 STN 附近的 DBS 可以恢复运动单元的调动，使之符合该原则（Huang et al. 2012）。如图 7-1 所示，原始肌电图（electromyogram，EMG）由肌内细钩电极记录获得，可见不同幅度的肌电峰值。正如在高频脑深部电刺激下的原始肌电图中所呈现的那样，随着时间的推移和肌肉力量的增加，连续激活的肌电图中大幅度棘波为符合 Henneman 尺寸原则的阶梯式外观。然而，在停用帕金森病药物一夜并且关闭 DBS 后，肌电图棘波幅度变化会变得更随机，而阶梯式外观消失。

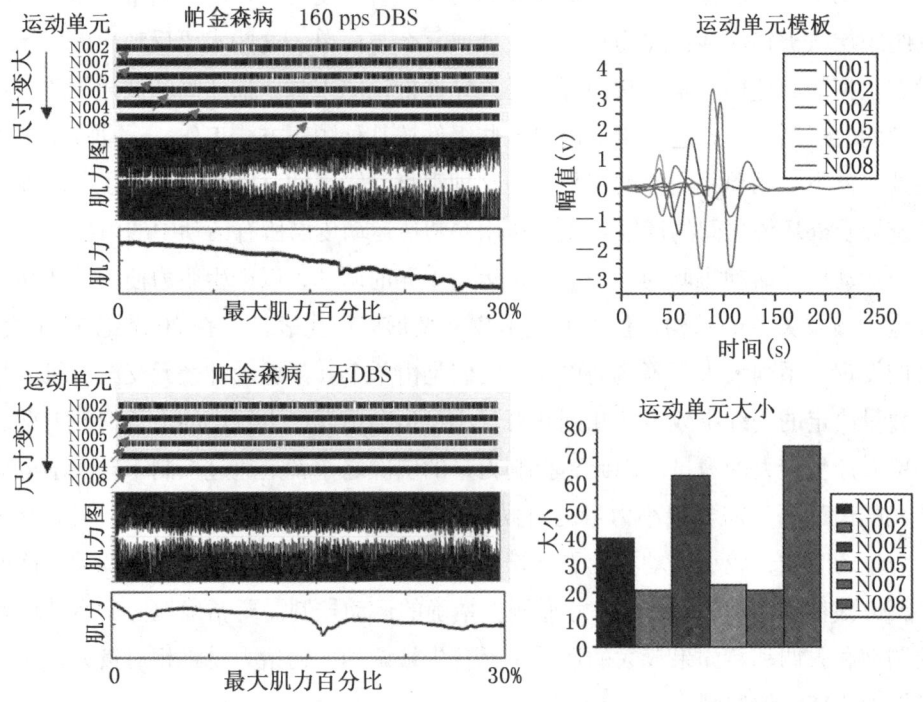

160 pps 的 DBS 下的原始肌电图呈阶梯状，每个都与大型运动单元被调动有关。在两种条件下，都识别出相同的六个运动单元，并呈现了它们的波形和大小。每个运动单元相关的波形是不同的，并且大小与其他运动单元不同。大小是通过测量曲线下的面积来确定的。运动单元放电的发生时间显示在栅格图中，每行代表一个运动单元。箭头表示随着肌力逐渐增加而开始活动。在 160 pps 的 DBS 条件下可见运动单元调动是有序的，这与 Henneman 尺寸原则一致，首先调动较小的单元，然后是较大的单元。在无刺激条件下，运动单元的几乎同时被调动，不存在顺序，即使在任务的早期和需要较小力量时大型运动单元也会被调动。

图 7-1　帕金森病患者在 160 pps 的治疗性 DBS 和无刺激条件（即 0 pps）下的原始肌电图（EMG）活动的示例

对图 7-2 中记录到的原始 EMG 信号进行分析，提取每个运动单元相关的棘波，运动单元的大小由肌电图棘波曲线下的面积来计算（图 7-1）。原始肌电图上方为栅格图，其中每一行显示了与单个运动单元相关的每个肌电图棘波的时间。在高频 DBS 下，较大运动单元在较晚时间被调动（由箭头表示）。然而，在药物关期和 DBS 关机状态下，所有运动单元都在同一时间激活，而与其大小无关。

图 7-2 显示了帕金森病患者在不同频率 DBS 刺激时数个运动单元在开始放电时的肌力大小。对每种 DBS 频率下的情况进行线性回归线，可以看出只有高频 DBS 对应曲线斜率为正值且较大，符合 Henneman 尺寸原则。这些研究结果显示，这一水平的运动单元协调在帕金森病中是异常的，这表明基底神经节在确定运动单元调动顺序中的作用。因此，这可能是 DBS 治疗帕金森病的治疗机制，即使对于其他运动障碍疾病未必如此。

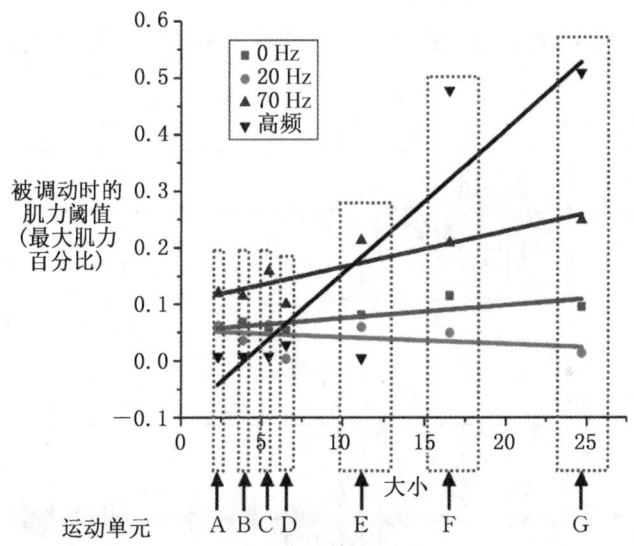

帕金森病患者在不同 DBS 条件下，七个运动单元被调动时的肌力百分比与对应运动单元大小之间的关系。七个运动单元（A～G）根据大小排序，其中 A 最小，G 最大。每个符号和颜色代表不同频率的 DBS 刺激。平直或小斜率的线表示 Henneman 尺寸原则在相应条件下不成立。0 Hz DBS 时较为平直，而在治疗（高）DBS 频率时斜率增大，说明患者运动单元调动在刺激时变得正常化。

图 7-2　帕金森病患者在不同频率 DBS 刺激时肌力大小

肌力增加时调动运动单元的情形也适用于运动单元活动减少的协调，即去调动。去调动通常也遵循 Henneman 尺寸原则但过程相反。而在帕金森病这种运动障碍病中，去调动是否异常尚不清楚。

其他研究表明 STN 和 GPi 的 DBS 使肌力增加（Sturman et al. 2010；Alberts et al. 2004）。这些观察结果也表明 DBS 对运动单元调动有作用。

运动控制的另一个层次涉及关节转动的加速和减速。当关节周围的旋转从静止到某个速度时为加速。而由于关节不能无限旋转，因此显然必须减速。在这两种情况下，加速和减速都需要施加力量来克服惯性。这是从牛顿第一运动定律得出的，该定律认为运动或静止的物体会保持原有的运动或静止状态，除非受到外力的作用。另外克服惯性所需的力量与物体的质量直接相关，在关节旋转中是指关节远端的肢体。例如，手的质量影响手腕周围旋转的加速和减速。

除惯性外，关节旋转还涉及与肌肉，肌腱和韧带组织弹性特性的相互作用。这些组织可以被认为是关节旋转轴两侧的"弹簧"。在关节旋转中，被旋转拉伸的肌肉会产生对进一步旋转的阻力。

惯性潜在的复杂效应可能进一步使运动单元调动和去调动的协调复杂化。例

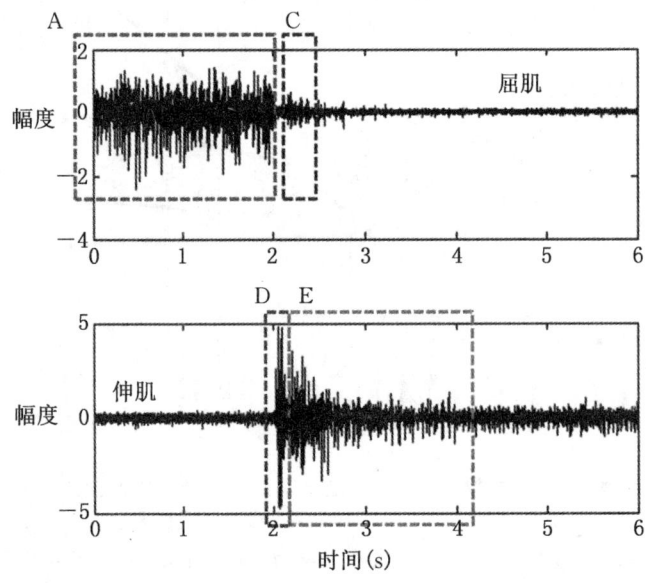

开始时屈肌运动单元活跃使腕部保持在弯曲位置，以抵消由拉长的伸肌产生的弹力（A）。随着手腕伸展动作的开始，腕伸肌中的运动单元去调动，正如由方框A和方框C对应事件之间缺乏电活动那样。在同一时刻，腕伸肌运动单元被调动（D）。为了防止伸展方向上的过度加速导致手移动超过预期目标，这时屈肌运动单元活动爆发以使运动减速（C）。接着腕伸肌运动单元被调动，使手伸到预定位置，并保持在伸展姿势以对抗弹力，避免手向屈曲方向移动。

图 7-3 腕部快速屈伸运动时的运动单元产生电活动的示例

如，由于惯性，缓慢的关节旋转引起的阻力很小。然而，快速的旋转需要更大的力量。试想一下腕关节从屈曲向伸展方向快速转动的动作。最初腕关节屈肌中的运动单元被调动是为了克服伸肌产生的弹力，因为腕关节弯曲已超过中点（图7-3）。随着伸展关节转动的开始，手腕屈肌中的运动单元去调动。然后手腕伸肌中的运动单元被调动以产生足够的力量来加速。如果不调整初始加速度，则手通常会超出预期目标。因此，在手到达伸展位置的预期目标之前，伸展肌肉的运动单元去调动。随后手腕屈肌运动单元被调动以减慢腕关节的转动。最后，手腕伸肌中的运动单元被调动来将手伸展到目标位置，这些运动单元继续活动以保持手在伸展位置，抵抗伸展屈肌的弹力，使手腕处于中间位置。

有大量证据表明，上述运动单元调动和去调动的协调在帕金森病中是异常的。首先，在正常受试者中，与预期关节转动方向相反的肌肉运动单元的去调动发生在使关节预期转动的肌肉运动单元的调动之前。如图7-3所示，在腕伸肌的运动单元被调动之前（图7-3D），腕部屈肌的运动单元去调动（图7-3A）。然而，在帕金森病受试者中，在使关节转动的肌肉运动单元被调动之后，与预期关节转动方向相反的肌肉运动单元活动仍在继续（Montgomery et al. 1991）。这会导致使关节向不同方向转动的肌肉共同收缩。而且如图7-3E框中所示，伸肌运动单元的幅度小于正常值，并且关节转动经常不及预期目标位置。这些情况随着STN的DBS而得到改善（Vaillancourt et al. 2004）。

上述关于单个关节旋转的问题也适用于多节段或多关节运动。以伸手拿杯子为例，该运动涉及关于多个关节的同时转动，每个关节必须考虑上述惯性力和弹性力。有趣的是，每个关节变化是同时发生的，就像是一个单独单元。当近端关节转动将手带到该物体时，手开始形成与待抓取物体的形状一致的形状。帕金森病患者在这种协调中是异常的，而STN的DBS可以改善这种情况（Schetino et al. 2009）。当然运动单元的另一层次的协调协同作用涉及预期运动及其支撑基础的结合。例如，当你将手臂由身体侧面伸展到自己面前的同时也改变了自己的重心。这时为了保持躯干的支撑基础避免摔倒，必须调动和去调动躯干和下肢的运动单元。姿势调整通常发生在重心变化之前。这表明躯干和腿部肌肉中运动单元的必要协调，不是简单地对移动做出反应，而是对其进行预判。

另一个层次的运动控制是特定情形下一系列复杂动作序列的协调。即使其他层次的运动单元协调没有明显异常，这一层面的控制也可能受损。这种异常通常被称为失用症，可以在帕金森病患者中观察到（Villardita et al. 1982；Quencer et al. 2007）。这也引起了一些争议。问题之一在于失用最初的定义是"不伴有感觉障碍且不伴有其他明显行为异常成分的运动障碍"。从定义上看，帕金森病患者似乎无法诊断为失用症，否则就会自相矛盾。大多数经验丰富的研究者认为，帕金森病患者在这种运动控制水平上确实存在异常，且不能由其他运动异常所能解释（Swash 2007），而 DBS 如何影响这种运动控制水平尚不清楚。

## 不同时间尺度上运动单元调动和去调动的协调

上述水平的运动单元调动和去调动也可以理解为在不同时间尺度上运行。例如，在第一级水平，即运动单元启动时放电频率增加时力量也增加，而力量减小时放电频率也降低，这都可以理解为在简短时间间隔下运行，也就是高频。如图 7-3 所示，伸肌运动单元的调动、去调动和再调动，以及屈肌运动单元的去调动、调动和再次去调动，都是发生在一百毫秒左右。调动和去调动的协调过程发生在另一个时间尺度上，被称为运动单元活动包络。例如调动—去调动整个过程就是发生在一个时间包络上（图 7-3），其运行时间比运动单元调动或去调动的时间都要长。在复杂的多关节运动中，例如伸手去拿杯子，各种肌肉群中运动单元活动的连续包络协调过程是在更长时间尺度上，通常是几秒。此外，在多关节运动过程中，不同的肌肉也会参与其中。这提示运动单元调动和去调动在空间上的协调。

运动单元调动和去调动在不同层面上的协调是同时发生的。当一个人伸手抓住一个物体时，手的运动单元调动和去调动以使手形与物体一致，同时近端上肢肌肉的运动单元也会控制手移向物体。此外，在他的上肢移动的同时，他的躯干和下肢肌肉中的运动单元在预判他的重心变化时进行调整。对于帕金森病患者来说，这些复杂动作中运动单元调动和去调动的协调受损，并且似乎随着 STN DBS 治疗而改善（Bleuse et al. 2011）。那么脑深部电刺激如何在不同时间尺度影响运动单元调动和去调动的协调？以振荡机制相对应，其频率周期对应于运动单元编排的时间尺度。正如第 6 章（神经系统对 DBS 的反应）中讨论的，DBS 可以被认为是一种振荡器，它具有重复和有节奏的放电频率，并且介入基底神经节-丘脑皮质系统中的振荡器活动。因此，DBS 振荡器可以与神经振荡器正共振（增加共振）或负共振（减少共振）。共振相互作用取决于相互作用的振荡器频率。因此，高频 DBS 可以与一些振荡器组相互作用，其治疗效果可以解释为在适当的时间尺度上改善运动控制；但它也可能在其他时间尺度上破坏振荡器，从而干扰相应水平的运动单元的调动和去调动。

中世纪出现机械僧侣就体现了复杂相互作用的振荡器可以产生复杂的运动。

这些自动装置由相互连接的齿轮和杠杆组成的发条结构提供动力。它们每行走20英寸左右转动一次头，张开再闭上嘴，然后眼睛看向手中的十字架，同时用另一只手拍打着自己的前胸（https://io9.gizmodo.com/this-450-year-old-clockwork-monk-is-fully-operational-5956937）。

## 要吸取的教训

尽管运动单元协调非常重要，在已发表的DBS文献中关于脑深部电刺激作用机制的讨论中很少关注DBS在控制运动单元调动和去调动协调方式的作用。这种忽视可能是缘于这样的认识，即控制运动单元调动和去调动主要是α下运动神经元的生物物理特性。该种假设省略了与运动控制相关的中枢机制，如基底神经节-丘脑皮质系统。然而，极有可能的是，未能考虑运动生理基本原理源于这样一个事实：几乎所有基底神经节功能理论主要基于是解剖学和神经化学而不是生理学理论（Montgomery 2012）。纯粹从解剖学和神经化学理论出发缺少了对运动单元调动和去调动时间尺度动态的考虑。人们更喜欢直觉上有吸引力的理论，并且容易忽略与之相反的证据（Johnson-Larid 2006），尽管该理论不能解释那些本应去考虑的相关观察所得。

从很多方面来说，考虑到运动障碍和DBS的影响是必要的。中枢机制在运动单元行为中发挥作用是显而易见的。一个相对直接的因果联系就是从α运动单元的活动延伸到肌肉，以及DBS治疗前后观察到的病理和正常行为。此外，α运动单元到基底神经节-丘脑-皮质系统是另一个方向相对直接的解释。这并不是说它并不困难。这种方法是否以及何时可用于其他神经和精神疾病尚不清楚。然而，我们目前在运动生理和病理生理学知识上的难点在某种意义上是由于未能认识到任何理论都必须解释整个事件链条而造成的。在追溯到病理生理学的完整因果链之前，没有哪个适用于运动障碍疾病的运动病理生理学理论可以被认为是成功的，例如帕金森病中黑质致密部神经元变性与临床症状基础间的联系，也就是运动单元调动和去调动的生理与动态协调。

其他神经和精神疾病的根本基础是什么还不得而知。但如果要从运动生理学和病理生理学的成功和失败中学到些什么，那就是不能只关注解剖和神经化学理论，因为它们不能解决相关的动态问题。

（姚 晨）

# 第 8 章 病理生理机制

鉴于多种原因，病理生理学是神经科学和精神病学的核心。实际上，几乎所有关于神经系统正常功能的推论都源于病理生理学的见解。几千年来，对神经系统功能了解的唯一途径就是通过观察动物和人类受到外伤、意外等情况时的表现（例如，通过观察受伤的罗马角斗士获得了许多见解）。由于完整的生物体太过复杂，以至于在不施加一些控制的条件下无法理解神经元水平的基本机制。病理状态自然就成为这种条件，没有其他原因比疾病更加合理。理解 DBS 的作用机制，特别是治疗机制，很大程度上取决于已有的病理生理学概念。很难将许多已知的大脑对 DBS 的反应（见第 6 章 神经系统对 DBS 的反应）归因于一种治疗机制，因为目前哪种机制是正确的还不清楚。

帕金森病的 DBS 治疗可能对于发展病理生理机制的理论来说既是最佳的又是最差的途径，而治疗机制正是从病理生理机制中推论得到的。正在为其他神经精神疾病开发 DBS 应用的人，应该防止再出现治疗帕金森病当中错误努力的情况。这正是本书中讨论帕金森综合征病理生理学相关内容的价值所在。

DBS 的治疗作用机制最初归因于减少了 GPi 中过度活跃的神经元。这一推测的基础是，将苍白球毁损术与苍白球 DBS 的临床相似性等同于潜在机制的相似性，（而这其实是错误的推理，Montgomery 2012），以及在动物研究中发现 GPi 神经元活动增加。后者主要与模型制作的方法有关，而不是实际的病理生理学（见下文关于病理生理学与病理学的讨论）。在本文作者看来，这种误解已经妨碍了作用机制的研究，并仍在误导研究中。

病理生理学的理念必须与病理学的理念区别开来，前者是导致异常生理学的一系列变化。帕金森综合征就是一个很好的例子。有一种假设认为帕金森综合征是由于多巴胺缺乏，因为症状体征与大脑多巴胺水平的相关性表明了这一点。这些症状和体征组成了该综合征，并且在至少一种类型的帕金森综合征中，黑质致密部退化并伴有多巴胺神经递质丢失。然而，有些患者明显表现为帕金森综合征，但没有多巴胺耗竭的迹象。有一种综合征被认为是无多巴胺耗竭迹象的症状（scans without evidence of dopaminergic deficit，SWEDD）。尽管存在争议，但顶级的运动障碍疾病专家认为 SWEDD 患者的临床表现与原发性帕金森病十分相似。其他类型的帕金森综合征还可能与苍白球特别是外侧部病变有关，或者与辅助运动区病变有关。许多损伤可能会导致级联反应，引起神经元动力学的自我重组，导致驱动运动单元的共同问题，表现为帕金森综合征的运动症状、体征和残疾。

## 苍白球内侧部频率理论

该理论认为，GPi 神经元的过度活动是导致帕金森综合征运动不能和运动迟缓的原因，因为它抑制了丘脑-皮层系统的活动（图 8-1）。然而，有相当多的证据在挑战这一理论。例如，可导致帕金森综合征的神经毒素 N-甲基-4-苯基-1，2，3，6-四氢吡啶（MPTP）在较高剂量时会导致 GPi 神经元活动的增加，而低至中等剂量的 MPTP 也产生帕金森病样症状，但却没有增加 GPi 神经元的活动（Wang et al. 2009）。同样，电解毁损内侧前脑束会导致帕金森综合征，该纤维束路是将黑质致密部的多巴胺能轴突传送到纹状体，多巴胺受体阻滞药物与 GPi 神经元活动增加无关（Percheron et al. 1993）。STN 中神经元电活动被假设为活动过度，并导致 GPi 神经元过度活动。然而，帕金森病患者的神经元放电频率和变异性与癫痫患者的并无不同（Montgomery 2008c）。

苍白球内侧部频率理论也扩展到了运动增多疾病，例如异动症被认为是由于 GPi 神经元活动减少。然而，人们早就知道苍白球毁损术可以改善异动症，这一结果与苍白球内侧部频率理论的推论却相反。

## 过度的高 β 振荡

过度的高 β 振荡理论认为神经元活动是周期性的或振荡的。每个频率的振荡量可以通过傅立叶变换测算（参见第 16 章 振荡器基础知识）。对于基底神经节-丘脑-皮层系统中不同结构的局部场电位进行研究，发现高 β 频率（15～30 Hz）的总量（功率）增加。尽管由局部场电位推测神经元活动的方式在理论上存在严重障碍，但研究表明，许多帕金森病患者的 β 频率功率增加，而通过治疗干预可以减少 β 频率的功率。然而，无法解释或只能以模糊的方式解释高 β 频率振荡活

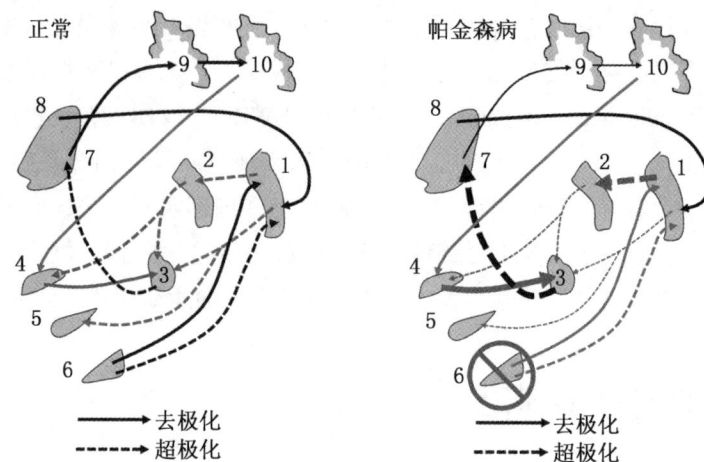

图中各结构示意如下。

1.壳核（作为纹状体的代表），2.苍白球外侧部，3.苍白球内侧部，4.底丘脑核，5.黑质网状部，6.黑质致密部（该位置的神经元胞体以多巴胺作为神经递质），7.丘脑腹嘴后核，8.丘脑束旁核和中央中核，9.辅助运动区，10.初级运动皮层。

  该理论的主要假设是 GABA 介导的超极化相互作用导致突触后结构中神经元活动的净减少。然而这并非完全正确，基底神经节-丘脑-皮层系统中的许多神经元显示出超极化后反弹激活，这可能导致突触后结构中神经元活动的净增加。该理论对于帕金森病的解释是，多巴胺神经元的变性（结构6）导致壳核（结构1）中部分神经元接受的超极化传入减少。这部分壳核神经元的活动增加并通过所谓的间接通路（红色箭头）增加 GPe（结构2）中神经元的超极化，帕金森病条件下的间接通路由更粗的连线表示。这样 GPe 中神经元活动减少，并进一步减少 STN（结构4）和 GPi（结构3）的超极化，这由较细的连线表示。减少的超极化被认为增加了 STN 中的活动，然后进一步增加了 GPi 的神经元活动，这由更粗的连线表示。类似地，黑质致密体多巴胺神经元变性导致的去极化输入减少也导致部分壳核神经元的活动减少，而这些神经元通过直接通路（绿色箭头）投射到 GPi。因此，这些壳核神经元的活动减少降低了 GPi 神经元的超极化，导致它们的活动增加。上述情况总的效应就是 GPi 活动增加，导致 Vop 神经元的超极化增加（由加粗的线表示）。丘脑中继神经元的活性降低会减少它对辅助运动区域神经元的驱动（由细线表示），并进而影响主要运动区，这可能导致帕金森病患者运动迟缓和运动不能。

**图 8-1　根据苍白球内侧部频率理论制作的正常人和帕金森病患者基底神经节-丘脑-皮层系统的示意图**

动的增加是如何干扰正常的运动单元调动和去调动，或者高 β 振荡是如何干扰通常的运动。更为基本的是，该理论如何根据任何解剖学或生理学事实或原理来解释高 β 功率的增加。

  重要的是，大约 20% 的帕金森病患者并没有高 β 频率的功率增加。因此，后者并不是帕金森症的必要条件。此外，高 β 频率的刺激不会使帕金森病患者症状恶化（图 8-2），如果我们假设这样的刺激可以驱使神经元在高 β 频率上活动。

第 8 章 病理生理机制

因此，高 β 振荡活动可能不是一个充分条件。既然在帕金森病患者身上观察到的高 β 活动既不是必要条件也不是充分条件，那么他应该是帕金森症的附带现象，而没有因果关系。尽管 DBS 可能降低高 β 振荡活动，但它不是 DBS 治疗作用的机制。

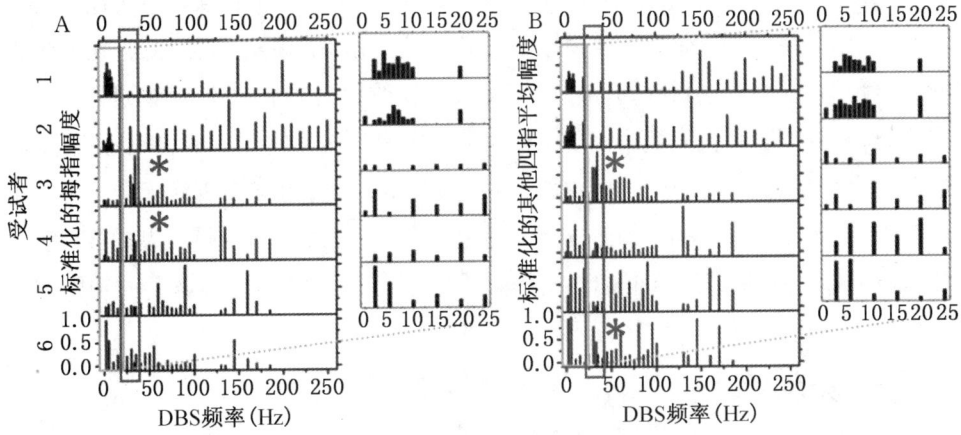

图中显示接受 STN 电极植入的 6 名帕金森病患者中，每名患者的拇指（A）和其他手指（B）合拢动作时的平均标准化运动幅度。研究人员要求受试者尽可能迅速地张开和合上双手。每名受试者在每个 DBS 频率下进行测试。缺失的数值说明受试者的 IPG（植入式脉冲发生器）不能设置为相应的刺激频率。结果显示，在包括高频在内的多个频率上，出现与大幅度运动相关的多个峰值。插入的方框显示了较低刺激频率范围的幅值（*表示高 β 频率的 DBS 显著改善运动的点）。

**图 8-2　不同频率刺激时帕金森病患者对指动作幅度**

资料来源：改编自 Huang et al. 2014，第 205 页。

## 神经元活动的过度同步化

在动物模型和帕金森症患者上都表现出基底神经节-丘脑-皮层系统特定结构内神经元之间的同步性增强。例如，互相关研究发现，在正常条件下特定结构内的神经元之间几乎没有相互作用。但在帕金森病中，神经元之间的相关性增加。

对异常运动功能做出的一种可能解释就是神经元间的同步增加阻止了神经元分别地处理不同信息。这样降低了自由度从而降低了神经元活动的复杂性（Vyas et al. 2015）。因此，最终传输给 α 下运动神经元去执行的信息并不具有正确安排运动单元调动和去调动的复杂性（参见第 7 章 脑深部电刺激对运动控制的作用）。虽然上述理论看似合理，但去同步化可能不是 DBS 的治疗机制。（这在第 6 章 神经系统对 DBS 的反应中有论述）。

## 过度爆发放电

有些人认为过度爆发活动是帕金森病的原因。由于信息夹带在动作电位模式中,过度爆发会产生异常信息,从而影响其他信息处理,最终导致错误信息传递给运动单元。当然,在帕金森病的动物模型中已经证明了增多的爆发活动,并且在人体的基底神经节-丘脑-皮层系统的神经元中可以观察到爆发活动。对于动物研究,必须要问该动物模型能否代表所研究现象在人类中的情况。而在人体研究中,必须要搞清楚对照组是什么?有一项研究发现,STN 爆发的发生率在帕金森病患者中与癫痫患者中没有差异(Vyas et al. 2015)。至少这些问题会让人们对过度爆发是帕金森病致病机制的观点持怀疑态度,而 DBS 对爆发活动的任何影响都可能不是治疗作用机制。

## 系统振荡器理论

这里给出另一种解释,即系统振荡器理论(Montgomery 2004a)。该理论认为基底神经节-丘脑-皮层系统是一个耦合的、多突触的非线性振荡器网络,证据是基底神经节-丘脑-皮层系统(图 8-3)内神经元放电序列中同时存在多个频

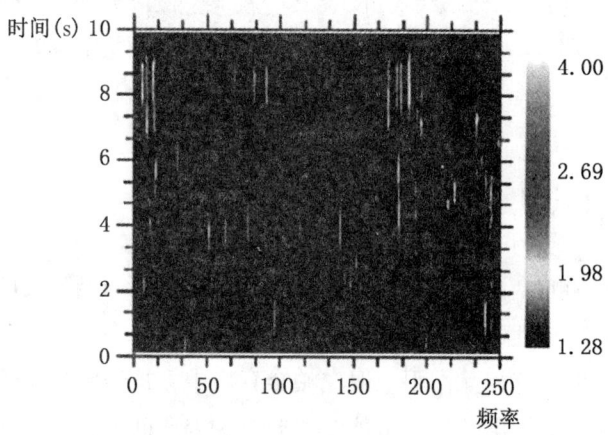

频谱图显示了非人灵长类动物 GPe 中记录到的神经元放电重要频率的出现和消失。循环统计法重复应用 10 s 以上(纵轴)。该方法应用于 2 s 时长的窗口,然后以 0.2 s 为增量。在水平轴上,循环统计法用于 1~250 赫兹频率对应的周期(横轴)。在每个时刻,神经元棘波序列中可观察到多个频率。

图 8-3 神经元放电存在多个频率

资料来源:引自 Montgomery 和 Gale,2008,第 403 页。

率（图8-3）。图8-4描述了一个这样的振荡器。传统的解剖结构构成了振荡器原型的各个节点。然而，这些原型振荡器重复多次，对应于每个节点内的特定神经元集群（图8-5）。这些集群可能是根据共同的功能组合在一起，例如在多个解剖结构中都存在的运动代表区（即运动"侏儒"）。DBS系统也被认为是另一个振荡器，嵌入基底节-丘脑-皮层系统内的神经元振荡器网络，并与神经元振荡器相互作用。第6章（神经系统对DBS的反应）中叙述了相互作用的证据，证实了DBS脉冲在STN中产生逆向动作电位的可能性，该电位振荡频率介于26 Hz至66 Hz之间。

如图8-3所示，在基底神经节-丘脑-皮层系统简化解剖模型中，各亚区间相互作用形成了闭合或反馈回路。这是由非人类灵长类动物模型中成对脉冲DBS的共振效应所证实（该证据可见第6章 神经系统对DBS的反应）。一个振荡器中可能有7个节点并通过7条通路连接（图8-4）。假设两个节点之间传输单位信息的时间延迟为3.5 ms，则该信息需要大约24.5 ms才能传过整个振荡器，对应40.8 Hz的振荡频率。图8-6显示了从基本解剖派生出的其他可能的振荡器

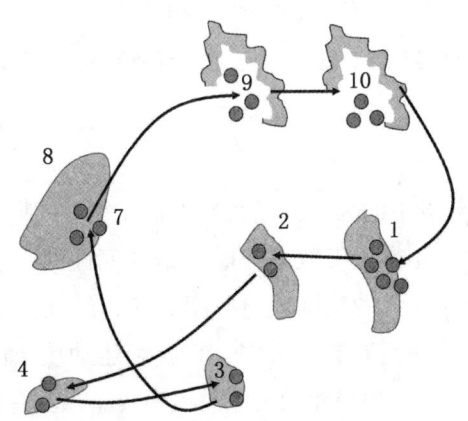

图中各结构示意如下。

1.壳核（作为纹状体的代表），2.苍白球外侧部，3.苍白球内侧部，4.底丘脑核，5.黑质网状部，6.黑质致密部（该位置的神经元胞体以多巴胺作为神经递质），7.丘脑腹嘴后核，8.丘脑束旁核和中央中核，9.辅助运动区和10.初级运动皮层。

各结构间连线并不表示去极化与超极化，因为这并不能完全反映动作电位产生的本质。具体来说，一些神经元的超极化导致超极化后的反弹兴奋和动作电位的产生。上述的振荡器（只是众多可能的振荡器结构中的一个）包含7个节点，相互间有7个连接。每个节点是一个传统解剖学上的核团或皮质中的神经元集合，每个节点包含不同数量的神经元。

图8-4　基底神经节-丘脑-皮层系统内一个可能的振荡器示意图

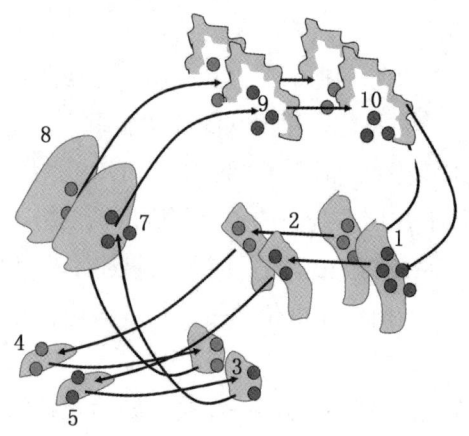

图中各结构示意如下。

1.壳核（作为纹状体的代表），2.苍白球外侧部，3.苍白球内侧部，4.底丘脑核，5.黑质网状部，6.黑质致密部（该位置的神经元胞体以多巴胺作为神经递质），7.丘脑腹嘴后核，8.丘脑束旁核和中央中核，9.辅助运动区和10.初级运动皮层。

两个振荡器具有相同的总体结构，但每个结构内的节点是不同的。构成一个振荡器的神经元由实心蓝色圆圈表示，另一个振荡器的神经元由实心红色圆圈表示。蓝色神经元组最终可能与腕伸肌运动神经元有关，红色神经元组与肘-屈肌运动单元有关。该系统内振荡器的数量可能非常大，特别是当它乘以具有不同架构的振荡器数量时。

**图 8-5 基底神经节-丘脑-皮层系统内两个可能的振荡器的示意图**

结构。

重要的是，每个节点中的大量神经元并不是在每一周期都产生动作电位。相反，集群中的个体神经元是否发放动作电位是概率性的。这样神经元就起到了分频器的作用，单个神经元的实际放电频率是该神经元嵌入的振荡器中的一部分。壳核中每一集群的神经元数量最多，丘脑和运动皮层次之，GPi 和 STN 最少。每个振荡周期中，壳核神经元的放电总概率较小，其总放电频率将低于振荡器的基频。在前述假设情况下，基频为 40.8 Hz。GPi 和 STN 中神经元的平均放电频率较高，这也是实际生物体中的情况。虽然单个神经元可能不会在每个周期放电，但是至少在一段时间内，整个集群中神经元放电总和的概率足以维持振荡。甚至一个振荡器停止时，由于其节点可能与其他振荡器共享，从其他振荡器传入的激活可以重新启动该振荡器，例如运动皮层中参与了多个振荡器的神经元（图 8-6）。

图 6-15 描述了神经元作为分频器的证据，其放电与行为事件有关，并基于

# 第8章 病理生理机制

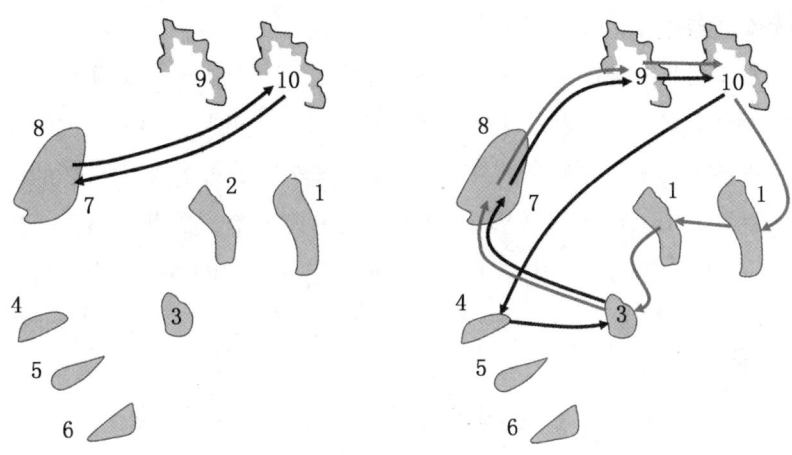

图中展示了其他三种振荡器结构。图中各结构示意如下。
1. 壳核（作为纹状体的代表），2. 苍白球外侧部，3. 苍白球内侧部，4. 底丘脑核，5. 黑质网状部，6. 黑质致密部（该位置的神经元胞体以多巴胺作为神经递质），7. 丘脑腹嘴后核，8. 丘脑束旁核和中央中核，9. 辅助运动区，10. 初级运动皮层。

左图所示的双向突触振荡器与图4-5中所示的GPi接受DBS刺激时丘脑神经元的电活动一致。另外，右图显示GPi参与两个不同的振荡器，每个振荡器基频不同、一个是5节点环路，一个是6节点环路。

**图8-6 基底神经节-丘脑-皮层系统中其他振荡器的示意图**

概率。在试验中一名帕金森病患者说出"啦、啦、啦、啦、啦"五个音节的同时，记录STN中的神经元（Watson和Montgomery 2006）。神经元的放电频率随着音节的产生而变化，但单个神经元并不参与每个音节，也不参与到所有试验中。

由多个振荡器连接而成的网络可以有明显的动态复杂性，其中各振荡器的基频取决于其内部节点的数量。实际上，有证据表明这种网络表现出复杂性。由神经元组成的大量振荡器的频率范围是由神经元棘波序列决定（图8-3）。这些振荡器是离散的而不是连续的（参考第17章 离散神经振荡器），允许不同的振荡器同时夹带多个信息通道。连续振荡器类似于有线电视信号线中的单根铜线，能够同时承载数百个不同的视频和音频通道，只要这些通道间没有相关的频率谐波（不成比例的频率）。离散振荡器在共享介质中提供甚至更独立的信息通道，例如在不同振荡器之间共享的神经元节点。不同振荡器之间的共享节点允许集成不同的信息通道。

系统振荡器理论表明，基频相对固定并且取决于振荡器中嵌入的节点数量。然而，作为离散非线性振荡器，在任何一个周期内可能有许多动作电位，并且因为每个神经元都起着分频器的作用，所以任何神经元的棘波序列中夹带的频率数量和范围都非常大（图8-3）。此外，每个振荡器都可以根据不同来源的输入来改变相位（参考第16章 振荡器基础知识）。根据该理论，信息编码于这些个振荡器的幅值，并可以通过振荡中单个神经元在特定周期内的放电概率获得信息。如图6-15所示，每次发出"啦"的声音时，神经元放电的概率随时间推移而增加和减少（调整）。

通过系统中的神经元在每个周期内放电的相对概率来编码信息的方式类似于无线电台中的调幅（amplitude mondulation，AM）信息编码。无线电台以特定频率发出载波信号（图8-7）。信息编码于载波频率的振幅。系统振荡器理论认为，信息幅值的增加与整体中在每个振荡周期一起放电的神经元数量直接相关。

目标AM电台发出的信号
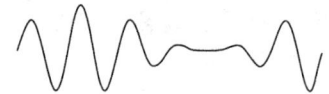

包含目标电台信号的接收到的信号
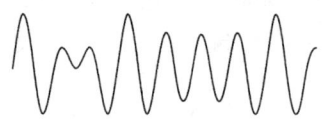

接收到的信号与收音机振荡器叠加后得到的信号
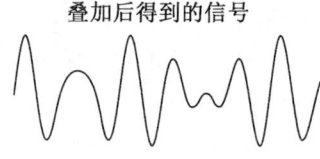

收音机振荡器调到目标电台的载波频率
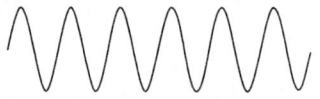

在该示意图中，不同的振荡器是在空间中每个无线电台特有的不同基频的电磁波。想收听AM电台发射特定频率的电磁波，传输的信息以该频率电磁波的不同幅值编码。AM收音机的天线接收所有AM电台的信号，包括想收听的电台以及该区域中所有其他AM电台的信号。收音机中有振荡器，可以调谐至与想收听的AM电台载波频率一致，并叠加到所接收的信号中，最终得到的信号传到扬声器就能发出声音。结果是想收听的AM电台原始信号得以复制。

图8-7 相同介质中的不同振荡器之间独立编码信息的示意图

由于蕴含信息编码的振荡频率很宽泛，因此信息可能在基底神经节-丘脑-皮层系统内跨越一系列时间尺度，这对于运动单元以不同的顺序调动和去调动是必要的，这在第7章中有所讨论。H.C.Longuet-Higgins 提出，基底节-丘脑-皮层系统中的一系列振荡器可以实现一种全息记忆，并且可以解释运动学习或技能习得（Longuet-Higgins，1968）。Longuet-Higgins 提出，覆盖一系列频率的振荡器组可以对任何周期性信号进行编码，例如运动单元的调动和去调动。每个振荡器都可以耦合到其他振荡器中，并改变其效果或连接强度。振荡器系统可以通过连接或耦合的强度变化进行训练以再现任何周期性信号。随后，仅当原始周期信号的初始部分呈现时，系统就可以再现整个信号。因此，特定运动的指令可能只是初始信息，当它进入适当的耦合振荡器组合时，就可以产生调动和去调动运动单元所需的所有信息。该模型在许多方面类似于逆傅立叶变换（见第16章 振荡器基础知识）。它的理论和数学推导类似于实际的物理现象（Korpel 和 Chatterjee，1981）。

系统振荡器理论提供了 DBS 治疗作用机制的一种可能解释。DBS 可以被理解为附加的振荡器，嵌入在耦合神经振荡器的网络中并与它们相互作用。一种相互作用的机制是正共振，类似于收音机接收 AM 无线电信号（图8-7）。广播电台的发射台发出单载波频率的电磁波，其振幅被调制以编码信息。这些波在无线电接收器的天线中引起电子的平行运动。附近其他无线电台的电磁波也是同样作用。收听者通过调节收音机自身的振荡器找到特定的无线电台广播，即将收音机频率调谐到与所想收听电台的载波频率相匹配。收音机振荡器将它产生的振荡与所想收听电台信号的振荡相互作用并叠加，使该电台信号的幅度高于其他所有电台。

如第6章中所讨论的，DBS 脉冲通过影响神经元的膜电位的变化与振荡器相互作用，这些神经元的轴突通过了在 DBS 脉冲发放时在电极周围形成的电场。某个频率 DBS 能产生最佳收益的特异性可能与基底节-丘脑-皮层系统中特定神经振荡器的基频有关。DBS 的一个结果就是使神经振荡器中编码信息的信号强度增加，以便克服因基底神经节-丘脑-皮层系统的紊乱引起的噪声。另一种机制可能是负共振，即 DBS 振荡器减弱了信号，但该信号可能是在特定振荡器中传达错误的信息。

系统振荡器理论也可以解释运动障碍和运动过多或不自主运动相关的疾病。

基底节-丘脑-皮层系统的紊乱可能导致一些振荡器之间的共振相互作用增加，如错误驱动运动单元的异常信号的随机共振出现。DBS可以通过上述方式减少异常共振。

（姚 晨）

# 第 9 章 程控的方法

坚持和耐心是取得 DBS 程控成功的关键。研究表明，DBS 治疗失败常见原因之一是没有进行仔细彻底的刺激参数筛选。

请注意，随着 DBS 系统的类型和制造商的迅速增加，使得很难对刺激参数做出精准的描述。刺激参数、电极设置和脉冲序列的选择完全由程控师负责。本文中提供的刺激参数、电极设置和脉冲序列的具体示例仅供参考和教学之用。

成功的程控取决于以下几个因素，包括临床效益的最大化、不良反应的最小化、电池寿命的延长（使用可充电 IPG 时这点不重要），以及有成效的努力和合理的时间花费。虽然已发表的系列病例和临床试验报告了 DBS 刺激频率和脉宽的平均值，以及最常见的电极设置，但是，患者之间的个体差异限制了这些信息的普遍使用。这些平均或最常见的刺激变量可以被视为程控的起点，而不是终点。然而，我们必须认识到，报告所采用的电极设置表述方式，即负极和正极触点（阴极和阳极）的排列，可能只是反映了传统习惯。以神经电生理的原理为出发点来进行表述可能更为贴切。这将是本文所述方法的基础。

频率、脉宽、电流（恒压 IPG 中为电压）和电极设置的变化构成了成千上万种可能的刺激参数。交叉使用两个或多个不同脉冲序列（电极设置和一些刺激参数不同），为 DBS 程控增加了另一个变量，称为脉冲序列。因此，开发一种系统的程控方法符合程控师和患者的最大利益。通常，应用上面提到的电生理学和电子学原理，以及 DBS 目标周围的局部解剖学知识（将在后文中讨论），将使程控师能够绕过许多无效组合，专注于那些最有可能成功的参数组合。

## 电池寿命

可充电 IPG 的出现降低了程控过程中对电池寿命的考虑。使用可充电 IPG

的关键考虑是，患者、患者家属或护理人员能够严格完成频繁的充电计划，以防止断电。可充电的IPG还可以降低不可充电IPG所需的频繁更换电池手术的成本和风险。基于这些原因，可充电IPG更有优势。每一次更换IPG也会增加感染的风险，这可能是由于手术部位相对无血管的瘢痕组织增多所致。

所有IPG最终都需要更换，可充电IPG需要更换的频率要低。虽然更换IPG是一个相当小的手术过程，但它并非没有风险和费用。因此，程控师必须尝试选择合适的刺激参数和电极设置，以在不影响临床疗效或增加不良反应的情况下最大限度地延长电池寿命。然而，即使使用可充电的IPG，优化电池充电也是困难的。为了维持刺激电流，经常需要输出超过IPG电池电压的电压。这一点在使用恒压IPG时很明确，但在使用恒流IPG时也是同样重要的。

虽然大多数IPG中特殊设计的电子设备允许它在输出电压大于电池电压的情况下进行刺激，但这种功能会导致效率损失。例如，将输出电压从低于电池电压1 V升高到电池电压，IPG电池排出的电流增加，但小于输出电压从电池电压提高到高于电池电压1 V时。因此，高于电池电压的输出会导致一些耗费。更复杂的问题是，一些IPG的电池电压低于临床疗效通常需要的刺激电压。

当刺激所需电压超过电池电压时，效率损失的程度在很大程度上是未知的。这些信息显然属于产品的技术特性，尽管这有助于医生做出DBS产品选择的决定。一种已经退市的旧IPG型号，说明了刺激所需电压下电池效率的问题。该模型采用了一种效率很低的"电压倍增"电路。这样的方法属于常识，并影响DBS程控的多种方法。

## DBS触点的命名

DBS触点的命名习惯有些复杂，而且将会越来越复杂。即使当前可用的DBS导线结构都类似，但触点的命名方式也存在很大差异，可能会引起混淆。由于没有跨制造商的标准化DBS触点命名方式，因此程控师需要谨慎记录所用的各种电极设置。需要强调的是，DBS程控的文档不是以方便程控师使用为目的。相反，其目的是向他人传达已向患者提供的治疗。含糊不清的记录对后续承担程控的人员来说，作用非常有限。

任何命名约定都应该是直观的。例如，命名约定的一种方法应该是基于有特殊关联的维度或轴，而不是任意使用记号，比如数字。一个重要的轴或维度是沿着 DBS 导线的长轴（图 9-1）。对于沿着 DBS 导线长轴排列四触点（触点组）的系统，可以命名为最腹侧、腹侧、背侧和最背侧。程控师有责任在程控文档的每一页准确记录 DBS 导线的制造商和型号，尤其是那些触点采用数字编号或其结构难以直观命名的 DBS 导线。

如果触点在 DBS 导线长轴的垂直平面上有分割，那么命名就变得更加复杂。在垂直于导线长轴的一个特定平面上，以每个触点在此平面上的角度来命名可能是最理想的方法。然而，这样的前提是必须已知角度和参考点。问题在于，120°或 240° 的角相对于 DBS 导线周围局部解剖的方向意味着什么，或者说相对于以前后联合建立的笛卡尔坐标系意味着什么？能不能精确地旋转 DBS 导线？这样每个分段触点的空间方向已知时，对于不同的 DBS 靶点绕长轴的旋转可能会有所不同。例如，可以旋转 DBS 导线，使分段导线与内囊后肢垂直（指向 90°）。然而，由于特定结构位置，这也可能使面向最佳靶点的电极表面最小，从而限制了疗效。因为内囊后肢相对位于 GPi 的前内侧。

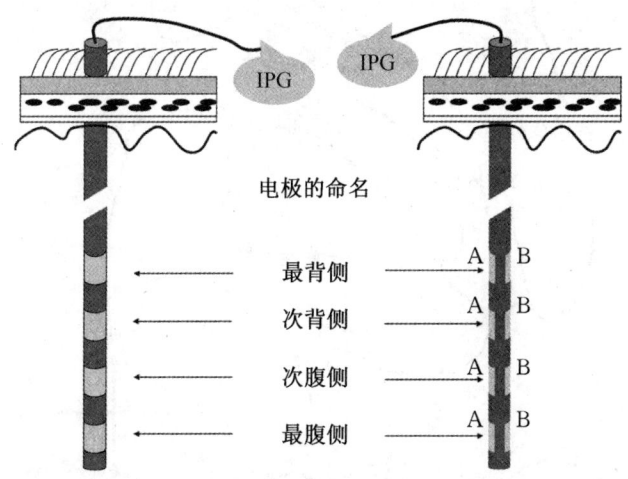

由于 DBS 导线上电极触点的命名在各制造商之间没有统一标准，因此程控师需要谨慎记录所用的各种电极设置。这里按照常规，即 DBS 导线的结构是其触点沿长轴排列。由于 DBS 导线植入的角度，触点在大脑中建立了相对位置。如果使用方向性电极导线，则需要通过一些记号来识别每一段，但仍参考大脑中相对的解剖位置排列。程控师应负责准确记录患者使用的 DBS 设备制造商和导线的型号，尤其是对于采用数字编号或其结构难以直观命名的触点。

图 9-1　DBS 触点命名

为便于讨论，这里假设在水平位平面上，内囊后肢前边界相对于前后联合间线呈 135° 走行。这意味着在 GPi 作为靶点时，分段 DBS 电极导线的最佳朝向是

45°，即与内囊后肢背离呈90°（图9-2）。然而，平面内另外两个节段将指向内囊后肢。此外，由于电荷密度的边缘效应，这两个触点的边缘更接近内囊后肢，这可能会因为刺激引起不良反应，如强直性肌肉收缩，从而限制这两个触点的使用。我们可以调整这两个触点的方向，使它们远离内囊后肢，但要注意这样一来，与图9-2中描述的原始位置相比，电极后缘将更接近内囊后肢。在Vim作为DBS靶点时，音语、语言和吞咽问题值得关注。这时在与DBS导线长轴的垂直平面上，分段触点的最佳方向是与Vim中头部投射区域的方向呈180°（图9-3）。换句话说，DBS导线上有一个直接指向外侧的分段触点是非常重要的。

但是，我们不能想当然地认为分段触点的实际角度是可知的，因此可能需要一些指定的记号。一种可行的命名方法是首先以分段触点在DBS导线长轴上的平面标记，然后再使用指定的记号，如最腹侧-A触点。

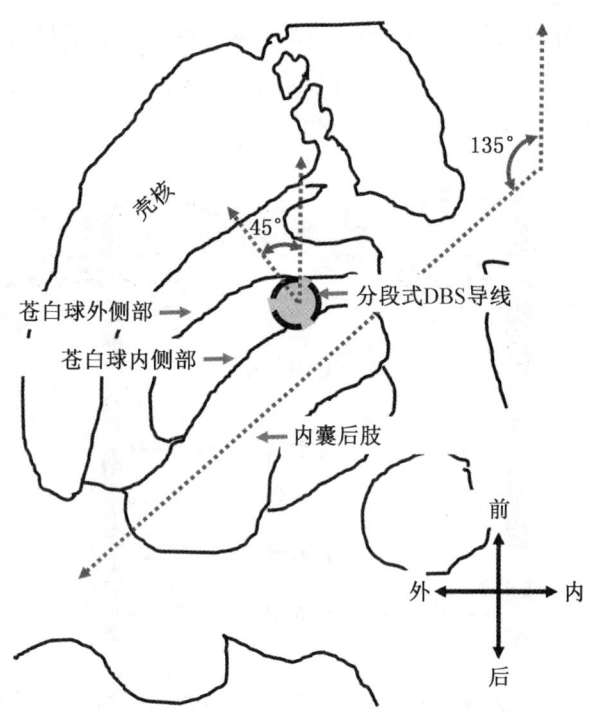

图中显示了GPi为靶点的DBS导线附近结构（轴位）。这时电触点太靠近内囊后肢时会有对侧躯体肌肉收缩的风险。在这种情况下，最佳的方向是至少有一个触点与内囊后肢的距离达到最大。一个实例就是使触点垂直于内囊后肢平面（90°）。这时内囊后肢相对于前后联合间线成135°角。这意味着有一个触点的朝向应该是相对于前后联合间线的45°角。（注：图像并未按实际缩放。）

**图9-2 分段DBS电极导线中触点方向重要性的示例**

资料来源：修改自Schaltenbrand和Wahren，1977。

# 第 9 章 程控的方法

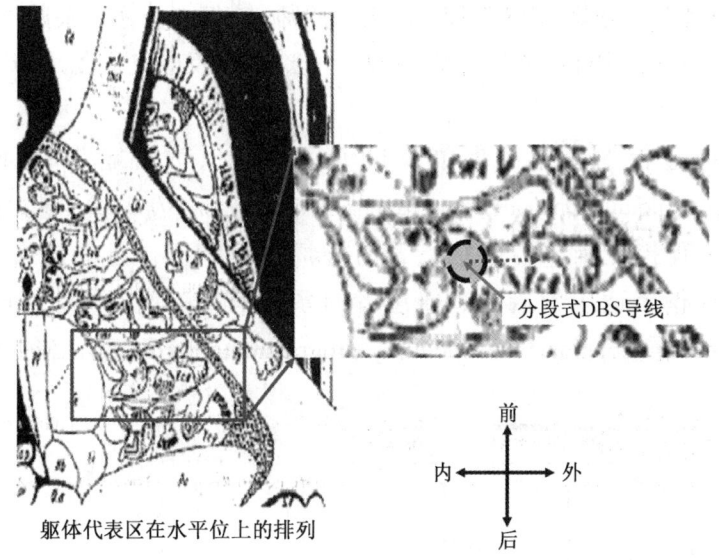

图中显示了 Vim 为靶点的 DBS 导线附近结构（轴位）。当电极触点过于靠近头部投射区域时，可能有发生言语、语言和吞咽并发症的风险。在这种情况下，最佳的方向是至少有一个触点最大限度地远离头部投射区。一个实例就是使触点垂直于前后联合间线（90°），换句话说就是朝向外侧。

**图 9-3　分段 DBS 电极导线中触点方向重要性的示例**

资料来源：修改自 Schaltenbrand 和 Wahren，1977。

请注意，这些建议是基于触点在垂直于电极导线长轴的平面上围绕导线圆周扇形分布的分段式 DBS，可能不适用于其他的分段式 DBS 导线结构，但一般原则仍然适用。还需要特别注意的是，从连续的圆柱触点刺激变成分段电极导线上的触点片段时，施加刺激的触点表面积也发生了变化。这可能会改变电流密度，从而影响安全性（参见第 5 章 DBS 的安全性）。这些注意事项适用于本书中任何关于分段 DBS 电极导线的讨论。

## DBS 程控前准备

在任何 DBS 程控开始时，首先记录电极设置、刺激参数、脉冲序列特征和使用指标（如使用时间百分比和激活次数），因为这些可能在程控过程中发生变化。例如，在对刺激中断问题进行故障排除时，需要了解 DBS 系统停用或激活的次数。但是，这些计数在 DBS 程控过程中可能会受到影响，导致原始信息丢失。

对于大多数患者，在确定最有效的参数组合、电极设置、脉冲序列和用药方法之前，需要进行数次 DBS 程控。因为程控师通常需要参考之前的程控记录来回顾患者的进展，因此应该仔细评估症状并记录临床反应（见第 15 章 程控过程的有用提示）。

在程控过程中使用的表单模板可以访问以下网址获取：http://www.greenvilleneuro modulationcenter.com/dbs_programming_forms/。图 9-4 就是使用示例。

在 DBS 程控之前，必须对患者的病情进行调查，通常是通过系统检查。这里提供了适用于接受 DBS 患者的系统检查范例（可见于 http://www.greenvilleneuromodulationcenter.com/dbs_ programming_forms/）。必须注意的是，

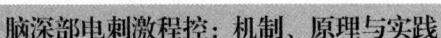

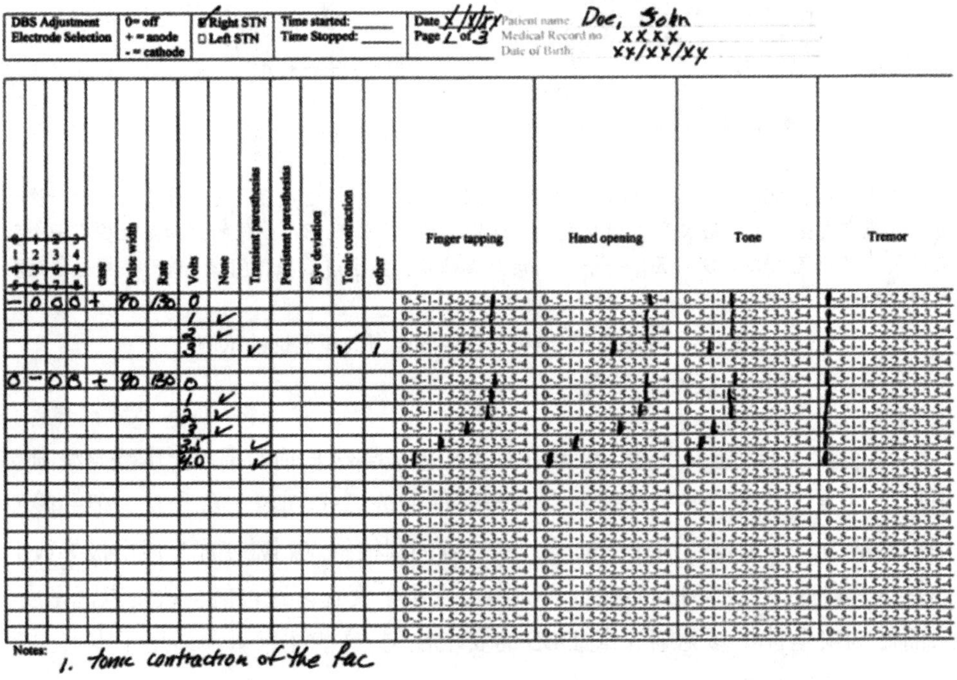

这个例子中使用的 DBS 导线对触点命名有惯例，即第一个或最远端处的触点是触点 1，随后（向近端）分别是触点 2、3 和 4，并写入到表单中。DBS 刺激 STN 的潜在不良反应包括"一过性感觉异常""持续性感觉异常""眼球偏移"和"肌肉强直性收缩"。表单中"其他"一栏可以填写上述之外的不良反应，或者详细说明已检查的不良反应。在这个例子中，患者患有帕金森病，因此其临床体征使用评分量表进行评估（量表详见 http://www.greenvilleneuromodulationcenter.com/ DBS_ Programming_ forms/）。该量表评分 0～4，0 为正常。在这个例子的第一组电极设置中，触点 1 作为负极的单极刺激会产生强直性肌肉收缩。而在第二组设置中，患者症状可被控制，但控制最佳时需要 4 V 的刺激，这高于 IPG 的电池电压。因此这时需要测试其他刺激参数。这些表单易于解读，并且可以同时看到多个设置的数据。

图 9-4 程控记录示例

由于每个患者都不同，因此预先设计的检查列表并不能充分反映患者的所有信息，而更应该作为一个起点。

有一种错误的观念是将 DBS 视为单独的疗法，并将其独立于所有其他治疗干预进行评估。对于某些患者，如帕金森病患者，DBS 能与其他治疗方法尤其是药物治疗协同作用。因此，最佳的 DBS 程控管理需要对其他疗法有相当的认识，并认真地关注患者对这些疗法的反应。按照医学伦理中的公正原则，患者的 DBS 系统必须由精通所有疗法的人来管理，而不是那些只懂得改变 DBS 电极设置、刺激参数和脉冲序列的人。

## 何时进行程控

由于 DBS 和药物等其他治疗可能对某些患者产生协同效应，因此程控时需要控制这种协同效应。进行 DBS 程控时首先要明确程控的终点或目标。例如，DBS 可用于治疗其他疗法的不良反应。在这种情况下，DBS 程控师必须滴定电极设置、刺激参数和脉冲序列以处理药物产生的不良反应。这意味着程控时药物的作用应该达到最大，通常是药物在神经系统的浓度达到峰值时。例如，在 GPi 为靶点的 DBS 在减少帕金森病患者左旋多巴诱导的异动症上非常有效，刺激后患者通常能够耐受较高的药物浓度，可以充分控制帕金森病直接导致的症状和残疾。如果程控主要目标是减少左旋多巴引起的异动症，那么就需要患者出现异动症，这样程控师才能评估 DBS 电极设置、刺激参数和脉冲序列的有效性。根据左旋多巴的药物配方不同，在服用左旋多巴速释剂 30～60 分钟内，药物在大脑中达到峰值水平。而使用左旋多巴缓释剂，则可能延迟到 60～120 分钟。同样，多巴胺受体激动剂可能有 60～120 分钟的延迟。DBS 程控应该从药物在神经系统中浓度达到峰值水平的时刻开始。

如果 DBS 程控的主要目标是治疗疾病本身的症状和导致的残疾，那么程控时这些症状和残疾必须表现出来。如果症状和残疾在药物治疗作用下不明显甚至不存在，这时进行 DBS 程控显然不合适。当药物在神经系统中浓度最低时，疾病本身的症状和残疾是最明显的。从这个角度来看，症状和残疾最有可能在长时间停药后达到顶峰，如夜间睡眠。因此，DBS 程控的最佳时间是清晨患者第一次服药之前。然而，谨慎是必要的，因为患者的严重症状和残疾可能会造成巨大风险。因此，必须将患者推迟首次服药的时间控制在最低限度。药物疗效最小的时机还包括患者服用下一次药物之前，特别是那些作用时间短而导致全天症状波动的药物。

作者的经验是，以往（如果不是现在）在植入 DBS 系统后，任意减少药物的做法会将患者置于危险之中。通常 DBS 治疗后最终用药剂量减少，但突然减药会让一部分患者处于相当大的症状恶化和残疾风险中。通常情况下，我们是无法预测 DBS 术后药物调整的程度和时间进程的。

## 概念性程控方法

仅仅是倡导从概念进行推论，就有可能受到循证医学（evidence-based medicine，EBM）支持者的强烈抵制，特别是那些不在意原创概念、将随机对照试验视为 EBM 唯一真实形式的人（Montgomery 和 Turkstra，2003）。但是，随机对照试验的理论基础使其难以应用于个体患者管理，因此需要从概念上进行推论（Montgomery 和 Turkstra，2003）。例如在推论中，人们不需要每次想扔球时都重复证明牛顿运动定律的实验（类似于随机对照试验），也不需要每次想使用计算机时都重复证明电磁麦克斯韦方程的实验。无论如何，据笔者所知，目前没有也不可能有任何 DBS 程控技术的随机对照试验。这种试验难以出现的原因包括可行性、成本，以及缺少任何能够实现投资回报的组织。因此，治疗虚无主义、治疗冒险主义、抛硬币和推理是在此之外的选择。本文作者选择推理，并运用经验加以影响。

概念性方法中要将临床效益最大化与刺激直接导致的不良反应最小化区分开来。这样做的原因是，有时在完全不产生不良反应的情况下获得临床效益是非常困难的，这点并不罕见。经验表明，在这种情况下，试图增加临床效益往往会加重不良反应。同样，尝试减轻不良反应也会降低临床效益。

临床效益通常需要在负极触点（阴极）附近足够数量的轴突中产生动作电位。一个可能的原因是 DBS 治疗需要激活一个大型神经元网络，这必须激活神经网络中的多个突触连接（参见第 6 章 神经系统对 DBS 的反应）。驱动跨突触反应的行为涉及时间叠加和空间叠加的作用（见第 3 章 电生理学原理）。时间叠加取决于 DBS 刺激频率。为了时间叠加作用有效，每一个连续的 DBS 脉冲必须激活它所直接刺激的轴突突触后神经元，并且与前一个脉冲效果叠加。虽然时间叠加取决于许多因素，但增加频率通常会增强它。然而，临床获益的主要原因可能与 DBS 频率有更复杂的关系，而与 DBS 频率相关的共振效应可能是最重要的（参见第 6 章 神经系统对 DBS 的反应）。Huang 及其同事（Huang et al.，2004）研究了频率依赖的时间叠加是不是控制变量（实验方法见第 7 章 脑深部电刺激对运动控制的作用），结果并非如此，患者握拳打开动作的幅度随着 DBS 频率增加也相应增加。

　　DBS 的作用也能通过空间叠加而增强。空间叠加是指不同的轴突在 DBS 脉冲直接作用下产生动作电位，并汇聚于同一突触后神经元。增加产生动作电位的轴突数目就能增强突触后神经元上的空间叠加作用，从而促进神经系统的激活，这是产生临床效益所必需的。

　　如第 4 章所述，使用一个负极触点（阴极）时，有三种方法可以增加在 DBS 脉冲作用下产生动作电位的轴突数量。第一种方法是增加 DBS 脉冲产生的电场的体积。需要注意电场的体积与组织激活区域是不同的。电场的体积是由物理学原理决定的电场的扩散范围，主要影响因素是周围组织的阻抗和施加的电压。组织激活区域与神经元对电场反应的生物物理学有关，特别是与动作电位产生的生物物理机制有关。可以想象两个区域，一个区域里是大的有髓鞘轴突，而另一个区域里只有小的无髓鞘轴突，两者在其他方面都是相同的。对于相同体积的电场，大的有髓鞘轴突区域中有更多的轴突产生了动作电位。组织激活区域也就是产生动作电位的轴突形成的空间。在相同的电场体积下，大的有髓鞘轴突组成区域中的组织激活范围要比小的无髓鞘轴突组成区域的组织激活范围更大。

　　在电场内，人们可以通过使用负触点（阴极）和正触点（阳极）之间距离增加的双极刺激来提高电场中特定一点的电流密度（参见第 4 章 电荷流动的控制）。虽然这样做时电场体积可能没有明显变化，但电场内的强度有所不同，并在产生动作电位的效能上也有所不同。对于相同的电场体积，宽双极设置中的组织激活区域可能比其他设置中的更大。最后还可以增加脉冲宽度。虽然改变脉冲宽度不会改变每个 DBS 脉冲产生的电场体积，但是增加脉冲宽度可以增加能够产生动作电位轴突的数量。在相同的电场体积下，随着脉冲宽度的增大，激活域的体积增大。这里同样需要注意的是电场体积和组织激活区域之间的区别。

　　增加电场体积从而增加激活组织的另一种方法是使用多个负极（阴极）。使用多个负极触点的情况下，增加单个触点（阴极）刺激轴突数目的方法与上述使用单个触点的方法相同。

　　与 DBS 的临床疗效相关的重要轴突必须在组织激活区域内。例如，最佳轴突所在位置可能更接近于某个负触点（阴极）而不是另一个。将组织激活区域移至靠近最佳轴突位置的触点，可能会增加临床效益。

　　不良反应通常是由与治疗无关的轴突受刺激引起的。例如，在 STN 附近

DBS 的病例中，扩大组织激活区域使其包括内侧丘系时，将导致感觉异常，从而限制患者能够耐受的 DBS 刺激强度，并导致临床效益不足。对抗不良反应的方法与增加临床效益的方法相反。这些方法主要通过减小电场体积以实现减少组织激活区域的目的。可以通过缩短正负极之间的距离（双极模式情况下）或者将双极模式改为单极模式。在相同电场体积内，可以通过减小脉冲宽度从而降低轴突产生动作电位的效率来实现组织激活区域的减少。降低 DBS 频率可以减少时间叠加效应，从而减少动作电位通过神经网络的传播，尽管这可能不是一个重要因素。

除了改变电场体积和组织激活区域的大小，还可以将组织激活区域远离引起副反应的轴突。该方法取决于 DBS 导线周围的局部解剖，相关内容在 STN、GPi 和 Vim 的 DBS 章节中进行了描述。

许多 DBS 系统有额外的功能，使人们能够更精确地塑造组织激活区域，以便使其更好地符合局部解剖（图 9-5）。这种塑形通常涉及多个负极触点（阴极），

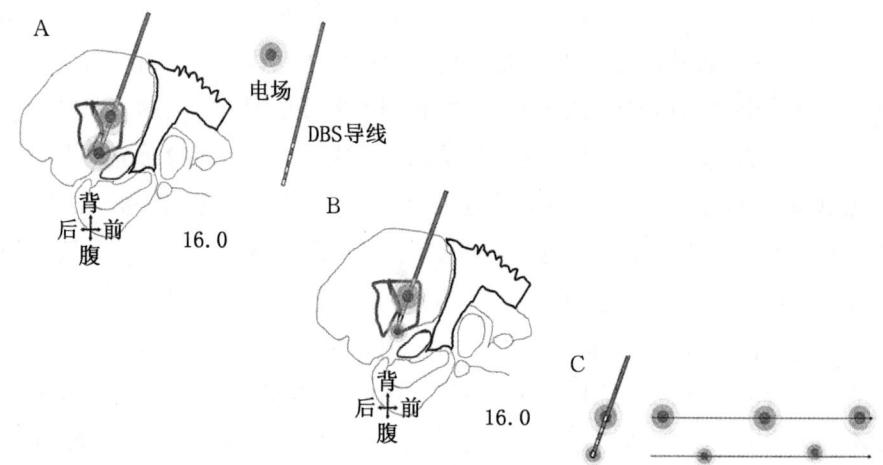

在这种情况下，通过最腹侧触点进行刺激会产生无法忍受的感觉异常，因为它与后方的内侧丘系很接近。背部触点的刺激并不会产生感觉异常，但也不能使震颤有效缓解（A）。这时可以在最腹侧的触点施加较小的刺激电流，以减小组织激活区域从而不影响内侧丘系中的轴突，同时在最背侧的触点施加较高的刺激电流（B）。这样一来，虽然单独一个负极触点（阴极）的单极刺激都不能提供足够的临床疗效，但两者结合以后的协同效应是足够的。在一种已经上市的系统中，两个不同的负极触点（阴极）上分别有频率相同但刺激电流强度不同的独立脉冲序列在工作。两个脉冲序列组合成一组交错的脉冲序列，原两组脉冲交替发放。一个触点上的脉冲是在另一个触点上相邻脉冲间的中点处发放。因此，两组间的相位延迟为单个触点上脉冲序列间期的 50%。该延迟期取决于 DBS 的总频率。请注意在一些已经上市的系统中，交叉电脉冲时的最大 DBS 频率小于不使用该模式时的频率，因此这可能不是最佳的。

图 9-5　DBS 导线位置在 Vim 偏后时的示意图

但每个触点可施加不同的刺激电流，因此可以形成多个大小不同的组织激活区域。在容易引起不良反应的轴突附近的触点上，可以分配一个较小的刺激电流，形成较小的组织激活区域以避免引起不良反应，同时尽可能地刺激与临床疗效相关的轴突，尽管该刺激程度不足。在与不良反应相关的轴突较远的另一个触点上，可以分配更大的刺激电流以产生更大的组织激活区域，从而激活更多与临床疗效相关的轴突。虽在较大的组织激活区域中被激活的轴突数量也可能是不足的，但加上较小组织激活区域中的被激活轴突后就可以提供足够的临床收益。图9-5 中显示了 Vim 附近 DBS 刺激的一个例子。

许多方法可以实现多个组织激活区域，从而使电场的形状更符合 DBS 导线周围的局部解剖结构。有的方法是同时在不同的触点上分配不同的电流。另一些则是交错发放多个 DBS 脉冲序列，每个脉冲序列的电流强度不同，并作用于不同的有效触点。对于那些通过交叉电脉冲实现多个不同组织激活局域的患者，需要关注的问题是：交叉电脉冲中，各个脉冲之间的时间关系是什么？有的实现方法是，一组序列中的 DBS 脉冲是在另一组序列的两个脉冲间隔中点出现（图9-5）。然而，交叉发放与同时发放不同脉冲相比，哪种效果更好还存在疑问。同时发放不同电流脉冲可以优化空间叠加效应。而交叉发放时能否利用空间叠加效应尚不清楚。这种可能性取决于前一个脉冲诱发出的突触后电位的持续时间，以及下一个脉冲发放前的等待时间。

## 单极刺激测试的重要性

《脑深部电刺激程控：原理与实践》出版后，DBS 系统的功能已经有了显著进步，并且还有更多功能在开发中，这极大地增加了 DBS 程控的复杂性。即使是更旧、功能更有限的系统，电极设置和刺激参数的组合数量也是非常大的。因此，在患者中尝试每种组合几乎是不可能的。采用一些经济地筛选参数范围的方法是至关重要的，例如一定的算法。然而，从当前甚至未来可预见的技术发展来看，构建一种特定的程控算法流程是异常困难的。

减少术后刺激参数筛选范围的一种方法是进行单极刺激测试。成功的测试可以确定有可能产生临床效果或不良反应风险的特定负极触点（阴极）。例如，在使用较低强度的刺激电流／电压时产生不良反应说明该触点可能是不能使用的。同样，一旦确定了在最低强度的刺激电流／电压下能产生最佳临床疗效的负极触点（阴极）时，就可以把这个触点作为后续参数调整的起点。

对于即将出现的分段 DBS 电极导线在此一并说明。目前已经上市的 DBS 导线上（至少在美国），每个触点都是围绕着 DBS 导线长轴环形连续的。在未来，触点可以被分成若干段，这些段在与 DBS 导线长轴垂直的平面上放射状排列（图 9-6）。

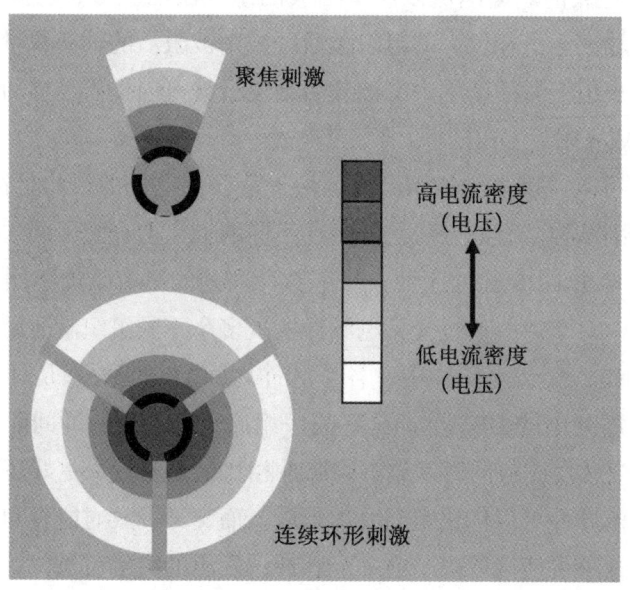

触点可能会被分割成若干段，这些分段在 DBS 导线长轴垂直平面上呈放射状延伸。当刺激电流作用于其中一段时，电场范围被称为聚焦。当 DBS 导线长轴上某一特定水平的所有分段都被激活时，该刺激可被称为连续圆周刺激。

图 9-6　分段 DBS 电极触点示意图

关于单极刺激的后续讨论均假定刺激电流施加到 DBS 导线长轴垂直平面上的整个触点圆周上。对于分段 DBS 导线，触点亚段上的刺激形成了放射状的组织激活区域，而这种 DBS 导线圆周的所有亚段同时进行刺激就相当于连续圆周刺激（图 9-6）。在使用非分段电极导线的情况下，连续圆周刺激是指 DBS 导线垂直平面上所有方向的刺激（图 9-7）。

在单极刺激测试中，每个触点刺激的关键在于确保结果可信。例如，使用无效的频率进行单极刺激可能会得出"通过该触点进行刺激没有疗效"的错误结论。然而，正如第 6 章中所讨论的，在相同触点上应用稍高频率的刺激可能是相当有效的。因此，单极刺激测试的第一步也是最重要的一步就是以较小的增量变化测试一系列的 DBS 刺激频率。虽然能够测试的 DBS 频率之间的增量在很大程

第 9 章 程控的方法

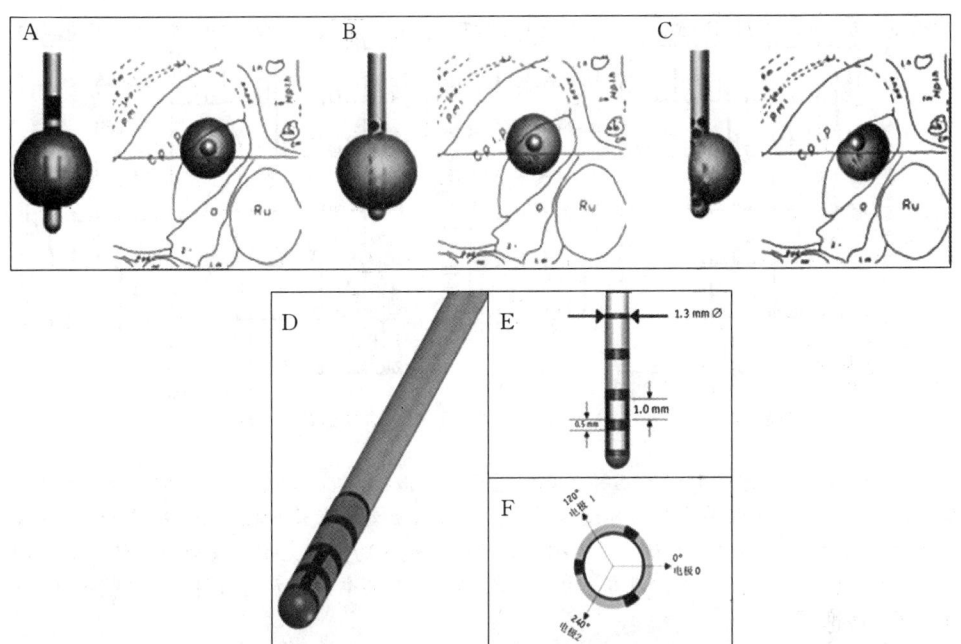

包括图中 A～C（Contarino et al., 2014）和图中 D～F（Pollo et al., 2014）。图中 A 显示了目前常规使用的未分段 DBS 导线。D、E 和 F 中 DBS 导线上靠上方的两个圆周触点未分段，而靠下两个为分段触点。B 和 C 为另一种导线，上面都是分段触点而没有任何连续圆周触点。但如图中 B 所示，可以通过设置负极触点（阴极）形成类似于连续圆周触点的刺激效果。

图 9-7　已用于临床研究的两种分段 DBS 导线示意图

度上取决于所使用的 DBS 系统，但笔者的经验是增量不少于每秒 5 个脉冲。

尽管密集分布的 DBS 可调整频率范围至关重要，但该范围的上下限必须确定。在最初的单极刺激测试中，就 DBS 系统上可用的每个 DBS 频率进行测试是不可行的。这是临床实践面临的一个难题。Huang 及他的同事（Huang et al., 2014）进行了一项研究，表明频率低于 30 pps 的刺激也是有效的（图 9-8）。低频 DBS 可以降低电池中电流的流出，从而降低不可充电 IPG 更换的频率和可充电 IPG 忘记充电的风险。当然，Huang 及他的同事仅评估了握拳打开动作任务。即便如此，如该研究中的任务所示，低频率的 DBS 在减少运动迟缓方面是有效的，但还不清楚这一任务能否预测临床最佳疗效。

低频率 DBS 的临床研究数量有限，目前已经应用于一些特殊情况以避免不良反应，如言语和步态问题。这些研究并没有与较高频率刺激的最佳临床效果进行比较，而只是少数病例的应用。其中的例子之一是常规高频电刺激治疗无效的

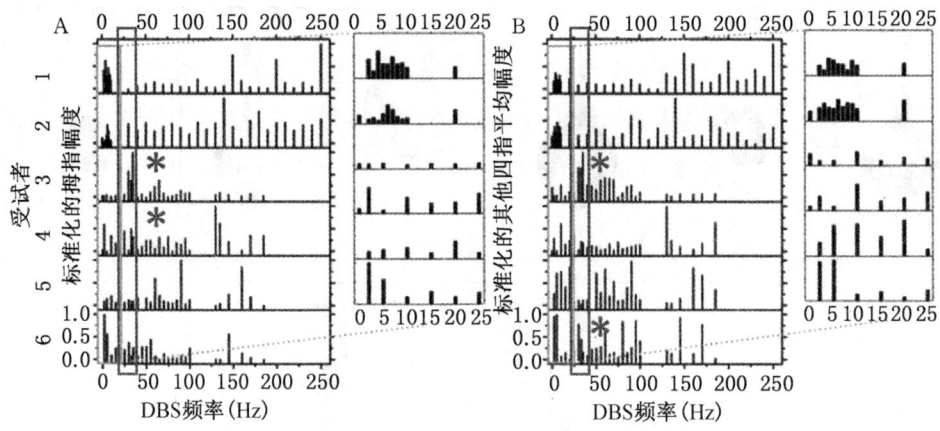

在 STN 植入 DBS 电极的 6 名帕金森病患者中，拇指（A）和其他手指（B）的平均标准化运动幅度。受试者被要求尽可能迅速地且尽可能大幅度地张开和握紧手。每个受试者在每个可设置的 DBS 频率进行测试（没有列出表示该受试者的 IPG 无法设置为相应频率）。图中峰值是指大幅度的运动，这出现在包括低频在内的多个频率上。右侧的图显示了较低刺激频率范围内的振幅。

\*表示在高 beta 频率下的 DBS 刺激显著改善运动的点。

**图 9-8　低频电刺激的有效性**

资料来源：修改自 Huang et al., 2014，第 204 页。

肌张力障碍患者。以往的经验表明高频 DBS 刺激往往是有效的。但这并不是说较低的 DBS 频率已经被证明是无效的，而是疗效尚不明确。

笔者认为，临床实践中的行为和给患者的建议需要有合理的理由。在大量有明确结果的研究发表之前，使用现有设备时笔者建议 DBS 频率从 120 pps 左右开始，然后每次增加 5 pps，直到 200 pps 左右为止。

DBS 的脉宽也需要关注。如果 DBS 脉冲的负（阴极）相位持续时间足够长，直径较小的无髓鞘轴突就会产生动作电位。与直径较小的无髓鞘轴突相比，直径较大的有髓鞘轴突在较短脉冲宽度下也能产生动作电位。这种现象与"时值"的概念有关，该概念涉及某些响应的阈值，是脉冲宽度的函数。最大限度地提高产生动作电位的概率，需要一个足够长的脉冲宽度来激活尽可能多的轴突。而产生临床效益的轴突和与不良反应相关的轴突可能不同（Groppa et al., 2014）。

最佳脉冲宽度仍然是未知的。DBS 程控时的初始脉冲宽度，以及程控过程中脉冲宽度的选择都很困难，而且可能取决于 DBS 靶点。有人研究了特发性震颤患者的震颤症状被一定电压下的刺激抑制的时值，并能够对时值进行估算（Groppa et al., 2014）。该研究结果对于确定能够达到最佳改善程度的脉冲宽度帮助有限。对研究数据的重新分析发现了一个对数衰减函数，它的最小阈值决定了阈值电压与脉冲宽度的关系曲线在 150 μs 处渐近。这一发现表明渐近点是保证产生效应所需的最小电压阈值的最小脉冲宽度（图 9-9）。这些发现是否可以推广到其他 DBS 靶点和疾病尚不清楚。Holsheimer 及其同事就 Vim 的 DBS 对特发性震颤和帕金森病震颤治疗进行的研究也得到了类似的结果（Holsheimer et al., 2000）。

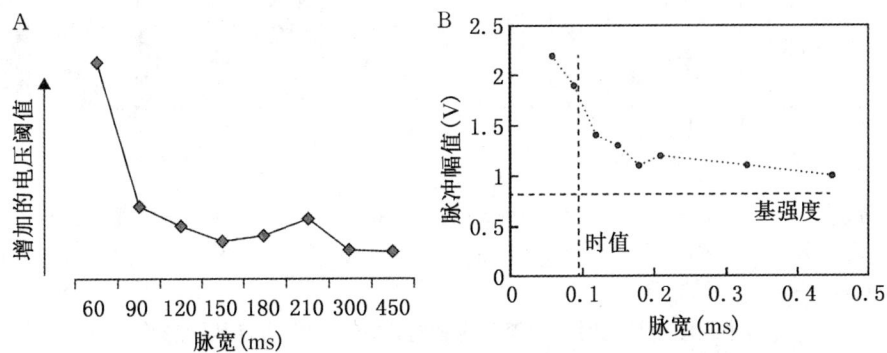

该图中 A 是对 Groppa 等人研究数据的再次分析，显示了特发性震颤患者震颤消失时的电压阈值与脉冲宽度的关系（2014）。这些结果与 Holsheimer 等人的结果相似（2000），见图中 B。电压阈值在脉冲宽度为 150 μs 时变得最小，这意味着更长的脉冲宽度不太可能降低抑制震颤所需的电压。

图 9-9　震颤抑制所需最小电压阈值与脉冲宽度的关系

Moro 及其同事（2002）研究了 11 例 STN-DBS 治疗的帕金森病患者在改变脉宽且维持 DBS 频率和刺激电压（使用恒压 IPG）不变时，对指动作和僵直的改善。结果如图 9-10 所示。在僵直方面，最大的改进在 120 至 190 μs 之间达到最大值。这与采用 150 μs 的脉冲宽度作为起始的建议是一致的。但是，由于标准差太大，这项研究中对指动作的结果可能没有说服力。因此，本研究并没有提出关于脉宽作用的主张。

有人担心，脉冲宽度为 150 μs 会比脉冲宽度为 60 μs 更快地耗尽 IPG 电池。但如果使用 60 μs 脉冲宽度的结果是所需的刺激电流更高的话，也许也没有优势。例如，脉冲宽度从 150 μs 减少到 60 μs 时节省的电池电量，与刺激强度从 2 mA 增加到 3.2 mA 时增加的电量消耗相同。如果 60 μs 时需要 3.2 mA 的刺激强度，而 150 μs 时需要 2 mA，则并不存在电量的节省。

单极刺激测试也为评估不良反应提供了机会。大多数不良反应取决于 DBS 靶点周围的区域结构。因此，具体的不良反应将在特定 DBS 靶点的相应章节中

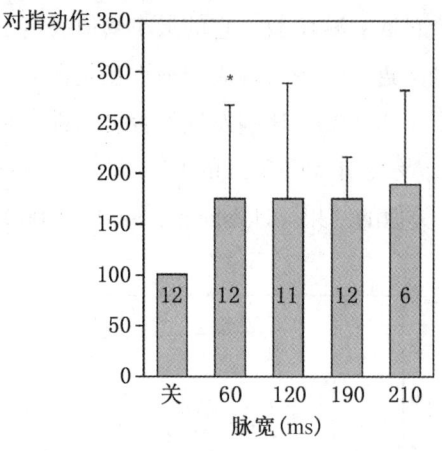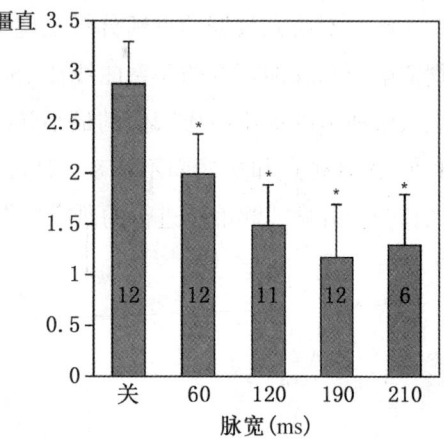

在接受 STN-DBS 治疗的患者中，对指动作评分的变化（增加即改善）和僵直评分的变化（减少即改善）。条形图中的数字是在这种情况下接受研究的患者人数。维持 DBS 频率和刺激电压保持不变时，脉宽发生变化。

**图 9-10　脉宽对帕金森病患者对指动作和僵直症状的影响**

资料来源：摘自 Moro et al., 2002, 第 708—709 页。

进行讨论。这里讨论的是评估不良反应的通用方法。

在单极刺激测试中，重要的是寻找到治疗窗。在药理学中，治疗窗被定义为产生疗效的药物剂量与产生不良反应的药物剂量之间的空间。对于 DBS 程控，该术语定义为产生临床效益的刺激强度与产生不良反应的刺激强度之间的差异。治疗窗可在单极测试期间进行评估。最大治疗窗对应的 DBS 负触点（阴极）通常会作为后续 DBS 程控的起点。必须注意的是，在刺激未出现不良反应的情况下，可将产生临床疗效阈值最低的触点当作治疗窗最宽的触点。

在使用分段式 DBS 导线时，可根据导线的结构（图 9-6，图 9-7），以导线长轴上同一平面或接近同一平面的所有触点同时刺激进行单极测试。以这种方式可以实现连续圆周刺激。如果在 2 mA（使用恒定电压 IPG 为 2 V）时即出现不良反应，接下来则应单独评估每个分段触点的治疗窗，因为后续治疗时可能需要使用单个分段触点，使 DBS 产生的电场远离不良反应对应的结构。

## 识别刺激反应至关重要

接下来讨论的是刺激反应。单极测试最基本的目的并不是为了达到最佳的临床疗效，而是比较不同负触点（阴极）的刺激反应。

评估必须对刺激变化敏感，并且具有足够高的检出度。非正式的观察可能是不够的。临床评分量表，如统一帕金森病评分量表（UPDRS），其评分为数个等级，而等级差并不能提供多少信息。例如，UPDRS中对指任务评分为0～4分，但UPDRS评分从3到4的变化与从1到2的变化是不可比较的。尽管如此，像UPDRS这样的评分量表是根据患者的表现确定的，因此结果可能不那么主观。

有一些系统可以使用客观的测量方法，如使用加速度计来测量运动速度。这些可能在单极测试中有用。然而，这些定量测量通常不足以确定刺激反应的临床意义。因此，为了临床疗效进行DBS程控，尤其是预测生活质量时，这些客观测量方法可能不如经验丰富的临床医生判断更有价值。

对DBS的刺激反应可能是轻微的和令人困惑的（见第10章 临床评估）。例如，患者可能会描述身体某个部位异常的感觉。在以Vim或STN为靶点的情况下，这种症状可以解释为丘脑腹后尾核或内侧丘系上行纤维被激活。然而，这些症状也可能源于无法观察到的轻微肌肉收缩。同样，由刺激引起的言语异常可能与组织激活区域影响到靶点核团中的头部代表区有关，但也可能是刺激扩散到内囊后肢的皮质延髓束。

使用足够强度的刺激电流是非常重要的，这样才能确定不良反应相关症状或体征的确切性质。例如，最初抱怨肢体有异常感觉的患者，如果在较高强度刺激下未产生明确的肌肉收缩，则表明这种不适与肌肉收缩无关。类似地，最初在较低刺激强度下出现言语困难的患者，如果在较高强度刺激下面部肌肉收缩，那么造成不良反应的原因可能就是刺激电流意外地扩散到内囊后肢的皮质延髓束。通常会逐渐增加刺激强度，直到出现不良反应并且有明确的特征，或者直到刺激强度达到4 mA（恒压IPG为5 V）左右。然而，程控师必须确保刺激强度不超过30 μC/cm$^2$/相位的公认安全限值。

## 程控以获得最佳疗效且无不良反应

如上所述，笔者将程控的方法以目标分为获得最佳临床疗效和避免不良反应。对于每个病例，在单极刺激测试中找到的能以最低刺激强度提供最大临床效益的DBS频率会被用于随后的程控（一些例外情况会在相关讨论时说明）。

### 第一步

以单极刺激测试中发现的改善症状阈值最低的触点开始。初始刺激模式为单极刺激,即一个触点作为负极(阴极)且 IPG 作为正极(阳极)。使用分段 DBS 电极导线时则采用连续圆周刺激模式。注意这是基于分段触点是在垂直于导线长轴的平面上扇形分布的电极架构,可能不适用于其他分段 DBS 电极架构,尽管一般原则仍然适用。特别需要注意的是,从连续圆柱形触点刺激变成分段电极中某个扇形触点时,会改变刺激施加到触点的表面,而这可能改变电流密度,从而影响安全性(见第 5 章 DBS 的安全性)。这些注意事项适用于本书中所有对分段 DBS 电极的讨论。由于上述原因,初始脉冲宽度的选择是有争议的。早期的研究通常使用 60 μs 的脉冲宽度。然而之前所述的研究表明,在持续时间内使用 60 μs 的脉宽需要的刺激强度远远高于使用 150 μs 脉宽时的刺激强度。

脉冲宽度为 60 μs 的 DBS 刺激可以发挥良好的临床疗效。然而,如果上文中提到的研究结果是准确的并且可以推广,这时所需的刺激强度可能要高得多。延长电池寿命需要在使用较短脉冲宽度和较高刺激强度的组合,以及使用较长脉冲宽度和较低刺激强度的组合之间进行权衡。哪种组合下 IPG 电池耗电速度较慢尚不清楚。例如,刺激强度加倍且脉冲宽度减半组合下 IPG 的电量消耗,可能与刺激强度减半且脉冲宽度加倍组合下的相同。然而,当所需刺激强度的对应电压大于 IPG 的电池电压时,电池的电量可能会更快地耗尽。

尽管以 60 μs 作为起始,然后根据需要逐步增加脉冲宽度的方式符合现行的实践标准,但简化流程提高程控效率有其价值。以 150 μs 开始 DBS 程控可以减少后续调整脉冲宽度的需要。DBS 刺激 GPi 治疗肌张力障碍可能是个例外。根据报道,这种情况下所需的 DBS 脉冲宽度远远大于 150 μs。

### 第二步

从最初的电极设置和刺激参数开始,逐渐增加组织激活区域,直到患者获得最大的、无不良反应的临床疗效。这通常是通过增加刺激强度来实现的,直到临床症状获得足够的改善,或者刺激强度达到 4 mA(恒定电压 IPG 为 5 V)或最大安全刺激强度,以较低者为准。当一个患者获得足够的临床效益,并且没有任何不良反应,则准备结束程控。

### 第三步

当刺激强度增加到 4 mA(恒压 IPG 为 5 V),但还没有产生足够的临床疗效或达到安全极限时,许多程控师就开始增加 DBS 频率。这种传统做法是基于这样的观点：在高频范围内，临床疗效随着 DBS 频率增加而单调增加。但已经有许多研究表明，DBS 频率增加可能不会进一步改善临床症状。Huang 等人进行的研究表明（Huang et al., 2014），疗效与 DBS 频率的关系不是单调递增的函数（图 9-8）。另外的研究也未发现总输出电能（TEED）与疗效之间的任何相关性，也不支持"DBS 频率与临床疗效之间为单调增加关系"的观点。然而，这个问题没有得到准确的研究证明。因此，目前的惯例仍然是逐步增加 DBS 频率。

除了增加频率之外，另一种方法是增加电场范围内神经组织对脉冲反应的强度。将电极设置从单极刺激更改为宽双极刺激可以增加组织激活区域。宽双极刺激是指，最深处的或者说最腹侧的触点是负极（阴极），而最浅的或者说最背侧的触点是正极（阳极）。正如第 4 章中所讨论的，双极刺激中某轴突所在位置的电场强度与轴突到负极距离的平方成反比，与负极和正极间距离的平方成正比。选择双极刺激后，可以逐渐增加刺激强度，直到实现最大的临床疗效，或者强度达到 4 mA（恒压 IPG 为 5 V）或接近安全极限，且都在没有不良反应的前提下。

第四步

如果临床疗效不充分，而且也没有出现不良反应时，程控师可以增加脉冲宽度。虽然增加脉冲宽度不会改变 DBS 脉冲产生的电场范围和空间分布，但确实能够增加电场中产生动作电位的轴突数量。增加脉宽有效地增加了组织激活区域的大小。随着脉宽增加，无髓鞘的轴突、较小直径的轴突和神经元胞体能够被激活。在 DBS 程控过程中，确定初始脉冲宽度和需要尝试的脉冲宽度范围是个问题（见上文）。

上述有关时值的实验表明，至少在 STN 和 Vim 行 DBS 时，超过 150 μs 的脉冲宽度可能不会再降低震颤被抑制的刺激强度阈值。但必须认识到所提供的数据是基于整体的，因此不能解释个体差异造成的影响。不幸的是，到目前为止的研究还没有报告样本方差。因此我们无法知道，当脉冲宽度大于 150 μs 时，部分患者是否会有更低的抑制震颤的阈值。综上所述，测试更高的脉冲宽度也是合理的，而且可以从 150 μs 开始测试，以减少需要测试的脉冲宽度的数目。

第五步

如果增加脉冲宽度或换为宽双极刺激模式后仍然不能提供最佳的、无不良反应的临床疗效，程控师可以在比之前推荐值更高的刺激电流（或电压，如果使用恒压 IPG）下重复上述步骤。如果这时的输出电压高于 IPG 电池电压时就会更快地耗尽电池。程控师的另一种选择是使用多个负极触点（阴极）的单极刺激。然而，多个负极触点也会加速电池耗尽。不幸的是，对于 IPG 使用效率而言，高刺激强度和多个负极触点孰优孰劣尚不清楚。例如，如果决定将刺激强度增加到 4 mA 以上（恒压 IPG 中为 5 V 以上），程控师可以回到第 1 步重新开始。如果选择多个负极触点时，程控师可以把单极刺激测试中得到的获得临床疗效第二低阈值的触点作为第二个负极触点（阴极）。

警告：前面的讨论都是基于 DBS 系统完好无损，运行正常。当刺激强度大幅度增加后仍没有任何临床反应或不良反应时，程控师要想到 IPG 功能障碍或者电极导线位置错误的可能。对于不同制造商的 IPG 来说，确定 IPG 功能异常的方法各不相同，建议程控师阅读用户手册或直接与制造商联系。DBS 系统的电气完整性通常可以通过测试电极阻抗和通过它的电流来评估。非常高的阻抗意味着电路连续性的中断，这一结论可以与通过电流小于额定值互相佐证。非常小的阻抗，特别是同时伴有通过电流高于额定值时，表明可能发生了短路，这时电流没有通过 DBS 触点。有时可能会出现间断性的电路断路或短路，可能是患者体位导致的。在测试过程中，按压 IPG 或连接头可能会得到断路或短路的结果。

如果临床疗效不佳且已经确认 DBS 系统完整性良好，程控师应该考虑电极导线移位的可能性，即 DBS 触点所在位置在刺激时不会产生可观察到的反应。例如，在 GPi 作为靶点的 DBS 中，电极导线可能会偏向非运动亚区，并远离内囊后肢和视神经束，因此难以产生可观察到的刺激效果。

目前，在 DBS 植入手术中发生的脑移位可能是导致电极导线位移的最常见原因，特别是张力性气颅导致的脑移位。即使在手术过程中把 DBS 电极放置在正确的位置，当颅内空气被吸收时大脑也会移动，DBS 电极导线受牵拉而移位。为了明确手术后几天或几周内由于颅内空气吸收而导致电极导线移位的可能性，作者建议在植入后立即进行 X 线检查。这样一来，如果在术后没能获得良好的临床疗效，颅骨 X 线复查就可以作为一个简单和经济的手段来确定 DBS 电极导线移位。

## 程控不良反应的处理

如果患者在 DBS 程控期间出现了不良反应，程控师必须考虑以下几个问题。首先，必须考虑特定的不良反应能否通过选择电极设置来消除，即负极（阴极）有效触点和正极（阳极）触点的不同组合。例如，Vim 附近的 DBS 可能会影响言语，这可能是由于电荷传播到内囊后肢的皮质延髓束，也可能是由于丘脑核团固有的机制。如果对语言的影响是由于丘脑本身受刺激，它可能是由于刺激电流传播到丘脑内的头部代表区。然而，对言语的影响也有可能无法归咎于任何确切位置。显然，由于DBS电极周围解剖结构受到意外刺激所产生的不良反应，可以通过改变电极设置来改变组织激活区域的范围和位置。

不良反应的潜伏期是需要考虑的第二个方面。由于许多不良反应在几秒钟内就显现出来，例如感觉异常和强直性肌肉收缩，可以连续实时调整。其他不良反应，如步态和平衡方面，需要数分钟才能表现出来。虽然这些不良反应很难用于DBS电极设置和刺激参数的滴定，但仍应该在患者离开医院之前进行评估。

其他不良反应，如抑郁、欣快和冲动控制问题，可能在许多天或几周后才显现出来。这些症状更加难以准确确定。换句话说，即使程控师对电极设置和刺激参数进行了适当的更改，这些更改的影响也可能在患者离开医院后很久才能观察到。针对这些症状有特定的处理方法。例如，在治疗STN-DBS患者的情绪障碍或冲动控制问题时，程控师可以向背侧移动组织激活区域。

无论刺激是分段模式还是连续圆周模式，都应该选择治疗窗最宽的电极触点和刺激参数。必须注意的是，在单极刺激测试未发现任何不良反应时，应优先选择有效阈值最低的电极设置，如果使用分段DBS导线则应选择连续圆周模式。如出现不良反应则选择治疗窗最宽的电极设置。DBS程控过程如上一节所述，以实现足够的临床效益并不伴有影响疗效的不良反应为目标。如果失败，程控师必须改变DBS脉冲形成电场的形状、大小、激发动作电位的效能和位置，最大限度地提高临床疗效并尽可能减少不良反应的出现。

第一步

如果不良反应持续存在，必须改变电场的形状、大小或位置时，程控师可以更换负极（阴极）触点后继续使用单极刺激。不良反应通常与STN、GPi和Vim等靶点最深、最腹侧的负极（阴极）触点有关（见DBS靶点各章节：第11章至13章）。不幸的是，临床效益也是如此。然而，通过向背侧移动电场，程控师可以避免许多不利影响。如果程控师更换一个或多个负极触点来移动刺激电场，并且如果这一改动有效地避免了不良反应，那么就能以此继续进行程控，直到获得最佳疗效且无不良反应。

第二步

在使用连续圆周刺激的单极设置时，如果移动电场范围不能消除不良反应，下一步可以采用减小组织激活区域的方法。这可以通过将非分段 DBS 电极设置为双极刺激来实现（参考第 4 章 电荷流动的控制）。目前常用的 DBS 电极导线上沿长轴线性排列着四个连续圆柱形触点，因此可以实现不同的双极刺激。例如，选择最腹侧触点和最背侧触点使用时，负极（阴极）和正极（阳极）工作触点之间有两个触点和三个触点间隔。这样的设置为宽双极刺激。工作触点之间有一个非工作触点和两个触点间隔的设置称为近双极刺激，而使用相邻触点为窄双极刺激。

在使用非分段电极时，负极触点（阴极）的位置可以沿着 DBS 导线长轴移动，以找到有足够临床疗效且无不良反应的位置。这些操作取决于 DBS 导线周围的局部解剖结构，这在关于每个 DBS 靶点的章节中有详细介绍（第 11 章至 13 章）。

在使用分段 DBS 电极的情况下，程控师可以采用单极或双极刺激。如果使用分段触点的单极刺激，可以参考上述第 1 步中的方法，使用双极刺激时可采用第 2 步中的方法。

### 第三步

如果双极刺激下 DBS 脉冲形成电场的范围需要调整和减小体积，程控师可以使用三极刺激设置，即三个相邻触点的中间是负极（阴极），而靠外两个触点都是正极（阳极）。然而，这种设置下负极触点沿着 DBS 导线长轴移动的空间有限。此外，三极刺激产生的电场体积要小得多，因此组织激活区域更小。

### 第四步

所有的多负极（阴极）触点组合采用同一脉冲序列刺激时无法获得足够的临床疗效且无不良反应。但有的负极触点可以在患者能够耐受的刺激参数下产生部分疗效。这时负极触点组合可以用于交叉电脉冲序列（图 9-5）。例如，最腹侧触点可以产生明显疗效，但同时会有不良反应。而次腹侧触点产生的临床疗效不足。然而在次腹侧触点的不良反应阈值要高于最腹侧触点的情况下，使用两个脉冲序列是可能的。脉冲序列 A 用于最腹侧触点，其刺激参数设置为低于产生不良反应的最大值。脉冲序列 B 用于次腹侧触点，可以设置为较高的刺激强度，因为该触点的不良反应阈值较高。然后，脉冲序列 A 和 B 可以结合在一个交叉脉冲序列中，从而产生足够的临床疗效，且没有伴随的不良反应。不过必须指出的是，有些 IPG 在交叉电脉冲模式下的可选频率有限，而且使用单一脉冲序列时也存在其他限制。

### 第五步

如果调整和减小脉冲产生的电场范围不能消除不良反应，程控师可以想办法减少被电场激活的轴突数量。这样可以减少组织激活区域，而程控师可以通过减小脉冲宽度来实现。

**第六步**

如果减小脉冲宽度仍不能避免在一定刺激强度下产生不良反应，而该刺激强度对于获得足够的临床疗效是必要时，程控师可以尝试降低 DBS 频率。然而有证据表明，有效的 DBS 频率范围相当有限。例如，Huang 等人的研究（2014年）发现，如图 9-8 所示，仅仅是将刺激频率从 150 Hz 降低到 145 Hz，患者握拳打开动作的幅度就明显减小。程控师可以通过降低 DBS 频率来减轻不良反应，从而减少突触后电势能的时间叠加效应。该效应对于介导不良反应的多突触通路的激活是必需的。不幸的是，跨突触激活的效率降低也可能降低临床疗效。

建议程控师在改变任何电极设置之前将刺激强度设置为零，因为更换电极设置时可能会显著降低不良反应的阈值。虽然一定的刺激强度在前一种电极设置下可能不会产生不良反应，但改为另一种配置时即使使用相同的刺激强度也可能会产生不良反应。此外，在使用任何新的电极设置之前，程序设计人员必须将刺激参数恢复到初始条件。

如果没有电极设置和刺激参数的组合能够提供足够的临床疗效且无不良反应，程控师必须评估 DBS 电极导线的位置。如果在植入电极后立即进行了颅骨 X 线检查，则可以通过复查以发现可能的电极导线移位。

如果电极导线没有移位，也有可能是植入位置不佳。为了确定它的真实位置，可能需要额外的成像。单独的计算机断层扫描（CT）通常是没有帮助的，因为 DBS 电极中的金属会散射 X 射线而产生伪影，但 CT 与术前 MRI 扫描融合后就有用了。另外也可以再进行 MRI 扫描，但必须根据 DBS 制造商提供的安全建议进行扫描。

# 退出 DBS 程控

一旦程控师完成了 DBS 程控，就必须关注其他治疗的调整，特别是药物。如果程控是在患者处于最小用药状态时进行的，患者服药后可能会有负协同效应出现不良反应。因此，新程控的患者用药后，必须留出足够长的时间以观察药效达到最大时的情况。

任何观察到的协同不良反应都必须加以处理。但程控师不能轻易选择退回到先前相对无效的DBS电极设置、刺激参数和脉冲序列，因为这是最后的变量。程控师也不能将不良反应完全归咎于DBS而不是药物（对药物治疗缺乏深刻理解的DBS程控师尤其如此）。在大多数情况下，适当的处理方法是调整药物，而不是返回原DBS参数。毕竟药物治疗是已经失败的，否则患者不太可能接受DBS治疗。

如果程控是在患者处于药物最大效果时进行的，就要关注药物减少诱导的不良反应，必须观察患者处于药物最小效果时的情况，以确保其疾病症状的有效控制。神经系统中药物浓度从峰值到最低所经历的时间随着药物制剂的不同有很大差异。尽管如此，患者及其家属和护理人员经常能够提供药物作用时程的一些线索。

有的程控师可能会基于以往的常规经验过于激进地减少治疗药物，这一点也要注意。鉴于DBS程控和药物治疗（以及其他形式的治疗）之间的互相影响，问题变成了何时停止程控。这里有两个普遍存在的问题。一种观点是，当患者的症状获得满意的控制时，程控师就停止。问题是怎样才是"满意的控制"？任何令人满意的概念都必须以患者为中心。也就是说，它必须是患者、家属或护理人员都认为满意的。

理想情况下，程控师认为的症状控制满意并不应该作为患者前来DBS程控的动力。这样做近乎违反患者自治的伦理原则，并可能造成一种家长式作风。在现实世界中，追求令人满意的控制是有代价的——费用、人力、时间和资源分配等。这些问题影响所有与患者有关的人，包括临床医生。因此，就像在医疗决策中常见的那样，成本效益分析是或明或暗进行的。问题是谁来决定成本效益比？临床治疗医生有这样做的自然倾向，不论是出于保护患者的意愿（这可能危险地接近家长式作风），还是出于医疗保险回报的考虑，都使临床医生陷入重大的利益冲突之中。

这些问题令人烦恼，因为它们的答案难以捉摸。但如果不提出问题，就不会有答案。在这种情况下，通常认为有效的解决办法最好是通过协商达成一致而不要出现冲突。程控师与患者、家庭成员或护理人员之间应该以伙伴关系相互交流，形成共同的目标并对现实有一致的预期。当出现可能的冲突时，最好寻求法律或法律以外的诉讼解决方案。

还有一个问题是如何积极地减少用药。在许多方面，DBS治疗避免了与药物动力学和药效学原理有关的药物治疗所带来的许多问题。与药物不同，由药物的吸收、分布和代谢的性质引起的问题对 DBS 来说是完全不同的。对许多患者来说，只要 DBS 系统开启，DBS 就能提供持续的疗效。这一内在优势成为使 DBS 疗效最大化的理由，从而使药物用量最小化。因此，在笔者对帕金森病的实践中，在成功的 DBS 程控之后，药物减少了，预计可能会出现一些症状和残疾的恶化。这些将在随后的 DBS 程控中逐步解决。因此，会有一个不断变化的过程，使 DBS 参数的优化、药物减少。

一旦确定了最佳电极设置和刺激参数，并进行了适当的程控，就需要在患者离开前对其他问题进行回顾。

（1）需要决定对 DBS 脉冲序列、电极设置和刺激参数给予患者或其家属或护理人员何种控制权限。然后适当地配置 DBS IPG。重要的是，要确保无论患者、家属或护理人员进行何种操作或者改变，都不会产生不利或不安全的影响。

（2）询问潜在的迟发性不良反应，如情绪变化、冲动控制问题、步态、姿势稳定性、言语、语言或吞咽困难等，并向患者、家属或护理人员提供有关如何处理以及如何联系适当的医务人员的相关信息，以防患者出现以上情况。

（3）与患者、家属和护理人员一起检查患者可能接触的电子环境及其预防措施。

（4）患者应随身携带通报他们已经植入了电子医疗设备的卡片。

（5）鼓励患者将他们的控制器随身携带。例如，急救人员可能没有医生程控系统；在这种情况下，急救人员可能不得不使用患者的控制器。

（6）检查植入系统区域的皮肤是否有感染、炎症和侵蚀的迹象。

（7）检查电池状态。临床医师应确保患者、家属或护理人员了解并能够演示患者控制器和任何充电系统的正确使用方法。

（8）重置 DBS 程控影响的正在使用的指标，如激活次数，以便在下次 DBS 程控时，对两次程控间隔时间内的更改进行检查。

（李　鹏，张　莹）

# 第 10 章 临床评估

DBS 参数的调整是依据刺激效果进行的，目前仍缺乏能够预测调整后效果如何，或是否出现不良反应的其他指标（见补充材料 http://www.greenvilleneuromodulationcenter.com/ DBS_ Programming_essays// ）。因此，调整 DBS 电极设置、刺激参数和脉冲序列都是基于它们对症状和疾病改善的效果，以及可能出现的与电极周围解剖结构相关的不良反应程度。

在评估症状和残疾的改善及不良反应时，必须意识到这些效应出现的时间。任何一次 DBS 程控过程都不得不在一定时间内完成，但刺激效果或不良反应在此期间可能并不会显现。事实上，如肌张力障碍和强迫症患者，其临床起效时间往往需要数月。一些不良反应，尤其是情绪和冲动等非运动的不良反应出现往往需要数周。在程控过程中，应当明智地选择观察项目以在一次程控的时间框架内完成评估，当然这些项目的长期评估也是很有必要的。

临床体格检查的质量决定了 DBS 程控过程中获取信息的质量。有些疾病的症状可能对刺激有反应，但不能预测随后的刺激效果和不良反应。例如，刺激电流传播到皮质脊髓束能够减轻震颤症状，使我们产生了症状改善的印象。然而，皮质脊髓束受累实际上限制了治疗效果，因为这可能会影响肢体的正常使用。因此，我们程控时要实现治疗机制（尽管仍有未知之处）引起的震颤减轻，而不是由于皮质脊髓束受累。为了实现此目的，我们必须区分这两者。

## 不同疾病的临床评估

下面的内容首先讨论了 DBS 治疗的各种疾病症状的临床评估方法，之后探讨了 DBS 解剖或生理靶点特异性的临床评估方法，特别是与不良反应相关的内容。多个靶点的 DBS 都可以改善不同疾病的症状，如刺激苍白球内侧部和底丘脑核都可以缓解帕金森病的多种症状。以往认为丘脑 DBS 只对震颤有效，但形成这个结论的研究中纳入的研究对象都是以震颤为主要症状，而对运动迟缓等其他运动症状关注不够。丘脑腹中间核 DBS 能否改善震颤之外的症状尚不清楚。

## 帕金森病的临床评估

DBS 减轻了帕金森病的症状，没有出现不良反应，从而发挥出了其初始的作用。帕金森病症状体征多种多样，包括运动减慢和其他运动症状，也包含抑郁、认知下降和其他非运动症状。尽管当前 DBS 被直接用于减轻运动症状，程控医生仍需要探寻解决抑郁和冲动控制问题，它们是潜在的 DBS 并发症。

帕金森病的主要运动症状包括运动迟缓（动作变慢）、少动（没有动作）、震颤、僵直（做被动关节运动时有抵抗），以及姿势和步态异常。后两个症状通常在程控期间无法充分测试。推荐使用运动障碍协会的统一帕金森病量表第三部分对上述症状进行评分（Goetz et al., 2008）。这样做有助于在日后 DBS 程控时进行比较，并可以给照顾患者的其他人提供有用的信息。

运动迟缓可能会影响发音、呼吸以及几乎所有的运动。在门诊评价运动迟缓的简便方法是快速重复对指动作，例如食指与拇指拍打。程控医师要注意该动作的频率（速度）和幅度，以及是否存在幅度减小或重复运动中有停顿。帕金森病的特征是持续做该动作时对指的幅度会越来越小，但能够一直完成分别对指动作。这点可以帮助我们区分帕金森病的运动迟缓与意外刺激到皮质脊髓束的类似症状。

有两种现象有助于鉴别帕金森病导致的动作缓慢，包括对指动作幅度减小不明显和继续增加刺激强度后肌肉明显收缩，这都提示刺激影响到皮质脊髓束。帕金森病的患者可以单独活动每个指头。医师可以要求患者依次做每个手指与拇指的对指动作，帕金森病患者可以单独活动每个手指，除了最尺侧的两个。而刺激到皮质脊髓束时，各手指的独立性会受影响，所有手指都聚向一起（图 10-1）。当然，进一步的观察测试是必不可少的。对指动作的运动迟缓程度定量如下。

0 级为正常；

1 级为正常节律轻微减慢不协调（10 次对指动作中有 1～2 次中断，或对指大约 10 次之后出现幅度减小）；

2 级为 10 次对指动作中有 3～5 次中断或长时间停顿，节律轻度减慢或过程中动作幅度减小；

3 级为 5 次以上的中断或长时间停顿，节律中度减慢或动作开始即出现幅度减小；

4 级为对指动作完成困难或无法完成。

帕金森病运动迟缓
各手指可单独运动

皮质脊髓束受刺激
手指无法单独运动

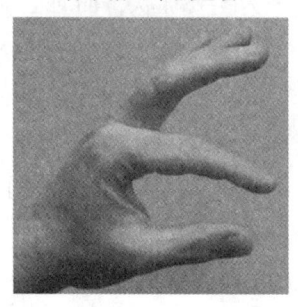
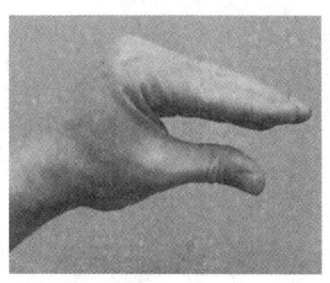

帕金森病患者的对指动作可能频率较慢、幅度较小。尽管皮质脊髓束受刺激时也会有类似表现，但这些患者的手指只能一起活动，而帕金森病患者的每个手指都能相对独立的活动。

**图10-1　帕金森病患者（左）和皮质脊髓束受刺激时（右）对指动作的比较**

我们也可以采用握拳打开动作来评价运动迟缓，评分方法类似，具体如下。

0级为正常；

1级为比正常节律轻微减慢不协调（1～2次中断，或接近动作完成时出现幅度减小）；

2级为3～5次中断或长时间停顿，节律轻度减慢或过程中动作幅度减小；

3级为5次以上的中断或长时间停顿，节律中度减慢或动作开始时就出现幅度减小；

4级为动作完成困难或无法完成。

对指和握拳打开两种动作都需要去评估的原因在于它们对DBS反应的敏感程度不同。笔者的经验是，虽然握拳打开动作更容易对DBS反应，但对指动作能更有效地预测术后的治疗效果。（上述经验需要进一步研究。）

震颤是帕金森病的典型症状之一，需要在患者放松时测试，可要求患者躺着不动，上肢放在床上以对抗重力的影响。可根据震颤的幅度进行评分，具体如下。

0级为无震颤；

1级为震颤幅度小于1 cm；

2级为幅度大于1 cm 小于3 cm；

3级为超过3 cm 小于10 cm；

4级为大于10 cm。

静止时无明显震颤的患者可能在维持肢体于特定姿势时出现明显的震颤，这时可以要求患者维持该姿势以评估。这种情况下评估应该包括DBS刺激对患者姿势性震颤的测试。评分的方法与上述静止性震颤一致。

僵直是检查者通过转动患者不同关节时感受到的阻力大小进行评估的。检查者可以握住患者的手转动其腕关节，同时还可以屈伸前臂以活动肘关节（图10-2）。检查者需要注意转动关节时不能保持节律不变，应尽可能有所变化或随机。如果患者预期要转动，他就会不自主地协助检查者的动作，从而对阻力产生误判。读者可以在正常人中上进行上述操作，就能够感受到被试者预期的影响。根据运动障碍协会统一帕金森病量表的第三部分，转动正常人关节遇到的阻力是0级。读者可以用自己的一只手臂活动另一只手臂来感受，会发现自己手臂的抵抗远小于其他人，这是由于被转动的手臂会不自主地屈从于另一只手臂。这样一来检查者就可以把自己的阻力定义为 −1 级。为了避免这种情况，正常人的僵直得分可以定义为 1，更低时就可以评为 0 级。这一点是很重要的，因为术中 DBS 测试时阻力可以减小到比正常人还低的程度。

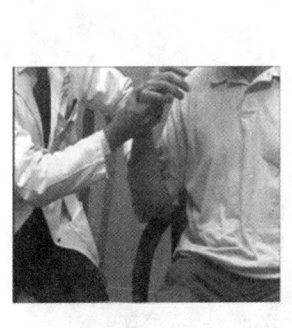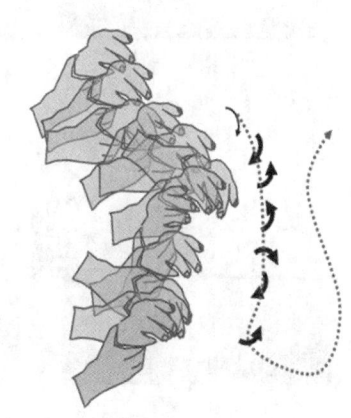

关键在于转动关节时避免患者无意识的协助，这可能导致对僵直程度的低估。可以移动患者上肢以同时非同步的旋转多个关节。例如，肘关节屈伸的同时旋前旋后前臂。

**图 10-2　评估僵直的示意图**

僵直评分如下。

0 级相当于检查者转动自己关节时所感受到的阻力；

1 级相当于正常人的阻力；

2 级是指患者阻力增加，但关节活动范围不受限；

3 级是指患者有较大的阻力，需要更用力转动才能保证关节活动范围不受限；

4 级是指患者的关节活动范围受限。

## 特发性震颤和小脑传出性震颤的临床评估

检查者需要在不同情况下检查震颤，这些情况包括患者保持静止、维持某种特定姿势、指鼻动作以及拿杯子做喝水动作（图10-3）。最后一个动作又称为举杯任务。每种情况下震颤的幅度都与下面的评分对应。

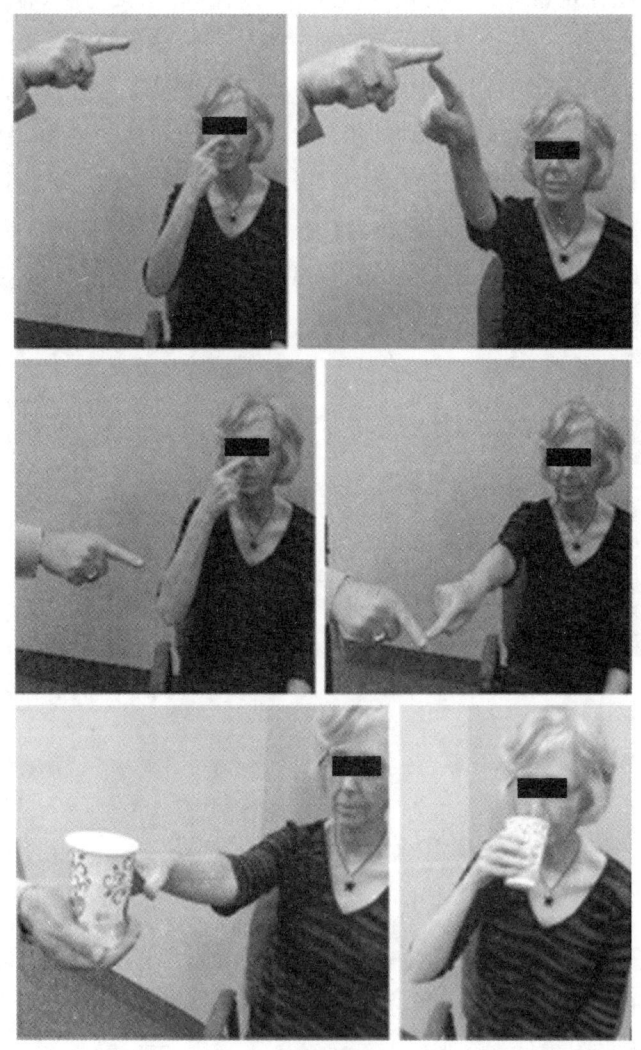

上面的四幅图为检查指鼻试验时的震颤。检查者需要变化目标位置，即检查者手指的位置；另外目标手指的位置要合适，使得患者伸展手臂时能够触碰到。下面的两幅图为举杯试验，同样注意要使患者伸展上肢时才能接触到杯子。

图10-3 评估震颤的示例

0 级为无震颤；

1 级为震颤幅度小于 1 cm；

2 级为幅度大于 1 cm 小于 3 cm；

3 级为超过 4 cm 但患者仍能完成动作任务；

4 级为震颤幅度过大而无法完成动作任务。

检查者可以拿着测量工具，也可以用食指和拇指比出 4 cm 的长度来比较患者震颤的幅度（图 10-4）。

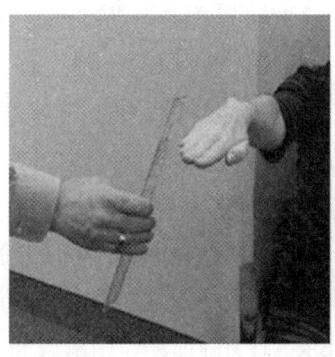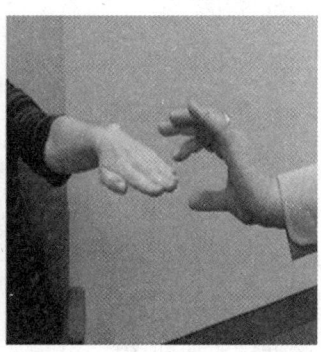

图中为姿势性震颤，可以在患者肢体旁用直尺测量，或者检查者用手指比画出大约 4 cm 的长度来估计震颤幅度。

**图 10-4　定量震颤幅度的方法**

检查静止性震颤时，患者需要放松，肢体要被支持住以对抗重力的影响。检查姿势性震颤时，需要患者伸平上肢并保持。检查动作性震颤时，可让患者伸展上肢，然后用食指做指鼻动作。患者需要重复做该动作多次。在举杯任务中，检查者可以拿着杯子在患者面前，让患者伸手拿杯子，并把杯子放到自己嘴边做出喝水的动作。

不同类型的震颤对于 DBS 的敏感程度不同。静止性震颤最敏感，而完成举杯任务时的震颤最不敏感。尽管静止性震颤的测试对于显示 DBS 的效果是非常重要的，但医师们要清楚举杯任务时震颤的减少更能体现明显的功能改善。小脑传出性震颤，如多发性硬化导致的震颤，在药物治疗上有难度。这种情况下，DBS 可以被认为是一种标准的且可以接受的"FDA 批准标签外"使用。远端肌肉组织的震颤对于 DBS 的反应要比近端肌肉组织的反应明显。

对于帕金森病导致的震颤而言，需要区分震颤减弱的原因到底是 DBS 的治疗效应，还是刺激电流扩散到了皮质脊髓束。诀窍在于增加刺激强度来观察是否出现肌肉强直性收缩，如出现则意味着震颤减弱是皮质脊髓束受累的结果。

## 肌张力障碍的临床评估

对肌张力障碍进行 DBS 的临床反应评估会遇到很多问题。肌张力障碍的多种症状在 DBS 程控期间当时可能不会显现出反应，因为这些症状的改善可能在刺激数月后才能看到。但是，震颤和肌张力障碍的其他相位性症状能对 DBS 产生急性反应。这种情况下，检查者可以按照上述震颤评分进行评估。而相位性症状可能表现为运动过多，类似于舞蹈症，这时可以参考运动过多症状的评分进行评估（详见下文）。

对于持续性异常姿势这种肌张力障碍的静态症状而言，检查者可以通过受累躯体异常姿势所在位置与正常位置之间的角度差别来评价（图 10-5）。上肢正常放松时，腕关节伸展大约为 10°，而正常活动范围是伸展 70° 到屈曲 75°。掌指关节屈曲 30°，正常活动范围是伸展 45° 到屈曲 90°。近端指间关节屈曲 30°，正常活动范围是伸展 70° 到屈曲 175°。手腕旋前 30°～60°，正常活动范围为 70°。肘关节较其完全伸展时屈曲 30°，正常活动范围为旋前 70° 到旋后 80°。

仰卧正常姿势时下肢与臀为 180°，正常活动范围为 100°。膝关节为 180°，

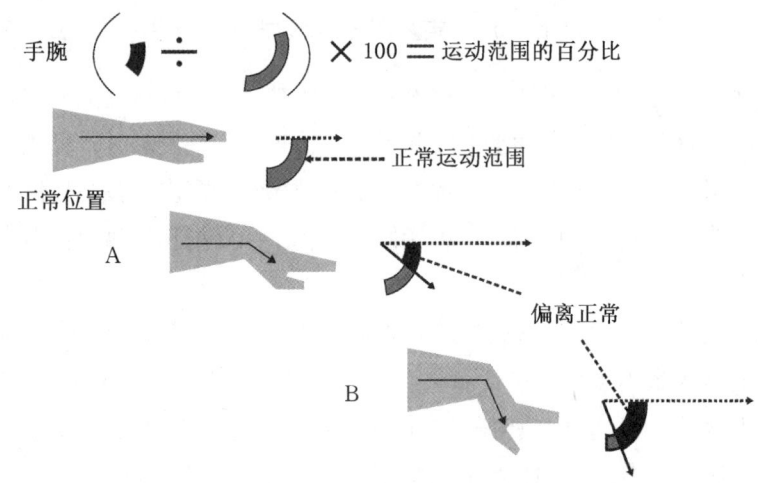

首先需要确定正常的位置，如腕部为伸展大约为 10°。记录患者放松时（不去用力伸直）腕部的位置。偏离角度就是该位置到正常位置的距离除以腕部在此方向上的正常活动范围。如图中 A 所示，偏离角度稍小于 50%，评分为 2 分。如图中 B 所示，偏离角度大于 75%，评分为 4 分。

图 10-5　肌张力障碍患者腕部偏离正常位置的角度评估示例

正常活动范围是150°。踝关节外旋大约30°，正常活动范围为伸展30°到屈曲45°（图10-6）。

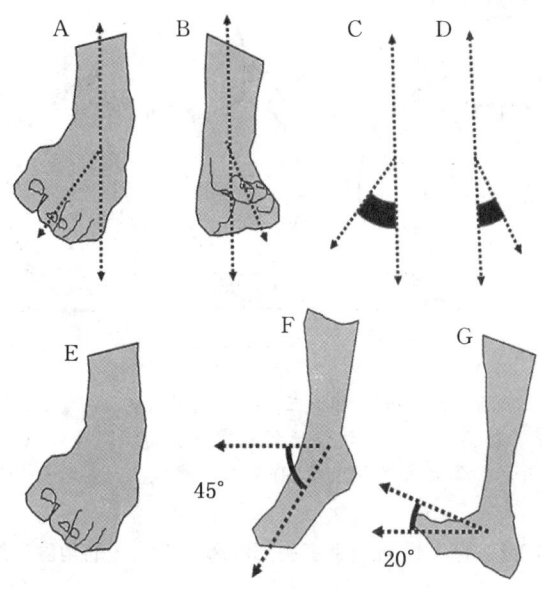

脚踝内翻和外翻的正常范围如图中A和B，大致角度为C和D。如果患者的体位如图中E所示，偏离正常的角度明显大于75%，评分为4分。图中F和G显示了脚踝跖屈和背屈的正常范围。

图10-6 脚踝活动范围示例图

根据作者自己的定义，头部的正常位置是直立伸展，使双眼位于眼眶中央并直视前方。左右方向外旋的正常范围均是80°，颈部屈曲和伸展的角度分别是50°和60°。颈部向侧方屈曲的角度范围为50°。可见图10-7。

可以按照以下方法对偏离正常位置的角度进行分级：0级 = 无偏离；1级 ≤ 25%；2级 = 25%～50%之间；3级 ≥ 50%但 ≤ 75%；4级 ≥ 75%。检查者可以与患者对比自己的正常位置和活动范围，从而评价患者偏离正常位置的程度（前提是检查者是正常的）。

刺激到皮质脊髓束可能会影响肌张力障碍的评估。如果肌张力障碍症状加重，评估人员必须区分是否是由于皮质脊髓束受累而引起。肌张力障碍未影响到的肌肉，当在刺激电压或电流加大时出现肌肉强直收缩，这是刺激到皮质脊髓束的证据。当出现这种由刺激内囊后肢引起的强直姿势时，关闭刺激后症状可以缓解。

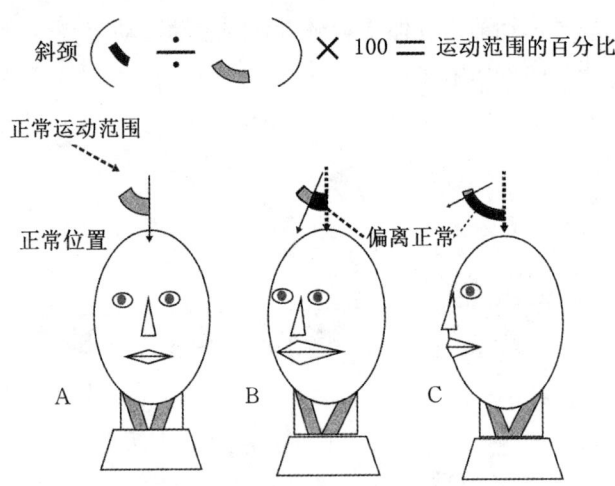

首先需要确定正常的位置，如头部为正直视向前方（A）。然后让患者放松（不试图把头转正），记录其位置。偏离角度就是该位置到正常位置的距离除以头部在此方向上的正常活动范围。如图中 B 所示，偏离角度稍大于 50%，评分为 3 分。如图中 C 所示，偏离角度大于 75%，评分为 4 分。

图 10-7　痉挛性斜颈患者头部偏离正常位置的角度评估示例

### 运动增多性障碍的临床评估

运动增多性障碍的特征可按照以下 4 个方面进行描述。

（1）躯体受累的部位；

（2）不自主运动的速度；

（3）运动的粗糙程度；

（4）刻板运动的程度。

例如，手足徐动症倾向于影响远端的肌肉组织，看上去动作较优雅；而舞蹈症倾向于影响近端的肌肉组织，动作急促笨拙。

笔者认为不自主运动在幅度和频率上的变化是最重要的。同样，关节活动的范围可以用于评价运动的程度。大多数的检查者采用 0 分（没有不自主运动）到 4 分（最严重或最大程度的不自主运动）的定量量表进行评价。尽管这种定量评价是合理的，但缺少精确的标准和区分间隔，而这都是评价刺激前后运动变化程度的关键。检查者使用这种定量量表评价时必须留意自己主观的参考标准要保持一致。另外如前文中的讨论，无意中刺激到皮质脊髓束的作用也需要评价。

笔者使用以下的评分标准。

0 分为没有异常运动障碍；

1分为轻度异常运动障碍，但不影响患者的主动运动；

2分为异常运动障碍影响患者运动，但可以克服；

3分为异常运动障碍影响患者运动，但通过巨大努力可以克服；

4分为异常运动障碍影响患者运动且不可克服。

### 抽动症的临床评估

抽动症如妥瑞氏综合征的脑深部电刺激治疗被认为是一种标准且可接受的"FDA批准标签外"的应用。这些障碍可以通过抽动的频率和部位进行评价。一名患者可能存在多个部位的抽动。目前有多个用于抽动症特别是妥瑞氏综合征的评分量表，其中大多数是回顾性的，主要是根据症状影响生活质量的程度进行评价。一般而言这些量表并不适用于门诊。笔者建议根据抽动的频率进行评分，如下。

0分为没有抽动；

1分为每分钟抽动小于3次；

2分为每分钟抽动3～6次；

3分为每分钟抽动7～10次；

4分为每分钟抽动大于10次。

## 皮质脊髓束和皮质延髓束受刺激的临床评估

苍白球内侧部、丘脑和底丘脑核的DBS治疗都可能刺激到内囊后肢中的皮质脊髓束和皮质延髓束。因此这里单独讨论皮质脊髓束和皮质延髓束刺激的效果。

皮质延髓束支配脑干中的下级运动神经元，这些神经元进一步支配面部、舌咽和眼外的肌肉。通常刺激到皮质延髓束时会出现共轭凝视，这是由于起自额叶眼动区并下行至负责眼球水平共轭运动脑桥中心的额桥束纤维受累（图10-8）。

尽管刺激产生症状的性质和严重程度与刺激强度有关，但却不是线性的关系。最初的症状可能被患者描述为身体某部位"奇怪的感觉"。有些患者会报告这种感觉是身体某部位被牵拉，但另一些患者不会这样去描述。因此我们要特别小心地去确认这种奇怪的感觉并不是底丘脑核DBS中内侧丘系被刺激所致，或者丘脑腹中间核DBS中负责轻触觉的丘脑腹尾核后部受到累及。

增加刺激强度可以帮助我们鉴别奇怪的感觉是刺激到皮质脊髓或皮质延髓束，还是刺激到了内侧丘系或者丘脑腹尾核。刺激强度增加到一定值时肌肉的收缩会变明显，因此我们需要增加强度至合理的上限，才能确认这种"奇怪的感

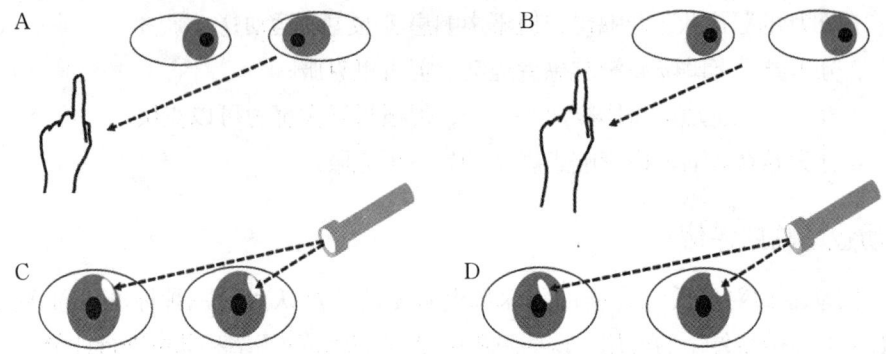

例子 A 显示非共轭性凝视。患者被要求盯住检查者的手指，可以发现患者一只眼睛可以完成该任务，而另一只眼睛被内直肌牵拉无法完成。这是动眼神经的纤维束被刺激到所致。在例子 B 中，同样要求患者盯住手指，但患者双眼均偏向另一侧，这是下行皮质延髓束中的额桥束纤维被刺激所致。图片中 C 和 D 中显示了检查非共轭性凝视的方法，即通过观察一束光线在眼球上反射形成的光斑映像来检查。图中 C 为正常凝视的情况，光斑落在两只眼睛虹膜上的相同位置。图中 D 光斑落在双眼不一致的位置，提示非共轭性凝视。

图 10-8　刺激对眼球运动影响的示意图

觉"是不是由于刺激到皮质脊髓或皮质延髓束。

肌肉收缩的早期表现是皮肤表面形成凹陷，这有助于区别皮质脊髓或皮质延髓束受累所致的肌肉受牵拉和肌张力障碍。因为内囊后肢受到较低强度的刺激时，并不是所有的肌肉纤维都会收缩。我们可以用一束光照射患者的皮肤，寻找是否有阴影以观察这种凹陷征象（图 10-9）。

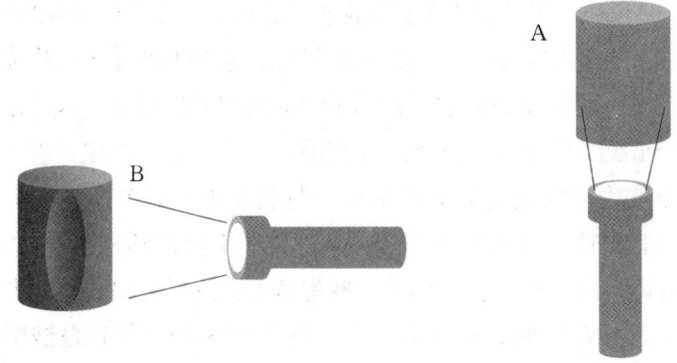

皮质延髓束和皮质脊髓束受到轻度刺激时部分肌肉收缩形成的皮肤凹陷征象，通常不容易被观察到，特别是在肌肉受到广泛照射时（A）。而用一束光呈切面照在肌肉表面时，就容易看到皮肤的凹陷征象（B）。

图 10-9　凹陷征象

在明显的肌肉收缩出现之前，震颤减弱和灵活程度变差也提示皮质脊髓或皮质延髓束受累。手指运动和言语的灵活程度受累特别敏感。手指灵巧程度受损可表现为单个手指运动的减少（图10-1）。言语受累可能表现为发音含糊不清。通常患者本人最能够评价其言语的质量，因此我们要询问患者说话声是否正常（在下文中会更加详细的讨论）。

评价面部肌张力障碍患者的面部肌肉收缩是不是皮质延髓束受刺激所致可能会有困难（梅杰氏综合征患者就是典型的例子）。需要注意的是，刺激通常会影响患者一侧面部的肌肉，而面部肌张力障碍通常会影响双侧肌肉。

## 言语、语言和吞咽的临床评估

言语的不同方面都可能受到DBS的影响，因此每一种情况都需要仔细地检查。这些影响包括不能发声、说不出词语来、声调改变和口齿不清构音障碍等。重要的是，要让患者说一些平时不常使用的短语（如患者的名字就不合适），并且要能够调动多个发音器官。通常患者本人更能够判断出刺激对言语的影响，所以询问患者对其言语的印象很有帮助。

刺激到内囊后肢可以影响言语和语言。言语异常可能是刺激电流扩散到内囊后肢中的皮质延髓束所致，也可能是由于靶点结构固有的其他机制。继续增加刺激强度至合理上限时出现头面部明显的肌肉收缩，这就说明言语受累是由于刺激传播到内囊后肢的皮质延髓束。

有些情况下言语和语言障碍并不伴有高刺激强度时明显的面部肌肉收缩，这可能是由于刺激到丘脑腹中间核和苍白球内侧部的头部代表区所致（尽管言语和语言功能一般很少受到苍白球内侧部DBS的影响）。通过程控将DBS的组织激活区从GPi头部代表区中移出是可能的。然而由于底丘脑核的尺寸较小，DBS刺激STN时通过移动组织激活区来缓解刺激对言语和语言的影响较为困难。有些病例中很难把言语和语言障碍归咎于特定的组织激活区域。这种情况下调整组织激活区并不能避免其对言语和语言的影响。双侧DBS可能会明显增加言语和语言障碍的风险。因此，对于接受双侧DBS的患者，DBS对言语和语言的影响需要对每根电极分别进行评估，然后双侧同时刺激时再进行评估。

DBS影响到言语和语言时，也很可能对影响到吞咽。当然患者在没有言语语言问题时，也可能出现吞咽问题。不伴有言语语言问题的吞咽障碍在DBS程控期间难以评估，但该问题应该被系统地回顾。如果需要特别关注时，可以分别在DBS"开"和"关"状态下进行改良吞钡检查。不幸的是，光纤内窥镜吞咽检查（FEES）缺乏足够的敏感性。

## 有关临床评估的提示

DBS治疗目的是通过术后程控植入式脉冲发生器（IPG）来改善神经系统疾病，特别是运动障碍疾病患者的功能障碍。由于术后程控过程可能很复杂，履行该工作的医师和专业医疗保健人员需要确信DBS电极已经植入到了最佳位置。如果不能确信这一点，就可能会过早放弃这种疗法，或过早得出DBS电极位置需要调整的结论。而为程控医师提供这种信心是手术医生和术中神经生理师的责任。

程控过程中需要不断增加刺激强度直至出现明确的效应。如上文中所讨论的，术后程控时观察到的某一特定不良反应可能存在多种机制。有效靶点的DBS刺激可以缓解震颤，但也可能导致皮质脊髓束无意中受累。这都需要我们了解清楚其机制。因此，需要检查者在安全范围内继续增加刺激电压/电流，直至能够明确不良反应的本质。有时也必须重复刺激测试以确认这些结果。

（本章改编自E. B. Montgomery，Jr. Intraoperative Neurophysiological Monitoring for Deep Brain Stimulation：Principles，Practice and Cases，Oxford University Press，2015。）

（马久红）

# 第 11 章 底丘脑核 DBS 程控方法

## 底丘脑核的局部解剖

底丘脑核（subthalamic nucleus，STN）位于间脑和中脑交界处，丘脑腹侧，小脑上脚及红核外侧，内囊背内侧。这些解剖结构至关重要，因为刺激不当会引起不良反应。STN 背后方是丘脑的腹中间核（Vim）和腹尾核（Vc）。丘脑核团通过内侧丘系、脊髓丘脑束传递躯体感觉信息，该纤维束从 STN 后方上行至大脑皮层。电场扩散到 STN 后方内侧丘系的脊髓丘脑束时会产生感觉异常。小脑上脚中包含从小脑深部核团至丘脑腹中间核的纤维，意外刺激小脑上脚可引起共济失调和平衡障碍。红核位于小脑上脚，其中有从动眼神经核发出的轴突。电场扩散到这些结构可导致非共轭凝视和复视，刺激到 STN 外侧、前方和腹侧的内囊前肢可引起肌肉强直性收缩。

目前尚不清楚 STN 附近哪些部位的刺激对临床效果来说是最佳的。以往推断好的疗效与 STN 固有结构的刺激有关。然而，事实可能并非如此。Eisenstein 及其同事的一项出色研究绘制了产生临床疗效的位点空间分布图，如图 11-1 所示（Eisenstein et al.，2014）。该区域非常大，并延伸到 STN 的解剖边界之外。这有几个重要的意义：DBS 电极导线偏向腹侧时，通过背侧触点进行刺激仍可提供临床疗效，只要触点间有足够的距离，如 1.5 mm；使用触点间距较大的 DBS 电极导线比间距小的更有可能覆盖与临床疗效相关的区域；覆盖更宽解剖区域以及产生更强的电场是不推荐使用窄间距 DBS 电极导线的有力论据。

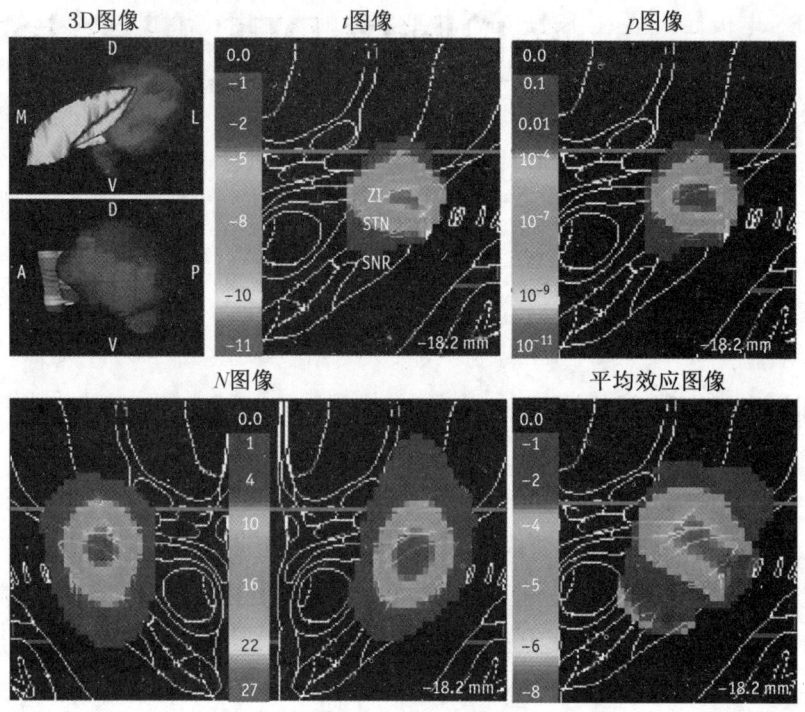

研究中的分析很复杂，读者可以参考原文（Eisenstein et al.，2014）。在这里，要注意标记为"t图像"和"p图像"的图像。t图像显示了每个体素对应的位置对于统一帕金森病量表第三部分（UPDRS Ⅲ）运动评分改善的作用，而p图像是每个体素相对于t图像中对应体素的p值。注意该结果并不是在表明STN-DBS患者的改善程度，因为所有患者的改善程度相似。t图像表明的是，许多位置的DBS，包括那些STN解剖范围之外的位置，都对DBS手术的治疗效果有贡献。缩写如下。

A：前部；D：背侧；L：外侧；M：内侧；P：后部；SNR：黑质；V：腹侧；ZI：未定带。

图 11-1　底丘脑核附近刺激有效部位的研究结果

资料来源：引自 Eisenstein et al.，2014，第 286 页。

# DBS 导线偏离底丘脑核时的不良反应

## DBS 导线偏内

DBS 的不良反应与刺激到 STN 附近的结构有直接关系。若 DBS 电极导线放置偏内，电流扩散到小脑上脚，将影响小脑至丘脑腹中间核和运动皮层的通路，可能引起共济失调。另外，动眼神经核神经根从红核中线外侧穿行之后转到内侧从脚间窝穿出，刺激到动眼神经神经根可导致复视。

## 第 11 章 底丘脑核 DBS 程控方法

DBS 电极导线偏内可通过在单极或双极刺激中用较背侧的触点矫正，因为在冠状面 DBS 电极导线经常从外侧穿入内侧（图 11-2）。使用较背侧的触点能将电流刺激导向背外侧。另外，使用宽双极刺激或必要时使用窄双极刺激可缩小电场，使之远离小脑上脚或动眼神经根。但该方法有其限制，因为最有效的刺激部位可能更靠近腹侧。

若这些措施无效，或疗效不满意，还可以选择多负极的交叉电脉冲，即将较低的刺激电流／电压施加到较腹侧的触点，见图 11-3（注意，这不一定意味着"最腹侧"触点，参考图 9-1），同时将较大的刺激电流／电压施加到较背侧的触点（注意，这不一定是指"最背侧"触点，参考图 9-1）。

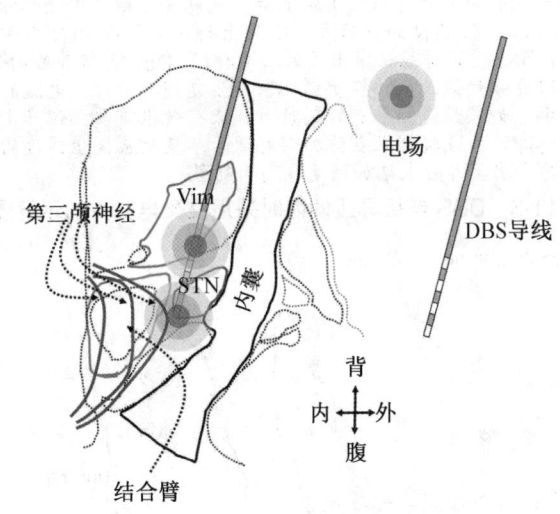

DBS 电极导线偏内，底丘脑核（STN）所在冠状位，前后联合间线（AC-PC 线）中点前 4 mm 处的截面。

STN 用红线标记，丘脑腹中间核（VIM）用蓝线标记，小脑上脚（也包括红核）用橙线标记，内囊用黑色实线标记。丘脑腹尾核（未显示）在 STN 的背后方。小脑上脚在 STN 内侧偏后的位置，内囊则在外侧和腹侧。同时也能看到动眼神经核神经纤维形成第三颅神经。DBS 电极导线的位置太靠内侧的话，最腹侧触点作为负极触点时会激活第三颅神经，产生复视。此外电激活扩散影响小脑传出纤维，引起共济失调。一个应对方法是可将电场向背侧移动以远离第三对颅神经纤维和小脑上脚。但最背侧触点作为负极刺激时可激活丘脑，导致感觉异常。

图 11-2　DBS 电极导线偏内时上移电场的示意图

资料来源：修改自 Schaltenbrand 和 Wahren，1977。

对于植入分段触点 DBS 电极导线的患者，电流可以施加到指向外侧的触点上（图 11-4）。请注意，这些建议是基于触点在垂直于电极导线长轴的平面上围

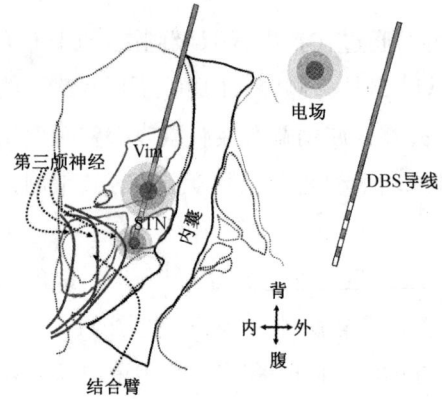

DBS 电极导线偏内。底丘脑核（STN）所在冠状面，位于 AC-PC 中点前 4 mm。

STN 用红色标出，Vim 用蓝色标出，小脑上脚（也包含红核）用橙色标出，内囊用实心黑色标出。腹尾核（未显示）在 STN 的背后方。小脑上脚正好位于 STN 内侧稍后部，内囊位于外侧和腹侧。图中还显示了动眼神经核发出的第三颅神经。DBS 电极导线的位置太靠内侧的话，最腹侧触点设为负极时会导致第三颅神经受影响，产生复视。此外，电流的扩散会影响小脑传出纤维，导致共济失调。如果最腹侧触点的刺激对临床疗效很重要，但产生不良反应阈值很低时，可以应用交叉电脉冲。在最腹侧触点施加刚好低于不良反应阈值强度的刺激，注意这样形成的电场范围较小，再向次腹部触点施加强度较高的刺激。

**图 11-3　DBS 电极导线偏内时采用交叉电脉冲的示意图**

资料来源：修改自 Schaltenbrand 和 Wahren，1977。

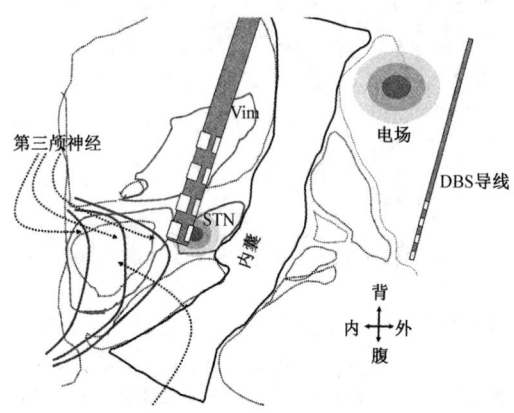

DBS 电极导线偏内侧。冠状面，位于 AC-PC 中点前 4 mm。

STN 用红色标出，Vim 用蓝色标出，小脑上脚（也包含红核）用橙色标出，内囊用实心黑色标出。腹尾核（未显示）在 STN 的背后方。小脑上脚正好位于 STN 内侧稍后部，内囊位于外侧和腹侧。图中还显示了动眼神经核发出的第三颅神经。DBS 电极导线的位置太靠内侧的话，最腹侧触点设为负极时会导致第三颅神经受影响，产生复视。此外，电流的扩散会影响小脑传出纤维，导致共济失调。对于植入分段触点 DBS 电极导线的患者，电流可以仅施加到指向导线外侧方向的触点上。

**图 11-4　DBS 电极导线偏内时采用分段触点的示意图**

资料来源：改编自 Schaltenbrand 和 Wahren，1977。

# 第 11 章 底丘脑核 DBS 程控方法

绕导线圆周扇形分布的分段式 DBS，可能不适用于其他的分段式 DBS 导线结构，但一般原则仍然适用。还需要特别注意的是，从连续的圆柱触点刺激变成分段电极导线上的触点片段时，施加刺激的触点表面积也发生了变化。这可能会改变电流密度，从而影响安全性（参见第 5 章 DBS 的安全性）。这些注意事项适用于本书中任何关于分段 DBS 电极导线的讨论。

## DBS 电极导线偏前

内囊与 STN 外侧，腹侧和前侧相邻。刺激扩散到内囊可导致对侧肌肉强直性收缩。单极测试结果有助于确定 DBS 电极导线偏内、偏外还是偏前。因为 DBS 电极导线通常平行于内囊前方（图 11-5），因此导线偏前时，通过最背侧触点负极刺激的强直收缩阈值与通过最腹侧触点负极刺激的阈值相似。当 DBS 电极导线太靠前时，防止肌肉收缩最有效的方法是使用双极设置，首先从宽双极开始，必要时再改为窄双极。对于植入分段触点 DBS 电极导线的患者，电流可以施加到指向后方的触点上（图 11-6）。

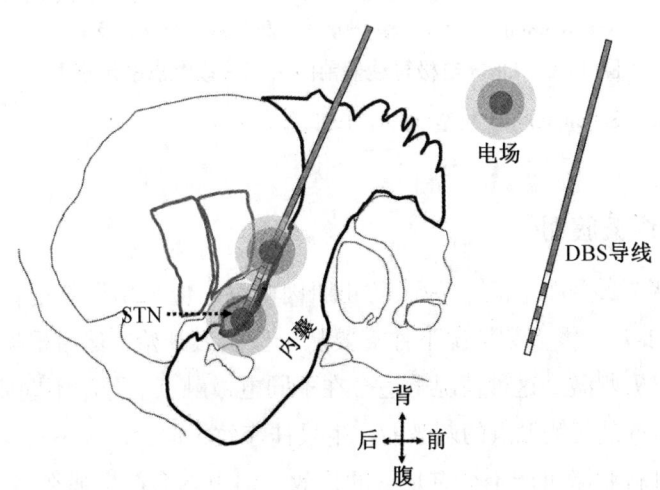

DBS 电极导线偏前。矢状面，AC-PC 中线旁开 17 mm。DBS 电极导线较 STN（红色轮廓）偏前电刺激扩散到内囊（黑色轮廓）导致肌肉收缩。请注意，最腹侧触点和内囊之间的距离几乎等于最背侧触点和内囊之间的距离。这就意味着，如果背侧和腹侧触点单极刺激导致肌肉收缩的阈值大致相同，就说明 DBS 电极导线偏前。这种情况下防止肌肉收缩的最有效方法是使用双极设置，首先尝试宽双极刺激，必要时采用窄双极刺激。

**图 11-5 DBS 电极导线偏前刺激到内囊的示意图**

资料来源：修改自 Schaltenbrand 和 Wahren，1977。

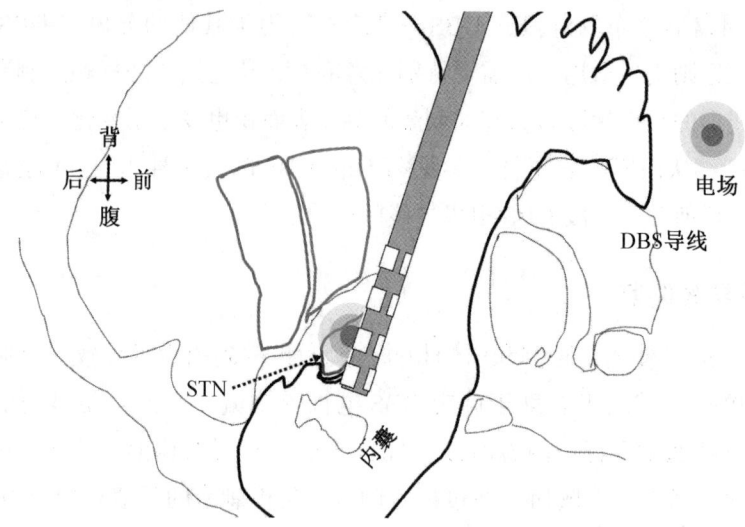

DBS 电极导线偏前。矢状面，AC-PC 中线旁开 17 mm。DBS 电极导线较 STN（红色轮廓）偏前。电刺激扩散到内囊（黑色轮廓）导致肌肉收缩。请注意，最腹侧触点和内囊之间的距离几乎等于最背侧触点和内囊之间的距离。这就意味着，如果背侧和腹侧触点单极刺激导致肌肉收缩的阈值大致相同，就说明 DBS 电极导线偏前。对于植入分段触点 DBS 电极导线的患者，可选择仅向后方发放电流的触点，注意图中的分段触点与电极后面的电场。

**图 11-6　DBS 电极导线偏前时采用分段触点的示意图**

资料来源：修改自 Schaltenbrand 和 Wahren，1977。

## DBS 电极导线偏腹侧

　　DBS 电极导线偏腹侧时，为了防止肌肉收缩，应采用更靠近背侧的电极进行刺激（图 11-7）。大多数情况下你需要从单极刺激开始，然后根据需要调整到宽双极或窄双极刺激。这种情况下适合在不同电极触点上分配不同刺激电流/电压。例如，通过最腹侧触点的刺激能产生最佳疗效，但会产生不良反应。通过更背侧的触点进行刺激可能不会有足够的疗效，但也不会产生那么多的不良反应。这时可以两个触点同时刺激，在最腹部触点用较低的电流/电压刺激，并在背部触点用较高的电流/电压进行刺激。有时，如果 DBS 电极导线太偏向腹侧，以至于每种电极设置都会导致强直性肌肉收缩时，则应在局部麻醉和透视下进行手术，将整个 DBS 电极导线向背侧上提。手术中要打开刺激器监测不良反应和疗效。如果这些措施失败或效果不佳，另一种方法是使用多个负极触点的交叉电脉冲，并在腹侧的触点使用较低的刺激电流/电压（图 11-8）。

第 11 章 底丘脑核 DBS 程控方法

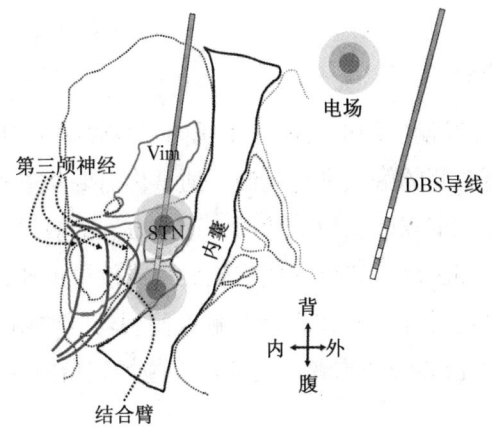

　　DBS 电极导线偏腹侧。冠状面，AC-PC 中点前 4 mm。STN 用红色标出，Vim 用蓝色标出，小脑上脚（也包含红核）用橙色标出，内囊用实心黑色标出。丘脑腹外侧核（未示出）位于背侧和背侧。小脑上脚正好位于 STN 内侧稍后部，内囊位于外侧和腹侧。显示了离开动眼神经核形成第三组颅神经的神经纤维。在这种情况下，DBS 电极导线偏腹侧，当最腹侧触点为负极时，刺激内囊，会引起紧张性肌肉收缩。办法是向背侧移动电场，远离内囊。

图 11-7　DBS 电极导线偏腹侧时上移电场的示意图

资料来源：改编自 Schaltenbrand 和 Wahren，1977。

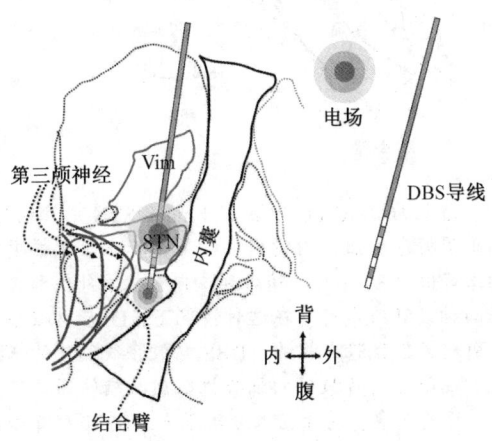

　　DBS 电极导线偏腹侧。冠状面，AC-PC 中点前 4 mm。STN 用红色标出，Vim 用蓝色标出，小脑上脚（也包含红核）用橙色标出，内囊用实心黑色标出。丘脑腹外侧核（未示出）位于背侧和背侧。小脑上脚正好位于 STN 内侧稍后部，内囊位于外侧和腹侧。显示了离开动眼神经核形成第三组颅神经的神经纤维。在这种情况下，DBS 电极导线偏腹侧，当最腹侧触点为负极时，刺激内囊，引起紧张性肌肉收缩。可以使用多个负极交叉刺激的方法，使得较低的刺激电流／电压被施加到更腹侧的触点。注意图中最腹部触点周围的小电场。

图 11-8　DBS 电极导线偏腹侧时采用交叉电脉冲的示意图

资料来源：改编自 Schaltenbrand 和 Wahren，1977。

## DBS 电极导线偏外侧

如果 DBS 电极导线偏外侧也可能发生肌肉强直收缩（图 11-9）。为了防止肌肉收缩，可以通过更背侧的触点进行刺激。通常你需要从单极刺激开始，然后根据需要调整到宽双极或窄双极刺激。然而，这些方法的效果可能很有限，因为最有效的刺激部位还是偏腹侧。如果这些措施失败或效果不佳，另一种方法是使用多个负极触点的交叉电脉冲，并在腹侧的触点使用较低的刺激电流/电压。对于植入分段触点 DBS 电极导线的患者，电流可以施加到指向内侧方向的触点上。

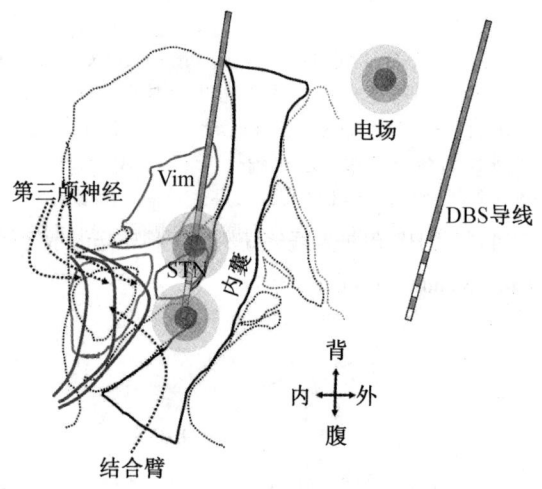

DBS 电极导线偏外。冠状面，AC-PC 中点前 4 mm。STN 用红色标出，Vim 用蓝色标出，小脑上脚（也包含红核）用橙色标出，内囊用实心黑色标出。丘脑腹外侧核（未示出）位于背侧和背侧。小脑上脚正好位于 STN 内侧稍后部，内囊位于外侧和腹侧。显示了离开动眼神经核形成第三组颅神经的神经纤维走行。在这种情况下，DBS 电极导线偏外，当最腹侧触点为负极时，刺激内囊，引起紧张性肌肉收缩。DBS 电极导线偏外的证据是，与最腹侧触点为负极时的阈值相比，最背侧触点为负极时的强直性肌肉收缩的阈值可能更高。一种方法是将电场移至更背侧的位置，远离内囊。对于植入分段触点 DBS 电极导线的患者，电流可以施加到内侧的触点（未示出）。

图 11-9　DBS 电极导线偏外刺激到内囊的示意图

资料来源：改编自 Schaltenbrand 和 Wahren，1977。

## DBS 电极导线偏后

内侧丘系和脊髓丘脑束的上行纤维在 STN 后方。如果 DBS 电极导线偏后，刺激内侧丘系和脊髓丘脑束会产生感觉异常（图 11-10）。一过性感觉异常不是问

第 11 章　底丘脑核 DBS 程控方法

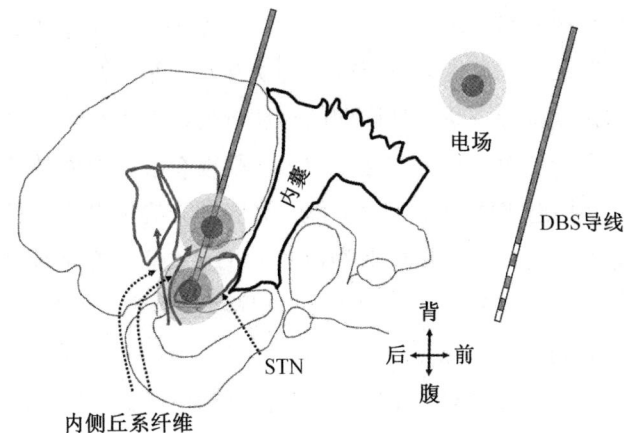

DBS 电极导线偏后。矢状面，AC-PC 旁开 16 mm，STN 红色轮廓，DBS 电极导线偏后。电刺激影响到内侧丘系的纤维，导致感觉异常。防止感觉异常的方法包括使用更多的背触点作为负极来向上移动电场，因为典型的轨迹随着它的下降从前向后倾斜。其他方法包括双极设置，从宽双极开始，必要时采用窄双极刺激。

图 11-10　DBS 电极导线偏后刺激到内侧丘系纤维的示意图

资料来源：改编自 Schaltenbrand 和 Wahren，1977。

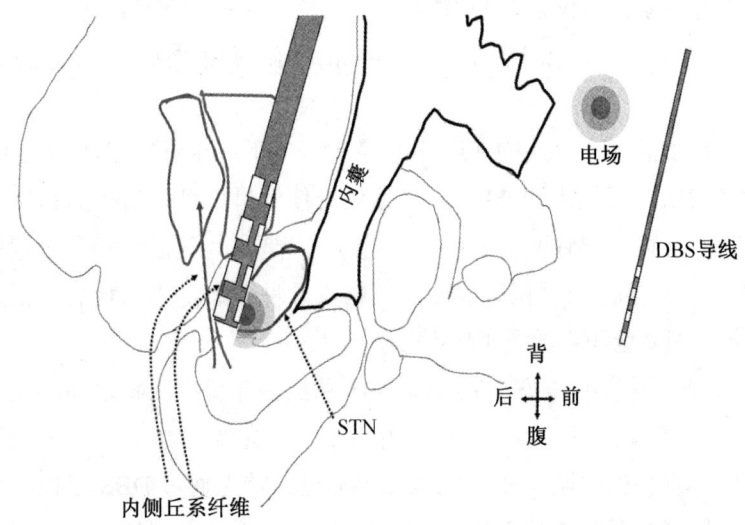

DBS 电极导线偏后。矢状面，AC-PC 旁开 16 mm，STN 红色轮廓，DBS 电极导线偏后。电刺激影响到内侧丘系的纤维，导致感觉异常。对于植入分段触点 DBS 电极导线的患者，电流可以施加到指向前方的触点。注意图中 DBS 电极导线前的小电场。

图 11-11　DBS 电极导线偏后时采用分段触点的示意图

资料来源：改编自 Schaltenbrand 和 Wahren，1977。

题,但需要重视持续性感觉异常。当 DBS 电极导线偏后时,防止感觉异常最有效方法是使用双极设置,首先尝试宽双极刺激开始,必要时采用窄双极刺激。或者通过更背侧的触点进行刺激,从而向前移动电场,因为在矢状面上电极通常是从背前到腹后植入。然而,这种方法的效果可能很有限,因为最有效的刺激部位是腹部。如果这些措施失败或者疗效不佳,另一种方法是多个负极触点的交叉电脉冲,在较腹侧的触点使用较低的刺激电流/电压,而在较背侧的触点使用更高的电流/电压。对于植入分段触点 DBS 电极导线的患者,电流可以施加到指向前方的触点上(图 11-11)。

STN 附近的 DBS 可能会引起患者心理上的不良反应,包括抑郁、躁狂和冲动控制问题。虽然这些不良反应的确切机制尚不清楚,但它们通常是较腹侧触点刺激时产生的,向背侧移动电场通常可以解决这些问题。

## 底丘脑核 DBS 治疗帕金森病

DBS 程控必须作为整个治疗计划中的一部分,特别是对于帕金森病而言。程控师必须是专家,不仅是在 DBS 方面,而且是在药物和其他治疗方面。因此,术后 DBS 的管理不应该由那些在帕金森病的整体管理方面缺乏专业知识的人来承担。

STN-DBS 的主要目的是改善症状。衡量成功的一个标准是药物减少的程度。对药物的继续依赖可能表明 DBS 没有达到最佳效果。尽管治疗的目标不是减药或停药(除非药物会导致明显的不良反应),但是一些程控师倾向于过快地放弃进一步的 DBS 程控,而更积极地使用药物。这种策略是不明智的。很显然,如果药物有效,患者就不会接受 DBS 手术。

DBS 程控并不简单,尤其是协调 DBS 和抗帕金森病药物之间的关系。一些程控师在 DBS 启动时随意减少药物的用量,这可能导致患者症状急剧恶化,并使患者面临并发症的风险。相反应该循序渐进,首先通过 DBS 程控来改善患者的症状,然后减少药物,接着进行进一步 DBS 程控,再调整药物,直到症状控制到最好状态。这种方法需要时间、耐心以及患者、护理人员和程控师的协作。特别重要的是需要足够频繁地查看患者,以便在合理的时间内对可能的程控选项进行彻底的探索。程控中最常见的错误之一是过早放弃尝试。

患者通常会服用多种抗帕金森病药物,哪种药物最先减少取决于药物相关不良反应的严重程度。例如，如果异动症是主要问题，那么首先要减少最有可能导致异动症的药物。按照异动症风险从大到小的顺序，这些药物分别是：

（1）儿茶酚胺-氧位-甲基转移酶（COMT）抑制剂，如恩他卡朋或托卡朋；

（2）速释卡比多巴-左旋多巴；

（3）卡比多巴-左旋多巴控释剂；

（4）左旋多巴/卡比多巴十二指肠输注；

（5）多巴胺受体激动剂，如普拉克索、罗替戈汀透皮贴和罗匹尼罗；

（6）抗胆碱能药，如苯妥英和苯海索。

如果认知或精神问题是最严重的，那么最有可能导致这些并发症的药物应该首先减少。它们依次为：

（1）抗胆碱能药；

（2）普拉克索；

（3）罗匹尼罗；

（4）卡比多巴-左旋多巴控释剂；

（5）左旋多巴/卡比多巴十二指肠输注；

（6）COMT抑制剂；

（7）速释卡比多巴-左旋多巴。

因为STN-DBS的主要目的是改善症状，所以在程控期间要求症状应该很明显。因此，应该要求患者在前一晚停用帕金森病药物，以便让他们的症状在程控期间显现出来。然而，停用药物需要小心，患者停药可能加重症状，并有出现并发症的风险，如跌倒和罕见的恶性综合征。程控早上第一件事就是询问患者感觉如何。如果状态很差有危险，就让患者继续服药。另一种方法是允许患者服用第一剂晨药，在服用下一次药物前进行程控。理论推测，这些药物的作用很小，此时任何不受DBS控制的症状都将是显而易见的。

由于治疗帕金森病药物和DBS之间存在协同作用，应评估DBS程控后患者的药物相互作用情况。通常程控后，患者立即服药，1小时药效达到顶峰，程控师再评估药物相关的不良反应。若不良反应恶化则不要试着减少电刺激，而应减少药量。

不同症状对程控刺激变化的反应时间不一。震颤和肌张力的反应时间为数秒，运动迟缓的反应在几秒到几分钟内。姿势和步态障碍的反应可能需要数十分钟。因此，最初的DBS参数主要是基于震颤、肌张力、运动迟缓和不良反应等表现来确定，20分钟后应观察评估患者姿势的稳定性和步态情况。

一些上市的和即将上市的 IPG 是可充电的。虽然这减少了 IPG 更换手术，但仍会让人担忧不及时充电引起 IPG 不工作的相关后果。尤其是帕金森病患者中很多患者用药大幅减少，比较依赖 DBS 程控控制病情。这意味着 IPG 失效时帕金森病症状可能急剧恶化，给患者带来严重后果。

## 底丘脑核 DBS 治疗其他疾病

STN-DBS 越来越多地被应用到神经系统疾病、精神系统疾病的临床试验中。这些额外的适应证包括肌张力障碍和原发性震颤。与刺激直接相关的不良反应与这里描述的非常相似，对抗不良反应的方法也同样适用。

（杨　艺）

# 苍白球内侧部 DBS 程控方法

**第 12 章**

## 苍白球内侧部的局部解剖

苍白球内侧部（GPi）感觉运动区的腹侧是视束。刺激影响到视束时会产生光幻视（在没有光线实际进入眼睛的情况下看到闪光）。内囊位于苍白球的后侧，受到刺激会引起肌肉紧张性收缩。前面是非运动区域，刺激可能会导致认知和个性的改变，尽管这些问题的发生率远低于 STN-DBS。

## DBS 电极导线偏离苍白球内侧部时的不良反应

### DBS 电极导线偏腹侧

如果 DBS 电极导线偏腹侧，电流会刺激到内囊导致肌肉紧张性收缩；并影响视束，导致光幻视（视野中明亮闪烁的光；见图 12-1）。通常的应对方法是向背侧移动电场，首先采用单极设置，随后是双极设置。

这种情况还适合在不同电极触点上分配不同刺激电流/电压。例如，单独使用最腹侧触点刺激的临床反应最有效，但会产生不良反应，而使用更靠背侧触点刺激不会产生足够的疗效，但也不会产生同样多的不良反应。这时可以使用较低的电流/电压刺激最腹部的触点，并在更高的电流/电压下刺激更背侧的触点（图 12-2）。

对于使用了分段 DBS 电极导线的患者并且仅有光幻视一种不良反应时，还有一种选择是使用向后的分段刺激。请注意，这些建议是基于触点在垂直于电极导线长轴的平面上围绕导线圆周扇形分布的分段式 DBS，可能不适用于其他

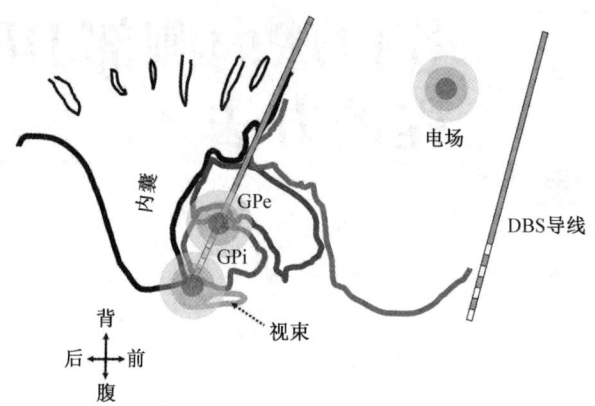

矢状面，AC-PC 旁 22 mm，DBS 电极导线偏向 GPi（红色轮廓）的腹侧。

另外还显示了 GPe（蓝色）、视束（绿色）和内囊（黑色）。在这种情况下，电刺激扩散到视束纤维，引起视觉障碍，如光幻视。防止光幻视的方法包括使用更背侧触点作为负极来向上移动电场。其他方法还有双极设置的使用，从宽双极开始，必要时采用窄双极刺激。

**图 12-1　DBS 电极导线偏腹侧刺激到视束的示意图**

资料来源：修改自 Schaltenbrand 和 Wahren，1977。

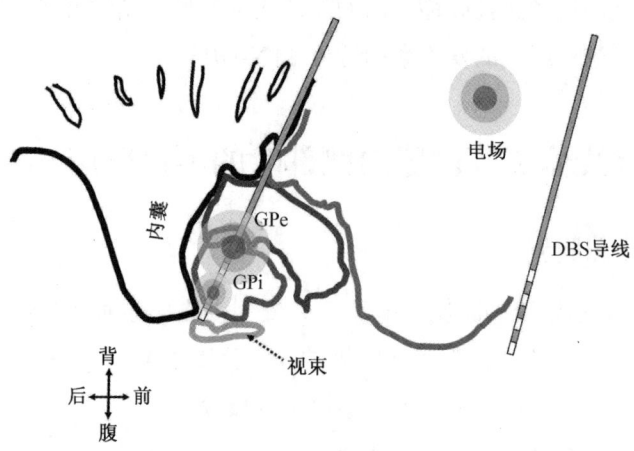

矢状面，AC-PC 旁 22 mm，DBS 电极导线偏向 GPi（红色轮廓）的腹侧。

另外还显示了 GPe（蓝色）、视束（绿色）和内囊（黑色）。在这种情况下，电刺激扩散到视束纤维，引起视觉障碍，如光幻视。刺激内囊后肢会产生强直性收缩。在保持最佳临床疗效的同时防止光幻视和强直性收缩的方法之一，是在不同的连续圆柱形触点之间分配刺激电流。在这种情况下，较高强度的背侧触点刺激不会产生不良反应但缺乏足够的临床疗效。因此还要在腹侧触点部位予以较低强度的电场，以增加临床疗效而且不会造成不良反应。注意图中最腹侧触点处的较小电场。

**图 12-2　DBS 电极导线偏腹侧时采用交叉电脉冲的示意图**

资料来源：修改自 Schaltenbrand 和 Wahren，1977。

的分段式 DBS 导线结构，但一般原则仍然适用。还需要特别注意的是，从连续的圆柱触点刺激变成分段电极导线上的触点片段时，施加刺激的触点表面积也发生了变化。这可能会改变电流密度，从而影响安全性（参见第 5 章 DBS 的安全性）。这些注意事项适用于本教材中任何关于分段 DBS 电极导线的讨论。

由于 DBS 导线在矢状面上的典型轨迹是从前背侧到后腹侧，因此偏后方向的触点也将指向背侧（图 12-3）。如果这种应对方案失败，患者可以再次手术，局部麻醉进行持续的 DBS 测试，在透视下将 DBS 电极导线向背侧上提。

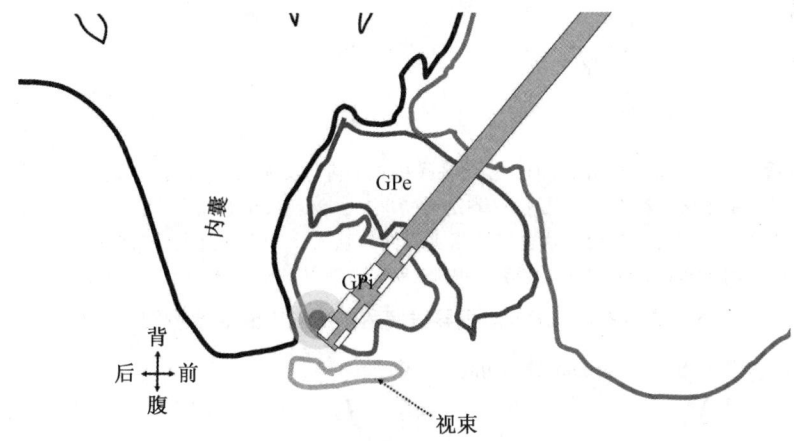

矢状面，AC-PC 旁 22 mm，DBS 电极导线偏向 GPi（红色轮廓）的腹侧。

另外还显示了 GPe（蓝色）、视束（绿色）和内囊（黑色）。在这种情况下，电刺激扩散到视束纤维，引起视觉障碍，如光幻视。在这种情况下，使用分段 DBS 电极导线。由于 DBS 电极导线的植入方向，最腹侧触点组中偏后的分段位置更靠近背侧，因此更远离视束，这将提高产生光幻视的阈值。注意图中 DBS 分段电极后侧和背侧的较小电场。

图 12-3　DBS 电极导线偏腹侧时采用分段触点的示意图

资料来源：修改自 Schaltenbrand 和 Wahren，1977。

## DBS 电极导线偏后

如上所述，如果 DBS 电极导线偏后，电流将会影响到内囊，导致强直性肌肉收缩（图 12-4）。偏内侧的电极通常也靠近内囊后肢，因为内囊后肢走行越向内时越偏前。通常 DBS 电极导线在矢状面上从前背侧向后腹侧植入。如果出现偏内侧或偏后侧的问题，将电场移向背侧的同时可将电场移向更前方。然而，这种方法的益处可能是有限的，因为最有效的刺激部位可能偏向腹侧和后侧。如果这些措施失败且疗效不佳，另一种方法是用多个负极交叉刺激，使较低的刺激电

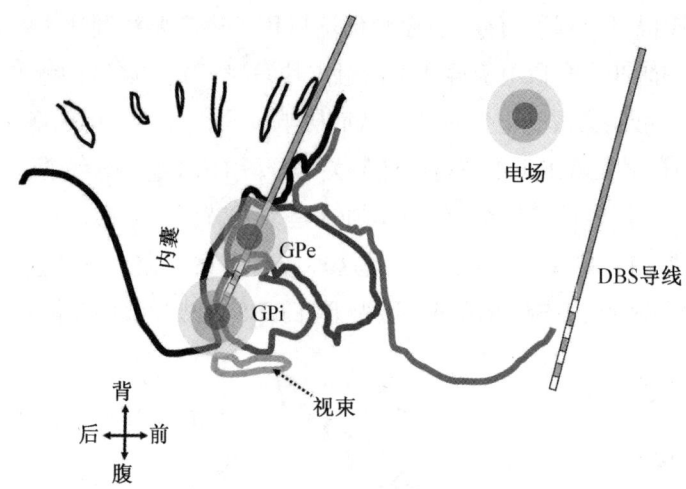

矢状面，AC-PC 旁 22 mm，DBS 电极导线偏向 GPi（红色轮廓）后侧。另外还显示了 GPe（蓝色）、视束（绿色）和内囊（黑色）。在这种情况下，电刺激扩散到内囊的纤维，导致肌肉紧张收缩。防止强直性肌肉收缩的方法包括使用更背侧的触点作为负极向上移动电场，因为植入路径上通常是更背侧的触点更靠前。其他方法包括双极设置，从宽双极开始，必要时采用窄双极刺激。

图 12-4　DBS 电极导线偏后刺激到内囊的示意图

资料来源：修改自 Schaltenbrand 和 Wahren，1977。

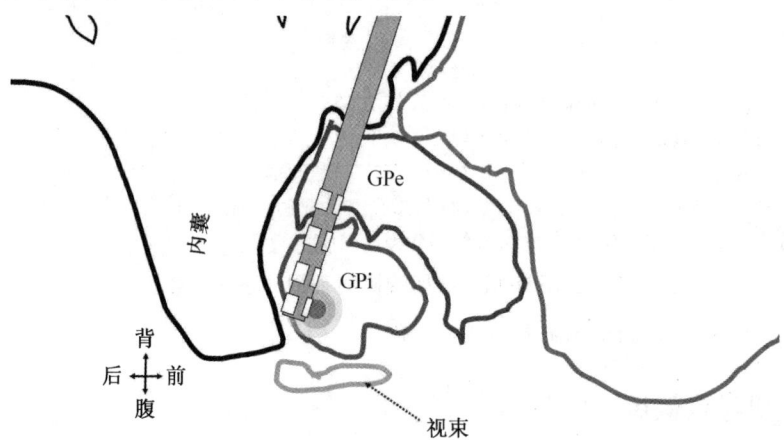

矢状面，AC-PC 旁 22 mm，GPi 红色轮廓，DBS 电极导线偏后侧。显示了蓝色的 GPe、绿色的视束和黑色的内囊。在这种情况下，电刺激扩散到视束纤维，引起视觉障碍，如光幻视。电刺激扩散到内囊的纤维，导致肌肉紧张收缩。在这种情况下，使用分段 DBS 电极导线。由于 DBS 电极导线的植入走向，最腹侧触点组中的前段将使电场远离内囊的后肢，这将提高产生紧张性收缩的阈值。注意图中 DBS 电极导线前的小电场。

图 12-5　DBS 电极导线偏后时采用分段触点的示意图

资料来源：修改自 Schaltenbrand 和 Wahren，1977。

流/电压施加到腹侧的触点，而较高的刺激电流/电压施加到背侧的触点。

对于分段DBS电极导线来说，另一个选择是使用指向前方的分段（图12-5）。如果这种应对方案失败，患者可以再次手术，局部麻醉进行持续的DBS测试，在透视下将DBS电极导线向背侧上提。

### DBS电极导线偏前或偏外侧

当DBS电极导线太偏前或偏外时，症状通常不能有效地改善。在这种情况下，可能需要扩大刺激范围，使电场向后向内扩展以刺激到靶点。可能有必要采用单极、宽双极和多个负极刺激。

## 苍白球内侧部DBS治疗帕金森病

苍白球内侧部DBS程控通常采用两种策略，不同之处在于抑制异动症的作用方面。一种方法是使用DBS控制异动症，允许更积极地使用药物。另一种是采用GPi的DBS来改善帕金森病症状，并希望减少药物使用。因此，这些策略是基于药物使用的意向，主要考虑如何根据患者的用药来进行DBS程控。

在一些患者中，DBS的主要目的是允许更积极的药物治疗。例如，症状控制良好的患者可能仍然存在异动症，并且没有其他不良反应。对于这些患者，DBS的首要目标是减少异动，让患者从药物中获益。也就是说，减少用药并不是这些患者的目标，直接抑制异动是DBS的主要目标。GPi的DBS减少了异动症，允许患者增加治疗其他症状的药物。

另一种方法的目的是减少对药物的需求，DBS旨在减轻症状，原因要么是疗效不佳，要么是因为药物相关的不良反应。在这些患者中，改善症状是主要目标，减少用药是次要目标。

对于以控制异动为主要目标的患者，最初的DBS程控应该在药效最强的时候进行，特别是药物引起异动时。一般来说大约是在常规服用药物后1小时。此时观察可以评估药物与DBS协同作用的治疗效果。例如，如果患者处于药物治疗最佳状态并伴有异动，则需要进行DBS参数调整以抑制异动。

此外，还应该在药物作用最小时观察患者，通常是在服用下一次抗帕金森病药物之前。此时患者的状况有助于决定如何调整药物，因为在药效最低的状态下，治疗效果主要来自DBS。这将有助于DBS效果的观察，然后判断如何改变药物以获得更多的疗效。

对于以症状控制为主要目标的患者，应该在药物作用最小时对 DBS 参数进行程控。该方法类似于第 11 章中描述的 STN 程控。

不同的症状对刺激变化做出反应所需要的时间也不同。初始得 DBS 参数应主要基于震颤、肌张力、运动迟缓和不良反应等来判断，而姿势稳定性和步态情况应在大约 20 分钟后进行评估。

一些临床上已经使用和即将使用的 IPG 是可充电的。它们在减少 IPG 置换手术方面具有显著优势，但不及时充电导致 IPG 失效的后果令人担忧。对于帕金森病患者来说，这尤其重要。许多患者能够大大减少药物，因此在很大程度上依赖 DBS 控制症状。这也就意味着，在 IPG 失效的情况下，患者的帕金森病症状可能会急剧加重，使其面临严重后果。对于苍白球内侧部 DBS 用于抑制异动的患者，IPG 的突然失效可能导致更严重的异动，从而对其健康和安全构成严重威胁（见第 5 章 DBS 的安全性）。

## 苍白球内侧部 DBS 治疗肌张力障碍

肌张力障碍的 DBS 程控很复杂，原因在于，尽管肌张力障碍症状可能在刺激后立即得到改善，但最佳效果可能在数周或数月后才能看到。对于帕金森病，因为响应相对较快，可以从能产生最小电流的参数开始程控，然后增加电流/电压，并且可以在程控期间进行评估。然而，这种方法用于肌张力障碍是有问题的。另一方面，如果每隔几周才增加电流/电压，则需要太长时间来控制肌张力障碍的症状。

一种方法是从症状得到控制的最大参数开始。例如，可以从较长宽脉开始，通常为 150～180 μs，频率为 150 pps，恒压模式时设置接近 IPG 电池电压的电压，或者在恒流模式时设置对应于 IPG 电池电压的电流；设置最腹侧触点的单极刺激，因为该触点最有可能位于 GPi 的感觉运动区。这些初始参数应根据患者的不良反应进行调整。观察至少 3 周或者直到患者症状进入平台期。然后调整参数，增加电压、电流或设置多个负极。

一些肌张力障碍患者需要较高的刺激电流/电压、脉宽或频率，这可能会显著缩短电池寿命。在这些情况下可充电系统是一个优势。然而，必须考虑充电不及时导致 IPG 失效的后果。

药物调整或肌肉注射肉毒杆菌毒素通常不是需要为肌张力障碍患者考虑的主要问题。大多数药物相对无效，而在 DBS 手术前已经知道药物治疗效果不佳。一般来说，DBS 明显有效之前不需改变患者的用药。

## 苍白球内侧部 DBS 治疗运动增多疾病

虽然 DBS 治疗运动增多疾病，如抽动秽语综合征、亨廷顿病和迟发性运动障碍尚未获得美国食品和药物管理局的批准，但大量证据支持苍白球内侧部 DBS 对这些疾病的疗效（Montgomery，2015）。多种运动增多疾病都对 DBS 有反应本身就是一个强有力的论据，提示 DBS 是一种症状特异性治疗，而不是疾病特异性治疗。这一点意义重大。通常在疼痛的临床试验中，并不会针对每一种可能的疼痛原因分别进行研究，这是因为已经推定止痛药物只是与症状相关而无须考虑原因。将这一逻辑延伸到运动增多疾病，则意味着"对导致运动增多的每种疾病均进行临床试验"不应该是使用 DBS 疗法解决该症状的先决条件。然而，我们必须要谨慎。帕金森病的 DBS 治疗不能被视为对症治疗，因为在原发性帕金森病中可以经 DBS 改善的有些症状在非典型帕金森综合征中没有改善。运动增多疾病中的 DBS 程控方法类似于上文中提到的苍白球内侧部 DBS 抑制左旋多巴诱导的异动症，异动使原发性帕金森病更加复杂。

（杨　艺）

# 丘脑腹侧中间核 DBS 程控

## 第 13 章

## 丘脑腹中间核的局部解剖

丘脑腹中间核（Vim）是 DBS 的靶点，丘脑腹尾核（Vc）在 Vim 后方，电刺激 Vc 会引起难以缓解的感觉异常。内囊中的皮质脊髓和皮质延髓束在 Vim 的外侧和腹侧。电刺激内囊会引起肌肉强直性收缩。丘脑的核团有多种命名方法，过去我常提到丘脑腹外侧核（VL），这一术语常用在生理学中，但在 DBS 相关文献中它的另一个名字就是丘脑腹中间核（Vim）。确切地说，VL 是指丘脑接受内侧苍白球（GPi）和小脑传入的区域，Vim 则是接收小脑传入的区域，因此属于 VL 内的亚区。Vim 是 DBS 治疗震颤性疾病的靶点。（注意，丘脑的其他核团也是 DBS 靶点，可治疗 Tourette 综合征，癫痫和微意识状态的患者。）

## DBS 导线偏离丘脑腹中间核时的不良反应

### DBS 电极导线偏后

若电极放置偏后，电流会影响到 Vc，引起强烈的感觉异常（图 13-1）。虽然短暂的感觉异常不是问题，但持续的感觉异常需要谨慎对待。通过使用更靠近背侧的触点为负极触点，将电场移向背侧能减轻感觉异常。这一操作通常都会有效，因为电极在矢状面一般是从前往后（图 13-1）。因此将电场往背侧移产生的效果相当于 DBS 电极导线前移，但该策略取决于电极导线在矢状面上的方向。例如电极导线在矢状面上的角度过浅时，将电场沿电极长轴移向背侧时可能会导致电场偏前（见下面的讨论）。上述方法的价值可能有限，因为最有效的刺激部位可能更靠近腹侧，特别是 DBS 电极导线角度相对于局部解剖结构过浅时。如果这些措施失败，疗效不佳，还可以使用多个负极交叉刺激，使较低的刺激电流/电压

# 第 13 章　丘脑腹侧中间核 DBS 程控

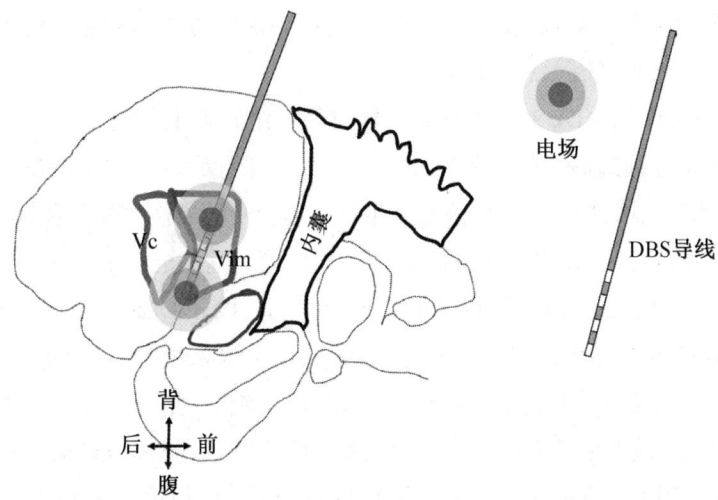

AC-PC 间线外侧 16 mm 矢状面上，DBS 电极导线位置偏向 Vim（红线圈出）后侧。电刺激扩散到 Vc 引起感觉异常。防止该不良反应的方法是将更靠近背侧的触点作为负极触点将电场上移，因为通常电极导线向下插入的轨迹是从前往后。另外还可以使用双极刺激，从宽距双极刺激开始，必要时变为窄距双极刺激。

图 13-1　DBS 电极导线偏后刺激到丘脑腹尾核的示意图

资料来源：修改自 Schaltenbrand 和 Wahren，1977。

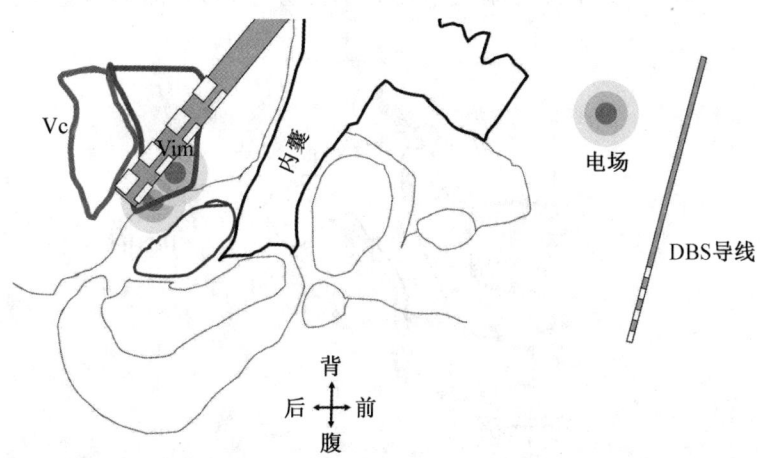

AC-PC 间线外侧 16 mm 矢状面上，DBS 电极导线位置偏向 Vim（红线圈出）后侧。电刺激扩散到 Vc，导致感觉异常。如果植入了分段 DBS 电极导线，最腹侧触点组上的偏前触点将使电场向前移动并远离后方的丘脑腹尾核，从而降低了限制治疗效果的感觉异常的风险。注意图中 DBS 电极导线前的较小电场。使用最腹侧触点组前触点的另一个优势是电场不会移动得太偏前，特别是在矢状面角度较浅的情况下。

图 13-2　DBS 电极导线偏后时采用分段触点的示意图

资料来源：修改自 Schaltenbrand 和 Wahren，1977。

施加到腹侧的触点，而较高的刺激电流/电压施加到背侧的触点。此外还可以逐步使用更窄间距的双极触点刺激。

如果使用了分段 DBS 电极导线，最腹侧一组触点上的偏前触点刺激可以使电场向前移动并远离后方的丘脑腹尾核，这样一来导致疗效受限的感觉异常风险就能降低。使用最腹侧触点组的前触点也具有不会使电场移动过于靠前的优点，特别是电极导线在矢状面角度较浅的情况下。请注意，这些建议是基于触点在垂直于电极导线长轴的平面上围绕导线圆周扇形分布的分段式 DBS，可能不适用于其他的分段式 DBS 导线结构，但一般原则仍然适用。还需要特别注意的是，从连续的圆柱触点刺激变成分段电极导线上的触点片段时，施加刺激的触点表面积也发生了变化。这可能会改变电流密度，从而影响安全性（参见第 5 章 DBS 的安全性）。这些注意事项适用于本书中任何关于分段 DBS 电极导线的讨论（图 13-2）。

## DBS 电极导线植入方向不佳

如果在矢状面上电极导线与垂直面的角度过大（即过浅）时，电极导线上可能只有 1 个负极或者没有负极位于 Vim，其他触点可能位置过深落在 Vc，或者位置过浅落在丘脑中接受基底节传入的部分（Vop）（图 13-3）。Vim 腹侧的

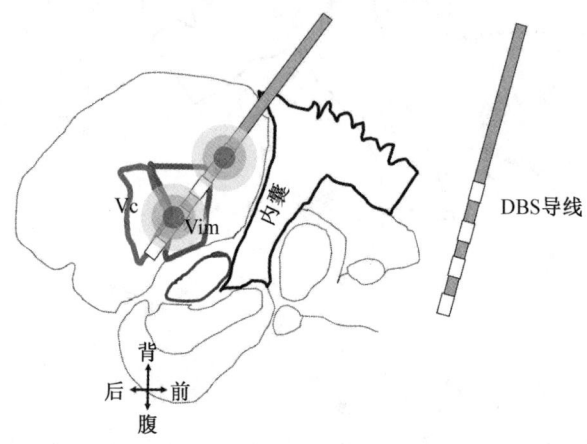

AC-PC 间线外侧 16 mm 矢状面上，植入到 Vim（红线圈出）的 DBS 电极导线植入角度太浅，结果导致最腹侧触点或腹侧触点位于或接近 Vc，电刺激此处引起感觉异常。背侧触点和最背侧触点没有最佳定位到 Vim 中，导致临床疗效欠佳。通常这样的 DBS 电极导线位置需要重新手术植入。

图 13-3　DBS 电极导线植入角度过浅示意图

资料来源：修改自 Schaltenbrand 和 Wahren，1977。

第 13 章　丘脑腹侧中间核 DBS 程控

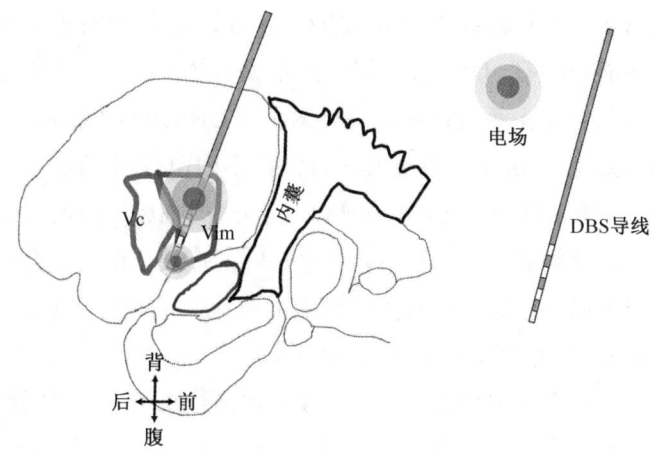

AC-PC 间线外侧 16 mm 矢状面上，植入到 Vim（红线圈出）的 DBS 电极导线植入角度太浅，结果导致最腹侧触点或腹侧触点位于或接近 Vc，电刺激此处引起感觉异常。背侧和最背侧触点没有最佳定位到 Vim 中，导致临床疗效差。通常这样的 DBS 电极导线位置需要重新手术植入。但也可以尝试最腹侧触点施加较小电流的交叉电脉冲。注意图中最腹部触点周围的小电场。

图 13-4　DBS 电极导线植入角度过浅时采用交叉电脉冲的示意图

资料来源：改编自 Schaltenbrand 和 Wahren，1977。

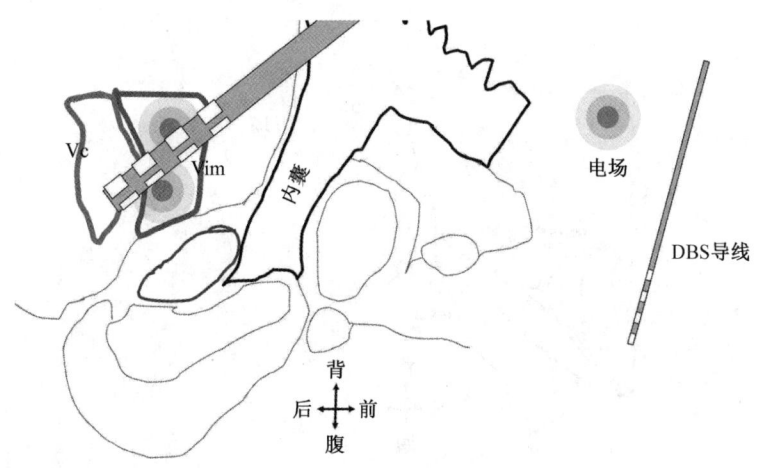

AC-PC 间线外侧 16 mm 矢状面上，植入到 Vim（红线圈出）的 DBS 电极导线植入角度太浅，结果导致最腹侧触点或腹侧触点位于或接近 Vc，电刺激此处引起感觉异常。背侧触点和最背侧触点植入 Vim 的位置不佳，导致临床疗效欠佳。如果这时使用了分段 DBS 电极导线，可以使用腹侧触点组的前向触点和背侧触点组的后向触点进行刺激，可以把刺激局限在 Vim 中，避免刺激到后方的 Vc。

图 13-5　DBS 电极导线植入角度过浅时采用分段触点的示意图

资料来源：修改自 Schaltenbrand 和 Wahren，1977。

触点或许会在 Vc 中，刺激此处会导致感觉异常，偏背侧的触点或许会在 Vop 中，Vop 是苍白球接收区，DBS 在那里可能不太有效。因此，手术时应尽可能将 DBS 电极导线在矢状面上垂直植入。过于偏浅的 DBS 电极通常需要重新植入。

DBS 电极导线在矢状面上角度太浅时，在不同电极触点上分配不同刺激电流/电压可能会合适。例如，通过较腹侧触点刺激的临床反应最有效，但会产生不良反应。通过较背侧触点的刺激不会产生足够的疗效，但也不会产生同样多的不良反应。这时可以在较腹侧的触点以较低的电流/电压进行刺激，并在较背侧的触点以更高的电流/电压进行刺激（图 13-4）。

在使用分段电极导线的情况下，将电场施加到较腹侧触点组的前触点使电场前移，同时使用较背侧触点组的后触点向后投射电流，从而最大化 Vim 的激活组织范围（图 13-5）。这对于 DBS 在矢状面上非常浅时尤其有利。对于圆周连续的触点，较腹侧触点可能过于偏后而无法避免限制疗效感觉异常的不良反应，较背侧触点又位于 Vim 前方而缺乏治疗效果。而对于分段触点，可以在最腹侧或

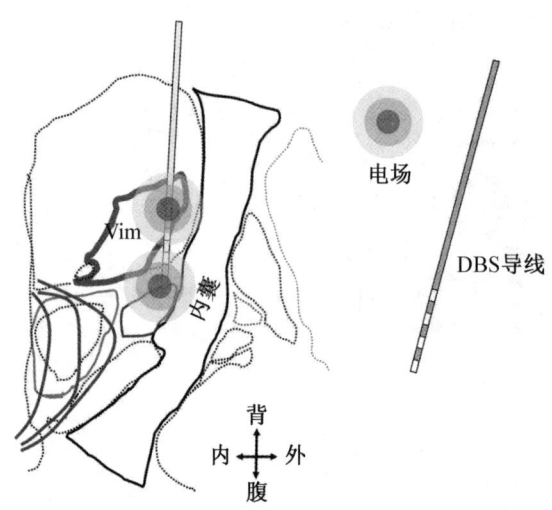

冠状面，AC-PC 间线中点前 4 mm。红线表示 Vim，电刺激扩散到内囊（黑线圈出）引起肌肉收缩。内囊更靠近最腹侧触点，两者间的距离小于最腹侧触点到内囊的距离。这一差异意味着使用背侧触点单极刺激时肌肉强直收缩的阈值大于通过腹侧触点刺激时的阈值。DBS 电极导线位置偏外时，为防止肌肉强直性收缩，最有效的方法是将电场往高移动或者使用双极排列，从宽距双极开始必要时变为窄距双极刺激。

图 13-6　DBS 电极导线偏外刺激到内囊的示意图

资料来源：修改自 Schaltenbrand 和 Wahren，1977。

次腹侧触点组中使用前触点，从而保证电场在 Vim 中。

## DBS 电极导线偏外

内囊与 Vim 外侧和腹侧相邻。刺激内囊能引起对侧肌肉强直性收缩。各触点依次单极刺激有助于判断 DBS 电极导线过深或偏外（图 13-6）。电极偏外时，最背侧负极触点刺激导致肌肉强直性收缩的阈值与最腹侧触点刺激的阈值相同，因为这时电极通常在内囊前并与之平行。DBS 电极导线偏外时防止肌肉收缩最有效的方法是使用双极刺激，从宽距双极刺激开始，必要时变为窄距双极刺激。在使用分段 DBS 电极导线的情况下，解决电极偏外的另一种方法是使用指向内侧的触点（图 13-7）。

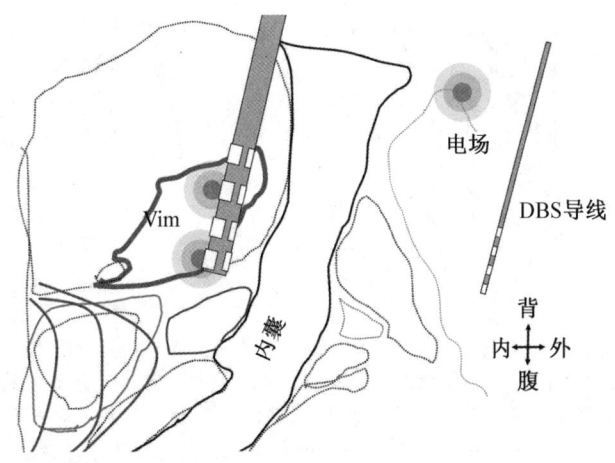

冠状面，AC-PC 间线中点前 4 mm。红线表示 Vim，电刺激扩散到内囊（黑线圈出）引起肌肉收缩。如果使用分段 DBS 电极导线，另一种应对电极偏外的方法是使用指向内侧的触点。注意图中 DBS 电极导线内侧的小电场。

**图 13-7　DBS 电极导线偏外时采用分段触点的示意图**

资料来源：修改自 Schaltenbrand 和 Wahren，1977。

## DBS 电极导线偏腹侧

如果 DBS 电极导线放置得太深或者说太偏向腹侧，腹侧触点刺激时肌肉强直收缩的阈值小于更背侧触点刺激时的阈值（图 13-8）。此时为防止肌肉强直性收缩，应使用更靠近背侧的触点刺激。可从单极刺激开始，必要时变为宽距双极刺激和窄距双极刺激。这种情况还适合在不同电极触点上分配不同刺激电流／电压。例如，通过较腹侧触点刺激的临床反应最有效，但会产生不良反应。通过较背侧触点的刺激不会产生足够的疗效，但也不会产生同样多的不良反应。这时可以在较腹侧的触点以较低的电流/电压进行刺激，并在较背侧的触点以更高的电流/电压进行刺激（图13-4）。如果DBS电极导线过于腹侧以至于每种电极设置都会导致强直性肌肉收缩，可以在局部麻醉和透视下将DBS电极导线向背侧上提。手术期间应予以患者电刺激，以监测电极导线新位置的不良反应和疗效。

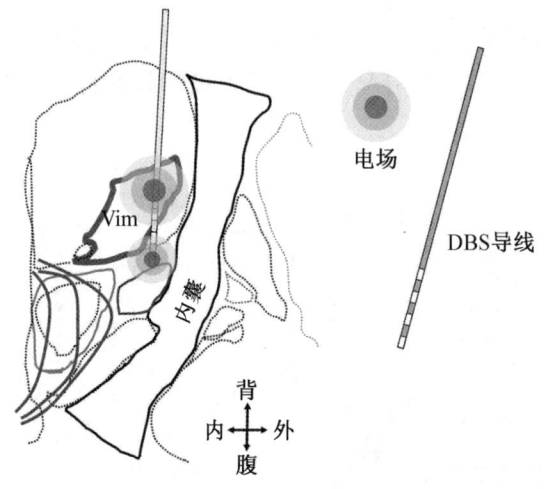

AC-PC 间线外侧 16 mm 的侧状面，DBS 电极导线偏腹侧

这种情况可能适合在不同电极触点上分配不同刺激电流/电压。例如，最腹侧触点的刺激在产生临床反应方面最有效，但会产生不良反应。更背侧触点刺激不会产生足够的疗效，但也不会产生太多的不良反应。因此可以在较低的刺激电流/电压下通过最腹侧触点进行刺激，然后在更高的刺激电流/电压下通过较背侧的触点进行刺激。

图 13-8　DBS 电极导线偏腹侧时采用交叉电脉冲的示意图

资料来源：修改自 Schaltenbrand 和 Wahren，1977。

# DBS 对言语、语言和吞咽的影响

接受丘脑 DBS 的患者有时会出现言语、语言和吞咽问题。因此，丘脑 DBS 手术的一个相对排除标准就是已经存在的明显言语或吞咽问题。丘脑 DBS 影响言语和吞咽的机制尚不清楚。这些情况可能发生在没有其他 DBS 不良反应患者的身上，这表明 DBS 影响言语和吞咽并不需要直接影响到 Vc 或内囊。有时增加刺激强度会引起强直性肌肉收缩，这说明电极可能偏外，刺激扩散到了内囊后肢中的皮质延髓束。通常的设想是，将DBS放在丘脑Vim中的头部代表区（更靠近内侧）更有可能造成这些问题。

对于使用分段DBS电极导线的患者，可以使用外侧朝向的触点。使用外侧触点可以将电场引向外侧，远离头部代表区，从而减少言语、语言和吞咽问题。

通常没有什么程控方法可以在不降低治疗收益的情况下减少言语和吞咽并发症。因此，一些中心通常使用允许患者或其护理人员调节刺激电压或电流的IPG。这样，当语音或吞咽的控制相对于抑制震颤更重要时，患者或护理人员可以将IPG设置为较低的电压或电流。相反，当震颤控制相对更重要时，IPG可以设置为更高的电压或电流。大多数IPG允许患者或者看护人在预设的数组电极设置和刺激参数之间切换，从而降低了患者控制的复杂程度。注意对于某些刺激器，患者或其护理人员自行增加刺激电压（或任何其他参数），即使刺激电压超过安全水平时，他们使用的装置也不会发出警告。因此，应该限制刺激参数（例如电压）的上限以将刺激保持在安全范围内。同样重要的是，要认识到在计算电流密度时，一些IPG只是假设治疗阻抗为特定值（参见第5章 DBS的安全性）。关于每种IPG的具体情况，应该查阅相应的制造商手册。

## 丘脑腹中间核DBS治疗震颤

目前，丘脑DBS的主要目标是控制震颤。震颤对DBS刺激参数改变的反应非常迅速，因此可以小增量改变刺激参数。从通常能改善症状的最低参数开始，比如150 μs脉宽、130 pps频率的单负极刺激（实践中经常是从更低的脉宽开始，例如60 μs；但请参考第9章中对脉宽的讨论）。如果患者正在服用抗震颤药物，在药物作用最弱时开始程控，通常是在停药一夜之后或者下一次服用药物之前。可以要求患者推迟服用特定的药物，直到进行DBS程控。但是这样做要谨慎。如果患者的症状无法忍受，或者未按处方服药出现安全风险时，建议患者继续服用药物，然后在诊所观察患者直到下一次服药时间。这种方法对帕金森病患者也特别有用。另外重要的是，更换刺激参数后，服用抗震颤药物要留观1小时左右。

截至本书成稿时，美国食品和药物管理局批准的丘脑DBS适应证为原发性帕金森病和特发性震颤。即便如此，只有单侧DBS获得了美国FDA的批准。然而，对于控制中线震颤来说双侧丘脑DBS是必需的，特别是头部震颤。当双侧震颤都得到控制时，一些患者受益匪浅。在这种情况下，双侧丘脑 DBS 震颤应被视为"标签外使用"，而并非实验或研究性质。与运动增多疾病的情况一样，无论是何病因（如多发性硬化或外伤），丘脑 DBS 在治疗小脑传出震颤方面都是有效的。然而，接受这些"标签外使用"还存在问题，对于临床实验和病例报告中哪些结果能够被接受的认识不统一更加剧了这一点（Montgomery，2008a）。

（杨　艺）

# 选择电极设置和刺激参数的方法

## 第 14 章

第 9 章（程控的方法）提供了有关 DBS 程控方法的一般性讨论。第 9 章中的重点是作为程控根本的神经电生理学原理，而不是针对每种具体情况的明确程控方法。第 11 章、第 12 章和第 13 章中讨论了不同 DBS 靶点的程控方法。这些方法强调了根据患者对 DBS 的反应，想象出 DBS 触点相对于个体患者独特局部解剖中的位置。例如，当 STN 附近的 DBS 刺激导致感觉异常同时又不足以产生临床效果时，说明 DBS 电极导线位置过于偏后。了解 DBS 电极导线在矢状面上的角度可以发现，电场移向背侧的同时也会向前移动，从而减少感觉异常的风险。

一些程控师觉得想象出患者局部解剖、DBS 电极导线位置以及电场范围并不容易。不幸的是，神经影像也不太可能提供这种帮助（原因见附录《自动辅助 DBS 程控》中，网址 http://www.greenvilleneuromodulationcenter.com/DBS_Programming_essays/）。本章将为这些程控师提供程式化的程控方法。

这些程式化的方法是基于患者对 DBS 程控的反应，当患者的程控出现问题时，它们不能推断出解剖关系，也就无法缩小电极设置、刺激参数和脉冲序列的考虑范围。尽管如此，这些程式化的程控方法可以协助程控师在没有不利反应的情况下获得足够的临床疗效。至少，它是相当详尽的，程控师可以更加确信他们已经在特别困难的患者中尝试了相当多的程控选择。该程控方法的对应表格中留出了复选框和填写备忘录的空格（见附录工具 程控：程式程控和电极设置检查表，http://www.green-villeneuromodulationcenter.com/DBS_Programming_forms/），可根据需要进行复印，还可以在复印时放大图像。该程式程控对于调整参数较为困难的患者特别有用。检查各个步骤有助于记录和总结每个患者的状态，从而确保每个配置都经过试验而无须重复。

通过分析 DBS 电极导线周围区域解剖结构的单极测试结果，程式程控的许多步骤是可以省略的，从而给我们带来更高的效率（参见附录工具 目录：DBS 不良反应，刺激不良反应和刺激部位不良反应 http://www.greenvilleneuromodulationcenter.com / DBS_Programming_forms / 根据 DBS 刺激靶点编目的各种不良反应）。该工具基于不良反应和刺激靶点进行编排，然后将读者引导至本书中的相应部分，进而讨论不良反应和解决它们的可能方法。

本书中使用的触点编号规则都是假设 DBS 导线上有 4 个触点，这是根据它们沿 DBS 导线长轴的位置，以及触点是否被分段来确定的（图 14-1）。然而，不同产品触点的编号规则并不统一。例如，某一 DBS 系统配置使用编号为 0、1、2 和 3 的触点用于右侧 DBS 导线，编号为 8、9、10 和 11 的触点用于左侧 DBS 导线。其他 IPGs 将右侧触点编号为 1、2、3 和 4 而左侧触点编号为 5、6、7 和 8。为了避免混淆，我将触点称为"最腹侧""腹侧""背侧"和"最背侧"（图 14-1）。然而，在长轴上排列超过四个触点的 DBS 导线出现后会更加麻烦。对于分段电极导线，可以将大写字母后缀添加到相应触点名称后。请注意，这些建

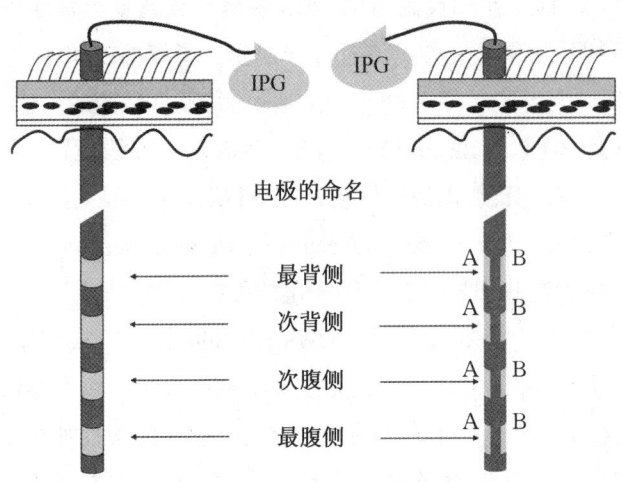

随着不同结构 DBS 导线的激增，建立一致且普遍接受的命名方法是困难的。但至少对于一些导线（已上市的或将要上市的）而言，其基本结构是圆周围绕 DBS 导线长轴的触点，因此电极的命名可基于它们沿着导线长轴的相对位置。这些电极触点可以在整个圆周上连续（可被称为圆周连续）。另外一些分段电极导线保持这种通用架构，但触点不是连续的，而是围绕圆周上分段的扇区。请注意，当同一水平面上所有触点都处于激活状态时，可视为与连续圆周刺激等同。当分段电极导线某一水平面上某个触点处于激活状态时，可以根据所在平面并使用大写字母标记触点来表示。

图 14-1　电极命名方法

议是基于触点在垂直于电极导线长轴的平面上围绕导线圆周扇形分布的分段式DBS，可能不适用于其他的分段式DBS导线结构，但一般原则仍然适用。还需要特别注意的是，从连续的圆柱触点刺激变成分段电极导线上的触点片段时，施加刺激的触点表面积也发生了变化。这可能会改变电流密度，从而影响安全性（参见第5章 DBS的安全性）。这些注意事项适用于本教材中任何关于分段DBS电极导线的讨论。

电极设置包括单极刺激（1个触点为负极，IPG为正极），宽双极刺激（正负极都在电极导线上，两者相隔2个触点），近双极刺激（正负极都在电极导线上，两者相隔1个触点）和窄双极刺激（正负极都在电极导线上，两者间无触点）。

如第9章中所述，启动DBS程控时如何选择DBS的频率和脉冲宽度是个问题。按照惯例，开始频率为每秒130个脉冲（pps），脉冲宽度为60 μs。然而现在已经知道，至少对于帕金森病患者的运动迟缓症状和高频刺激范围而言，患者有一定的特异性，即频率的微小变化可能有显著的影响。出于这个原因，建议在最初的单极测试中确定最佳DBS频率，并在整个DBS程控期间使用，除非存在不良反应且调整其他参数无法消除。

类似的问题也涉及脉冲宽度的初始选择。正如第9章中所讨论的，在脉冲宽度的滴定中，很难知道从哪里开始以及在哪里结束。一种方法是以150 μs开始且每次不增加太多，这是基于对时值的谨慎但有限的研究。值得注意的是，DBS用于肌张力障碍时是个例外，有报道称这时需要更高的脉宽。

表14-1描述了调整刺激参数的过程。表中两栏（传统方法和替代方法）吸收了以往程控中积累的丰富经验，同时也考虑到了最新的关于脉宽效果的时值研究，以及DBS频率对帕金森病运动迟缓影响的更为细致的研究。常规程控通常以130 pps的DBS频率和60 μs的脉冲宽度开始。以60 μs的脉冲宽度开始是因为这样能减少电池电量的消耗。然而，根据第9章中提到的时值研究，使用较短脉冲宽度获得的任何收益都可能被需要更高刺激强度所抵消。

该表的替代方法一栏是基于时值和更全面的DBS频率的研究。然而，在时值研究中，这些研究仅限于少数患有特发性震颤和帕金森病的患者；而在DBS频率的研究中，仅在极少数帕金森病患者上以握拳打开动作进行了运动迟缓的评估。理论上来说，替代方法更为推荐，这能简化DBS程控，并且提高术后DBS管理的效率。

### 表 14-1 两种刺激参数程控的方法

第 1 栏是本文所述的常规方法。
第 2 栏是基于文中所讨论的有关 DBS 频率和时值研究的替代方法。
注意：这里仅是建议，具体的刺激参数可能因不同的 IPG 和不同的制造商而有所不同。建议程控师参考制造商的建议。

| 常规方法 | 替代方法 |
|---|---|
| 从常规 DBS 频率 130 pps，脉冲宽度 60 μs 和刺激强度 0 mA（0 伏特）开始，转到 $A_1$。<br>$A_1$：<br>以 0.5 mA 为增量增加刺激强度（对于恒压 IPG 为 0.5 v），评估并转到 $A_2$。<br>$A_2$：<br>如果评估表明<br>a）在没有不良反应的情况下效果不足：回到 $A_1$。<br>b）达到了足够的效果：程控完成（参见第 9 章 程控的方法）。<br>c）出现不良反应：重置刺激强度为 0，调整脉冲宽度和 DBS 频率返回到起始值，改变电极设置重新开始。<br>d）达到 4 mA（对于恒压 IPG 为 5 V）时没有足够的临床益处同时没有不良反应：<br>i）DBS 频率不是最大值，将刺激强度恢复为 0，增加 DBS 频率，回到 $A_1$。<br>ii）DBS 频率已达最大值，进入 $A_3$。<br>$A_3$：<br>a）如果 DBS 脉冲宽度不是最大值，则将刺激强度重置为 0，将 DBS 频率设置到起始值，增加脉冲宽度，然后转到 $A_1$。<br>b）如果 DBS 脉冲宽度已达最大值，将刺激强度重置为 0，将脉冲宽度和频率返回到起始值，并改变电极设置重新开始。 | 帕金森病（可能还有其他疾病）：从单极测试确定的最佳 DBS 频率开始，将脉冲宽度设置为 150 μs，将刺激强度设置为 0，然后转到 $B_1$。<br>$B_1$：<br>以 0.5 mA 为增量增加刺激强度（对于恒压 IPG 为 0.5 v），评估并转到 $B_2$。<br>$B_2$：<br>如果评估表明<br>a）在没有不良反应的情况下效果不足，回到 $B_1$。<br>b）达到了足够的效果：程控完成（参见第 9 章 程控的方法）。<br>c）出现不良反应：重置刺激强度为 0，改变电极设置重新开始。<br>d）达到 4 mA（对于恒压 IPG 为 5 V），没有足够的临床益处同时没有不良反应，将刺激强度设置为 0，并改变电极设置重新开始。如果合理的电极设置已全部使用，请考虑实施左栏中所述的常规方法。 |

1.0 开始

单个负极（-）单极刺激

最腹侧的触点负极（-）；刺激器正极（+）

如表 14-1 增加参数

不良反应：到 1.1

效果不佳：到 1.1

## 第14章 选择电极设置和刺激参数的方法

1.1 单个负极（-）单极刺激

次腹侧触点负极（-）；刺激器正极（+）

如表 14-1 增加参数

不良反应：到 1.2

效果不佳：到 1.2

1.2 单个负极（-）单极刺激

次背侧触点负极（-）；刺激器正极（+）

如表 14-1 增加参数

不良反应：到 1.3

效果不佳：到 1.3

1.3 单个负极（-）单极刺激

最背侧触点负极（-）；刺激器正极（+）

如表 14-1 增加参数

不良反应：到 2.0

效果不佳：到 2.0

2.0 宽双极刺激

最腹侧触点负极（-）；最背侧触点正极（+）

如表 14-1 增加参数

不良反应：到 2.1

效果不佳：到 2.1

2.1 宽双极刺激

最腹侧触点正极（+）；最背侧触点负极（-）

如表 14-1 增加参数

不良反应：到 5.0

效果不佳：到 3.0

3.0 多负极（-）单极刺激

最腹侧和次腹侧触点负极（-）；刺激器正极（+）

检查治疗阻抗

如表 14-1 增加参数

不良反应：到 3.1
效果不佳：到 3.1

3.1 多负极（-）单极刺激
次腹侧和次背侧触点负极（-）；刺激器正极（+）
检查治疗阻抗
如表 14-1 增加参数
不良反应：到 3.2
效果不佳：到 3.2

3.2 多负极（-）单极刺激
次背侧和最背侧触点负极（-）；刺激器正极（+）
检查治疗阻抗
如表 14-1 增加参数
不良反应：到 4.0
效果不佳：到 4.0

4.0 多负极（-）宽双极刺激
最腹侧和次腹侧触点负极（-）；最背侧触点正极（+）
如表 14-1 增加参数
不良反应：到 4.1
效果不佳：到 4.1

4.1 多负极（-）宽双极刺激
最背侧和次背侧触点负极（-）；最腹侧触点正极（+）
如表 14-1 增加参数
不良反应：到 5.0
效果不佳：检查系统硬件故障，确认电极位置正确。不建议此时予以交叉刺激。其原因在于：第一，此方法的经验不足。第二，根据程控原理，交叉刺激适用于处理不良反应，而不是目前的问题。另外，单极刺激和宽双极刺激最有可能获得最佳疗效，但现在已经尝试过。

5.0 单负极（-）近双极刺激
最腹侧触点负极（-）；次背侧触点正极（+）

# 第 14 章 选择电极设置和刺激参数的方法

如表 14-1 增加参数

不良反应：到 5.1

效果不佳：到 5.1

5.1 单负极（-）近双极刺激

次腹侧触点负极（-）；最背侧触点正极（+）

如表 14-1 增加参数

不良反应：到 5.2

效果不佳：到 5.2

5.2 单负极（-）近双极刺激

最背侧触点负极（-）；次腹侧触点正极（+）

如表 14-1 增加参数

不良反应：到 5.3

效果不佳：到 5.3

5.3 单负极（-）近双极刺激

次背侧触点负极（-）；最腹侧触点正极（+）

如表 14-1 增加参数

不良反应：到 7.0

效果不佳：到 6.0

6.0 多负极（-）近双极刺激

最腹侧和次腹侧触点负极（-）；次背侧触点正极（+）

如表 14-1 增加参数

不良反应：到 6.1

效果不佳：到 6.1

6.1 多负极（-）近双极刺激

次腹侧和次背侧触点负极（-）；最背侧触点正极（+）

如表 14-1 增加参数

不良反应：到 6.2

效果不佳：到 6.2

6.2 多负极（-）近双极刺激

最背侧和次背侧触点负极（-）；次腹侧触点正极（+）

如表 14-1 增加参数

不良反应：到 6.3

效果不佳：到 6.3

6.3 多负极（-）近双极刺激

次背侧和次腹侧触点负极（-）；最腹侧触点正极（+）

如表 14-1 增加参数

不良反应：到 7.0

效果不佳：检查系统硬件故障，确认电极位置正确。不建议此时予以交叉刺激。其原因在于：第一，此方法的经验不足。第二，根据程控原理，交叉刺激适用于处理不良反应，而不是目前的问题。另外，单极刺激、宽双极刺激和近双极刺激最有可能获得最佳疗效，但现在已经尝试过。

7.0 单负极（-）窄双极刺激

最腹侧触点负极（-）；次腹侧触点正极（+）

如表 14-1 增加参数

不良反应：到 7.1

效果不佳：到 7.1

7.1 单负极（-）窄双极刺激

次腹侧触点负极（-）；次背侧触点正极（+）

如表 14-1 增加参数

不良反应：到 7.2

效果不佳：到 7.2

7.2 单负极（-）窄双极刺激

次背侧触点负极（-）；最背侧触点正极（+）

如表 14-1 增加参数

不良反应：到 7.3

效果不佳：到 7.3

7.3 单负极（-）窄双极刺激

次腹侧触点负极（-）；最腹侧触点正极（+）

# 第 14 章 选择电极设置和刺激参数的方法

如表 14-1 增加参数

不良反应：到 7.4

效果不佳：到 7.4

### 7.4 单负极（-）窄双极刺激

次背侧触点负极（-）；次腹侧触点正极（+）

如表 14-1 增加参数

不良反应：到 7.5

效果不佳：到 7.5

### 7.5 单负极（-）窄双极刺激

最背侧触点负极（-）；次背侧触点正极（+）

如表 14-1 增加参数

不良反应：到 8.0

效果不佳：检查系统硬件故障，确认电极位置正确。

### 8.0 多正极（+）窄三极刺激

次背侧和最腹侧触点正极（+）；次腹侧触点负极（-）

如表 14-1 增加参数

不良反应：到 8.1

效果不佳：到 8.1

### 8.1 多正极（+）窄三极刺激

最背侧和次腹侧触点正极（+）；次背侧触点负极（-）

如表 14-1 增加参数

不良反应：此时可以尝试交叉刺激。刺激电流/电压可根据不良反应和治疗效果设定。例如，如果最腹侧触点刺激的效果最好但同时又有明显不良反应，而腹侧触点效果稍差但又没有不良反应，这时应该首先在最腹侧触点上予以最大耐受电流/电压，然后在腹侧触点上予以最大耐受电流/电压，确定是否有较好的疗效且无明显不良反应。如果效果仍不满意，检查系统硬件是否故障，以及电极位置是否不佳。

效果不佳：检查系统硬件是否故障，以及电极位置是否不佳。

（王　军，龙　浩）

# 第 15 章 程控过程的有用提示

## 恒定电压 DBS 的使用

对于恒定 IPG，至少在电极线植入两周后开始程控。太早开始 DBS 刺激可能会导致严重的不良反应。植入手术会导致脑组织受到损伤并会改变其阻抗值。例如，刚植入电极线的脑组织阻抗较高，就需要患者能耐受较高的电流。然而，当最初的组织反应消退后，阻抗可能会回落，而电荷密度就会增加，并可能导致不良反应。因此，最好将程控推迟到脑组织反应完全消退后。另外，脑组织阻抗的变化可能不会对恒流 IPG 造成影响，特别是在 DBS 导线植入的急性期。所以恒流 IPG 的程控可以尽早开始。

恒流 IPG 较恒压 IPG 有显著的优势，因为它在电极阻抗变化时的刺激强度可以保持不变。即使是对于已经植入 DBS 导线较长时间的患者，其电极阻抗的变化不大时，恒流 DBS 仍然是有优势的。其原因有三点：第一，不同电极设置的阻抗不同，因此将同样的电压用于新的触点会导致不同的电流密度和临床反应。第二，由于个体之间较大的阻抗差异，很难将某个患者的经验用于另一个患者。这也导致学习恒压 DBS 的经验变得困难。第三，DBS 脉冲波形在传递电荷方面更有效。

对于植入分段 DBS 导线的患者，重要的是记住从连续的圆柱触点刺激改为分段触点刺激时，受到刺激的表面区域也会改变，这可能会影响刺激的安全性。同理，当从较少触点变为更多触点时，表面积将增加，如果继续维持刺激电流，则与每个触点相关联的电流密度可能降低。请注意，这些建议是基于触点在垂直于电极导线长轴的平面上围绕导线圆周扇形分布的分段式 DBS，可能不适用于其他的分段式 DBS 导线结构，但一般原则仍然适用。需要特别注意的是，从连续的圆柱触点刺激变成分段电极导线上的触点片段时，施加刺激的触点表面积也

第 15 章　程控过程的有用提示

发生了变化。这可能会改变电流密度，从而影响安全性（参见第 5 章 DBS 的安全性）。这些注意事项适用于本教材中任何关于分段 DBS 电极导线的讨论。

## 进行单极刺激测试

DBS 的疗效和更重要的可耐受性与 DBS 负极周围的区域解剖结构直接相关。每个患者的区域解剖结构可能不同。通过单极刺激测试可以合理地推测出每个患者独有的局部解剖结构。患者对单极刺激测试的反应也有助于选择最有效且最不可能引起不良反应的电极设置。并非每个程控师都进行单极刺激测试，但根据笔者的经验，这样的测试有助于使程控更有效。第 14 章中详细描述了便于单极测试的方法。

## 始终增加电流／电压直至明确不良反应

DBS 的不良反应为确定 DBS 负极周围的解剖结构提供了重要信息。但是，理解这些信息需要仔细分析不良反应的性质（见第 10 章 临床评估）。例如，患者可能会由于产生不可见的肌肉收缩而叙述有一种"不舒服的感觉"。这种不舒服的感觉可能与感觉异常混淆，进而导致对电极导线位置的错误估计并导致之后错误的程控。如果这时能够继续增加电流／电压，原先阈下肌肉收缩所导致的不舒服的感觉就会变为明显的肌肉收缩。

## 根据制造商的建议检查 IPG 的治疗阻抗

对于恒定电压 IPG，应该在每次更改电极设置后检查治疗电阻，特别是在使用多个负极时。阻抗值的急剧降低可以将电流密度提高到安全限值以上。请注意，人们一直担心治疗阻抗测量的准确性，因此程控师有责任彻底熟悉所使用的设备。如有任何问题，程控师可以咨询制造商。此外，考虑到患者的个体差异，一些恒定电压 IPG 根据预设得到的治疗阻抗并不准确（见第 5 章 DBS 安全性）。您应查阅相应的手册以确定刺激的安全性和阻抗测量的准确性。

## 确认患者可控制的参数在安全范围内

一些 IPG 允许患者或护理人员增加各种 DBS 刺激参数。但是，患者的设备可能不会对危险刺激发出警告。因此，如果您打算允许患者或护理人员更改任何参数，需要确认或测试患者控制的最高值在安全范围内。

## 系统记录所有 DBS 刺激参数和电极设置下的临床反应

一些程控师仅记录最终的 DBS 参数和电极设置。这种做法在短期内看更省时，但长远看却是低效的。理论上有数千种刺激参数和电极设置。尽管临床常用的只是很小一部分，但是某个患者个体可能需要一些不常用的组合。您可能认为您可以在几个程控环节中确定最有效的组合，但如果达不到最佳效果时，您可能会忘记已经尝试过的参数组合。您可能会错过有用的组合或不必要地重复先前发现无效的组合。如果另一位程控师接管该患者的程控，他就需要重新开始，耗费精力并且耽误患者控制症状。文档的目的本身并不是为了程控师方便或积累。相反，它是为了方便将来可能承担程控责任的人。因此，您应该记录您尝试过的每个参数组合和电极设置的临床反应。用于记录临床反应的表格示例见补充文档《电极设置的算法和清单》(网址 http://www.greenvilleneuro-modulationcenter.com/DBS_Programming_forms/)。

## 复位数据和不稳定反应的故障排查

许多 DBS 系统可能受到周围环境电磁场的影响。DBS 导线与电磁场相互作用可能会在大脑中产生有害的电流/电压。例如，透热疗法导致 DBS 触点过热，导致组织破坏并引起严重的神经损伤甚至死亡。极少数情况下，电磁场也会改变刺激参数和电极设置，从而导致错误的刺激。意外地将刺激器从"开"转到"关"，可能导致症状突然恶化，或者使刺激器从"关"到"开"，可能导致不良反应的发生。许多可能影响 IPG 的电磁场源是已知的，例如金属探测器和 MRI 扫描仪，但程控师仍然对患者遇到的未知和未预料到的电磁场感到惊讶。通常，电磁干扰的唯一证据是 IPG 收集的无法解释的激活记录。经常检查 IPG 中记录的激活次数并让患者或护理人员经常检查 IPG 开关状态，同时记录 IPG 关闭之前患者的活动可以帮助确定干扰的来源。您还应查阅制造商的手册有关电磁场干扰或危险的信息。

## 建议患者、家属和护理人员在患者就医时携带 DBS 控制器

能够程控 DBS 系统的医生和护士不多。在远离 DBS 手术中心的区域，这种短缺尤为明显。然而，在紧急情况下没有程控师是最严重的事情。最近的急诊室或医生办公室可能没有懂得处理 DBS 系统的工作人员。甚至许多急诊室和医生办公室没有 DBS 程控设备。因此，医生可能会不得不放弃一些由于植入了 DBS 系统而可能导致危险的检查或治疗。反言之，有些医生也可能在不知情的情况下做了这些检查或治疗，将患者置于危险中。

应教导患者和护理人员去急诊室或因急诊就医时带上患者控制器，以在紧急情况下开关 IPG。紧急情况限于神经系统急症。例如，患者可能由于多种原因需要放射诊疗或外科手术干预，而这又可能受到 DBS 系统的影响。如果患者或护理人员有控制器，当地医务人员可以通过电话指导关闭 DBS 系统。需要注意的是，患者的控制器不能将 IPG 电压或电流设置为零，这是患者暴露于强电磁场的前提，例如 MRI 扫描或手术中使用的电烙术。因为已上市和未来将上市的 IPG 种类不断增加，使得我们很难讨论每种可能性。因此，程控师应该完全熟悉所使用的 DBS 系统。通常，建议单个中心使用有限数量的特定 DBS 系统，以保持熟练程度并避免混淆。

## 程控时患者和程控师需要耐心和毅力

大脑对刺激的反应是复杂的，我们知之甚少。事实上，在药物治疗失败和胚胎细胞移植失败后 DBS 能取得显著效果证明它以一种我们尚未完全了解的独特治疗机制发挥作用。此外，对 DBS 机制的研究清楚地表明，许多现行的生理学和病理生理学假说是站不住脚的，需要进行修正。因此，DBS 的临床反应通常难以预测。

鉴于刺激参数和电极设置的可能组合非常多，在程控时患者和程控师需要耐心和毅力。DBS 程控中的最常见错误就是过早放弃。如有必要，可以咨询更有经验的程控师。在放弃或安排再次手术之前，必须确保每种可能都尝试过。

## 有疑问时关闭 IPG 并等待

DBS 治疗各种神经和精神疾病的经验正在迅速增加，但程控师还是不断遇到新的情况或临床反应的不寻常的表现形式。随着新设备和新适应证的出现，这种不确定性更加明显。

DBS 的显著特点之一是当停止刺激时其效果几乎可立即逆转。在确定不良体验是否与 DBS 相关时，这一特点非常有用。暂停刺激足够长的时间而观察不良事件的变化是一种有效的策略。但是，这样做要非常小心，因为患者的原始症状可能会恶化。

## 故障排除

DBS 程控的大多数问题与 DBS 导线的位置不佳或患者 DBS 导线周围局部解剖结构变异有关，而第 11 章至第 13 章中讨论了解决这些问题的方案。本节介绍诊断硬件或电气问题的一些方法。同样，这些方法是基于第 2 章和第 3 章中所述的内容。

硬件或电路故障通常有两种情况：

（1）尽管充分进行了 DBS 程控，但缺乏功效；

（2）不良反应。不良反应可能是由于刺激到其他结构导致，但同样可能是由于硬件电路故障引起的刺激参数变化。

由于硬件或电子故障导致的效果不佳通常与系统的完整性被破坏或 DBS 导线从靶点移位有关，延伸导线或 DBS 导线可能断了，植入脉冲发生器（IPG）本身可能存在缺陷。系统电路断开通常表现为高阻抗和低电流。在许多 IPG 中可以通过电极阻抗测试核实该问题。（注意，电极阻抗测试不同于某些 IPG 的治疗阻抗测试。）电极阻抗测试检查所有可能的 DBS 导线各触点之间和触点与 IPG 外壳之间的阻抗和电流。例如，在某些系统中阻抗大于 2000 Ω、电流小于 15 μA 提示异常。但是，随着 DBS 系统的数量和类型的增加，程控师必须查看特定系统的制造商手册或直接咨询制造商。请注意，测量阻抗值也是复杂的（请参阅第 2 章 电学和电子学原理中有关阻抗的说明）。必要时应该咨询制造商来解释电极阻抗和电流。

# 第 15 章 程控过程的有用提示

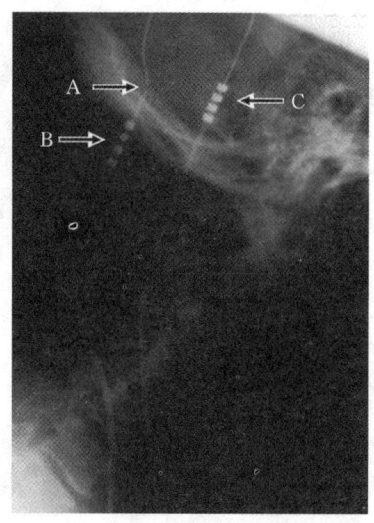

X射线显示出DBS导线断裂（A）。可见DBS导线物理上没有连通。延伸导线和电极线的接头在颈部（B）而不是在头骨（C）上。将接头放置在颈部或者接头由颅骨移位到颈部都能导致电极线折断的风险增加。

图 15-1  X 线片显示电路完整性

电路完整性被破坏可能是导线折断，或DBS导线与延伸导线之间的连接，或延伸导线与IPG之间的连接断开的结果。可以使用颅骨（前-后（AP）和侧视图），颈部和胸部X射线片来发现这些问题（图 15-1 和 15-2）。我们建议将手术后行X线检查作为常规事项。除了证明系统在物理上的完整性和连通性之外，它还有助于后续的对比，特别是考虑到电极线移位的可能。

值得注意的是，在颈部放置DBS导线与延伸导线接头会增加电极线断裂的风险。大多数外科医生都意识到这个潜在的问题并将接头放在头骨上。然而，接头可能随着头部运动移动到颈部，最好定期进行颅骨X射线检查。如果连接器移入颈部，应考虑进行修复手术，以防止电极线断裂后需要重新进行整个DBS手术的情况。

确定电流是否到达DBS导线的另一种方法是使用小型便携式AM无线电设备，将收音机调到最低频率。当接近DBS导线或延伸导线时，AM收音机可以接收到电流噪声或干扰。未听到电流噪声表明没有电流流过DBS导线或延伸导线。特别需要注意的是：需要AM无线电在各个方向上移动以获得AM无线电天线相对于DBS系统的最佳方向。程控师应该事先在正常运行的DBS系统上进行充分练习以完善技术。

DBS硬件或电路故障相关的不良反应通常与短路有关。这些不良反应通常

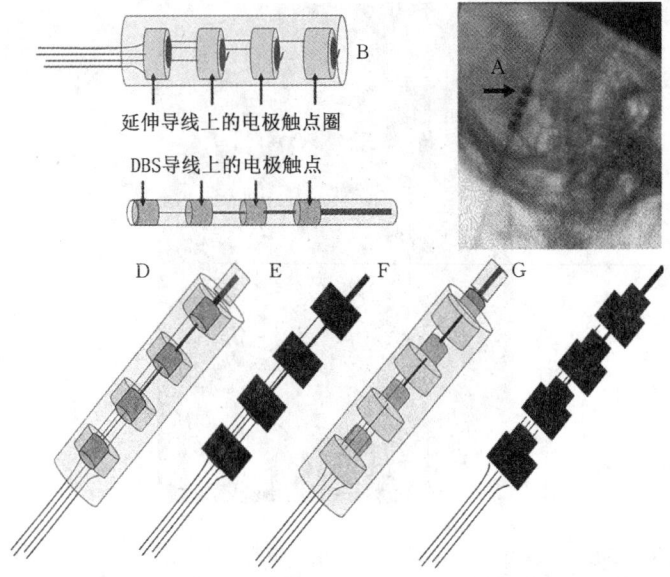

图中 A 显示了 X 射线下 DBS 导线和延伸导线之间的正常连接。延伸导线（B）上有数个金属圈用于接触 DBS 导线（C）上的触点。如果两者正确对准（D），则电极触点应位于金属圈内。在 X 线片上只能看到金属圈而看不到 DBS 导线的触点，如图中 A 所示。如果 DBS 导线从最佳位置（F）出来一些，那么电极触点将不会完全包含在金属圈内，这也能显示在 X 线片上（G）。

**图 15-2　DBS 电极导线（C）与延伸导线（B）正常连接和分开的示意图**

表现为感觉异常，而且可能时有时无，让人不知所措。有时它与患者头部的位置有关。让患者向不同位置转动头部可以诱发症状。轻拍 IPG、延伸导线、延伸导线和 DBS 导线之间的接头或者 DBS 导线也可以诱发症状。

　　这些不良反应通常与延伸导线或 DBS 导线中的多个金属线断裂有关，两根原本不会接触的金属线可能会连通并导致异常刺激。有时，短路可能是由于可导电体液进入接头。检查电极阻抗通常显示较低阻抗和较高的电流。程控师需要咨询制造商解释电极阻抗和电流的意义。

　　一些患者的 IPG 植入部位可能有特殊感觉。通常这发生在单极刺激模式，即 IPG 的金属表面相当于有效触点。这可能是由于刺激周围神经或者引起肌肉收缩。通常，IPG 金属触点与皮肤接触而不接触深部组织，特别是肌肉组织。但有时 IPG 可以"翻转"，金属触点就会接触到肌肉。这时，IPG 外壳设置为阳极的单极刺激就会引起肌肉收缩。

（王　军，龙　浩）

# 第 16 章 振荡器基础知识

越来越多的人认为大脑生理学的基础是神经振荡器（Busaki，2006）。在这中间有以下几种振荡可以发生：一些发生在单个神经元层次上（神经元振荡器），还有一些是由于闭合反馈回路（神经振荡器）中连接的多个神经元之间的相互作用产生的。鉴于神经振荡器越来越重要，对它们有一个基本的了解是很有帮助的。因此，下面的讨论只提供这些振荡器的基本理解。我们鼓励有兴趣的读者查阅其他著作，以便进行更明确的，特别是数学方面的讨论（如 Strogatz，1994）。

振荡活动的定义为一个现象的重现或重复，例如在铁路道口重复闪烁的光。当这种类型的重复活动在特定的时间段重复出现时，它被称为周期性的。然而，并非所有周期性活动都必然是振荡的。由于周期性活动的潜在机制涉及重复的封闭过程，可认为振荡活动是周期性活动的特例。非重复过程也可以产生一些周期性活动。比如，一列士兵在检阅时，通过主席台时会敬礼。敬礼就是一种重复或周期性的现象。但是，潜在机制并没有重复，因为检阅时每个反复出现的敬礼是由不同的士兵执行的。如果士兵们在主席台前面围成一圈并且每次接近主席台时都向它敬礼，那么敬礼就是振荡，振荡活动的周期性行为是由重复过程产生的，而不是一系列独立过程。

鉴于这种振荡器的直观概念，我们可以表明如何测量这些振荡器，了解它们如何相互作用以及它们如何执行重要的大脑功能。有许多物理振荡活动的例子，例如摆锤的往复运动，或赛车在环形跑道的圆周运动（图16-1）。当从地面观察赛车时，圆周运动将被视为往复运动，可以是正弦波或余弦波。赛车穿过赛道的往复运动可以明确的认为是一种振荡。往复运动的幅度是正弦或余弦波的幅度。不难理解，正弦或余弦波的幅度与跑道的半径直接相关。赛车从一个起始点出发，完成一个完整的往复运动后返回起始点，所需的时间正是正弦波或余弦波的周期。周期对应于赛车在赛道上完成一圈所需的时间。每秒钟完成的完整往复运动的次数或圈数是振荡的频率。值得注意的是，正弦波和余弦波彼此相关，它们

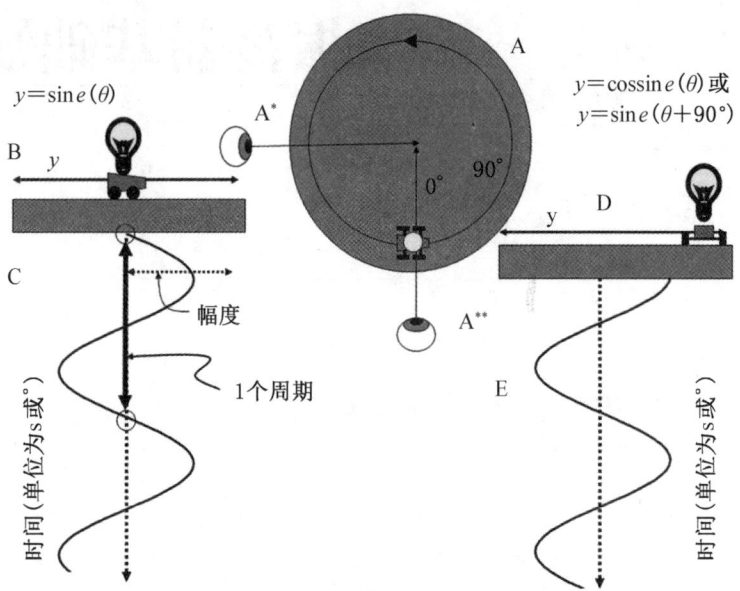

在封闭的环形轨道上移动的赛车，汽车顶部附有一盏灯，现在认为灯是一直亮着的。从上方 A 视图进行观察，可见赛车在赛道中运动。赛车起点可以是赛道上任意点，但为了方便我们选取从眼睛到赛道中心的视线作为起点。该视线与赛车位置到赛道中心的连线形成一个角度 $\theta$。赛车的速度可以通过地面速度进行测量，例如以每小时行进的公里数为单位，也可以通过角度 $\theta$ 在每单位时间内的变化进行测量，以 °/s 为单位的描述被称为角速度。当从地面观察环绕赛道的赛车时，结果完全不同（B 和 D），可见赛车往返运动。如果我们可以跟踪赛车的长时间运动，根据视角的不同我们可以得到类似正弦波（C）或余弦波（E）的运动轨迹，随以我们现在可以将赛车的运动定义为正弦或余弦函数。

当从顶部（A）观察赛车时，我们还可以将正弦或余弦函数的特征量转换为角度进行描述。正弦或余弦波的正负部分所需的时间之和是波的周期，与赛车绕赛道一周所花费的时间相关。频率是每单位时间（通常为秒）中的正弦或余弦函数完整周期的个数，与赛车在单位时间内绕轨道的次数相关。频率是周期的倒数（频率=1/周期）。赛车在侧视图（B 和 D）中往返移动中向右和向左的最大距离就是幅度，它对应于当从上方（A）观察时环形轨道的半径。注意赛车的初始位置与视角 A* 和 A** 有关，汽车位置距最初视线的角度就是相位。B 中初始位置 A** 处于视线的轨道中间，因此初始相位为 0°，随后的运动追踪产生正弦波。曲线 E 的视角是 A*，初始位置位于管道的最右边缘，对应于最大振幅相位 90°，随后的往返运动产生余弦波。最初两个视角之间存在 90° 的相位差，并且在赛车绕赛道行驶时保持最初的相位差，也就是两个侧视图保持相同的相位差并且相位锁定。此外，每个观察者都会观测到相同的频率，因此，这两个观察结果是频率相干的。这也是理所当然的，因为观察者都在观察同一辆车。但如果一开始观察者不知道他们正在观察相同的机制，那么这就会变得很有意义。

图 16-1 振荡器的示例

是同一赛道上同一赛车，区别只在于视角不同。如图 16-1，当从位置 A* 观察时，赛车从中间出发并且可以认为从 0° 开始的，这被称为初始相位。从 A** 角度观察时，赛车从右侧出发，可以说是以 90° 的初始相位开始的。因此，可以说这两个角度相差 90° 或者说它们的相位差为 90°。振幅、周期、频率、相位，这些物理量是表征振荡活动的参数。

振荡器可以很复杂，特别是由其他振荡器的相互作用或组合产生的振荡。如图 16-2，当从赛道的水平面观察时，往复运动将是复杂的，将取决于轨道 A（$\omega_A$）上的车辆的角速度或速度（每秒经过的弧度）、轨道 A 在轨道 B（$\omega_B$）上的角速度和轨道 B 在轨道 C（$\omega_C$）上的角速度。

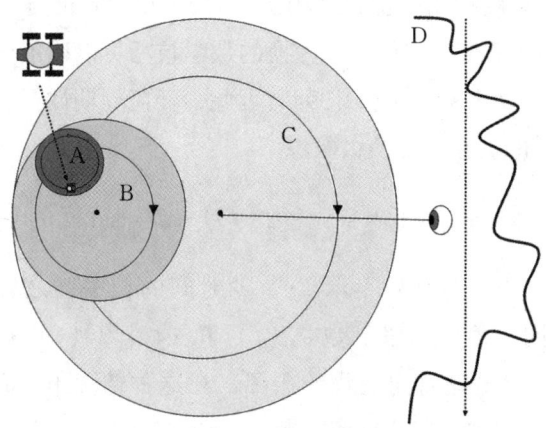

在这个例子中，图 16-1 中所示的最初的赛车轨道（A）放在了另一个较大的赛道（B）上旋转，赛道 B 本身围绕着一个更大的赛道（C）旋转。当从示意图中的眼睛所表示的视角进行观察时，赛车的往复运动将是复杂的（D）。轨迹 D 纯粹是假设，并不是赛车的往复运动的真实描述，它只是表明运动很复杂。

图 16-2　从赛道水平面观察到的赛车运动

汽车的轨迹取决于轨道 A（$d_A$），轨道 B（$d_B$）和轨道 C（$d_C$）的直径。最后，必须考虑起始位置（通过赛车的初始位置和从眼睛到赛道 A [$\theta_A$] 中心的箭头之间的弧度进行测量，并且考虑轨道 B [$\theta_B$] 和轨道 C [$\theta_C$]）。而复杂的运动实际上只是每个轨道上发生的振荡的叠加。第一轨道（A）上的振荡活动与第二轨道（B）上的振荡活动相加，然后与第三轨道（C）上的振荡活动相加，就绘出了赛车位置在一段时间内的轨迹图（D）。因此，赛车在时刻 $t$ 的水平面上的位置（$y$）由公式 16-1 给出：

$$y = d_A \times \sin e(\theta_A + \omega_A \times t) + d_B \times \sin e(\theta_B + \omega_B \times t) + d_C \times \sin e(\theta_C + \omega_C \times t) \quad (16\text{-}1)$$

"$y$" 是赛车在视野中的位置，并且随着赛车在观察者视野中来回移动而增加和减少。"$d_A \times \sin e(\theta_A + \omega_A \times t)$"表示赛车在赛道 A 上的位置,其中"$d_A$"是赛道 A 的直径,"$\theta_A$"是赛道 A 上的起点,以俯视的角度为单位测量,并且从初始位置开始的位置变化由角速度"$\omega_A$"和时间"$t$"的乘积确定。可以类似地理解每个其他轨道的其他项。

可以通过将每个轨道叠加在彼此之上来构建无限数量的赛道(图 16-2)。同样,赛车的运动复杂性在赛道的水平面上没有限制。但无论赛车的运动有多复杂,它都可以被理解为所有赛道的贡献的叠加。你只需要知道这些变量的值:每个轨道的直径、角速度和初始位置(相位)。最值得注意的是,所有这些值都可以通过复杂的路径本身确定。傅立叶变换的数学技巧可以确定振荡器的数量以及他们各自的参数。(参见 Strogatz,1994)因此,任何周期性行为都可以分解为类似于公式 16-2 所示的傅立叶变换级数:

$$F(t) = d_A \times \sin e(\theta_A(t)) + d_B \times \sin e(\theta_B(t)) + d_C \times \sin e(\theta_C(t)) + \cdots \quad (16\text{-}2)$$

除了 $F(t)$ 中"$t$"的符号表示"$y$"随时间的相关性之外,$F(t)$ 与上式 16.1 中的"$y$"相同。角度变量函数 $\theta_A(t)$、$\theta_B(t)$、$\theta_C(t)$……的正弦值,确定了信号 $F(t)$ 的分量随时间变化的振幅。在这种情况下,$\theta_A(t)$ 代替($\theta_A + \omega_A \times t$)以表明 $\theta_A(t)$ 对时间的依赖性。新的 $\theta_A(t)$ 从公式 16-2 中的($\theta_A + \omega_A \times t$)简化得到,因为所有初始角度或起始角度都是相同的,因此可以从中舍弃。各个分量的振幅值将从"1",经过"0"再到"−1",然后返回,经过一段时间后其轨迹为正弦波(图 16-1)。振幅上升和下降的速率或速度,即频率,与函数 $\theta_A(t)$、$\theta_B(t)$、$\theta_C(t)$……有关。角度随时间的变化是规则且重复的,例如 $\theta_A(t)$,其轨迹为正弦波,它们可以认为是频率(见下,公式 16-3)。$d_A$、$d_B$、$d_C$……与对应振荡器的振幅(或功率)有关,类似于赛道的直径。因此,赛车在水平表面上的复杂运动可以被认为是复杂的周期函数,其本身仅仅是由单个频率的振荡器产生的每个正弦波分量的周期函数的叠加。每个频率的权重由值 $d_A$、$d_B$、$d_C$……决定。

傅立叶变换用于确定功率谱,功率谱可以表示任何一个在复杂的周期性运动中的频率的功率大小。对于任意复杂周期行为,其功率谱是其复杂行为的重要度量。对于任意时变信号,尤其是重复或周期信号 $F(t)$,可以表示为带有相关的幅度常数 $d_A$、$d_B$、$d_C$……的简单频率 $f_A$、$f_B$、$f_C$……之和(公式 16-3)。同样地,可以通过测得频率和幅度(以及频率的相位,未示出,其随时间变化)来确定最终的复杂运动。

$$F(t) \propto d_A \times f_A + d_B \times f_B + d_C \times f_C + \cdots \tag{16-3}$$

从不同频率和相位的简单振荡器的组合构建复杂周期行为（称为逆傅立叶变换的过程）的概念是一个重要且强大的概念，可应用于基础运动的肌肉活动的复杂编排。例如，快速的单关节运动的肌肉激活具有一个特征模式（参见第7章 脑深部电刺激对运动控制的作用）。最初，主动肌活动的激活之后是拮抗肌的激活，最后的激活是在主动肌中。最初的主动肌激活克服了肢体的惯性负荷，并且拮抗剂激活制动了初始加速度，使得肢体不会越过目标。最后的主动肌激活将肢体带到目标。

实际的肌肉活动是由下运动神经元的重复放电引起的，这反过来又是由基底神经节-丘脑-皮质系统中神经元的重复放电驱动的（并且还有小脑的输入，这里尽管没有讨论过，但可参见第7章 脑深部电刺激对运动控制的作用）。下运动神经元的重复放电是振荡器活动的反映，如第一轨道上的赛车。因此，只要调节它（它们）利用的运动单元的数量，就可以调节第一个振荡器的活动。这种调制可以由其他振荡器完成。上述肌肉活动的复杂模式（称为弹道运动的肌肉活动的三相模式）可以理解为基底神经节-丘脑-皮质系统中振荡器活动的逆傅立叶变换，就像系统振荡器理论假设的那样（Montgomery，2008b）。

肌肉活动增加和减少的模式是基底神经节-丘脑-皮质系统（通过扩展，小脑）中振荡器活动的逆傅立叶变换的结果，使其可以扩展到更复杂的行为和技能学习中。如上所述，任何周期函数（在一定的假设和限制条件内），包括最复杂行为背后的任意复杂的肌肉活动模式，都可以通过傅立叶变换分解为几个振荡器活动的叠加或者集成。在数学上，任意复杂的函数都可以通过松散耦合的振荡器网络进行化解，只要有足够的振荡器来覆盖复杂函数中的频率范围，例如，式16.3的函数 $f_A$、$f_B$、$f_C$……通过反复训练，某些振荡器之间的耦合强度（由 $d_A$、$d_B$、$d_C$……表示）得到加强，其他振荡器之间的耦合强度减弱，直到进入复合函数的初始部分，就可以使振荡器网络产生整个剩余部分的复杂函数（Longuet-Higgins，1968）。

我们可以将这个概念应用于运动，并使得基底神经节-丘脑-皮质系统中的神经元同时携带许多不同的频率（Montgomery，2004a；Montgomery，2008b）。因此，基底神经节-丘脑-皮质系统可以被认为是一组松散耦合的振荡器。通过反复训练，通过加强和弱化不同振荡器的耦合强度可以产生振荡器之间的关联，最终，当产生行为的意图的神经元类似物被引入基底神经节（和小脑）-丘脑-皮质系统时，耦合振荡器将会产生整个电机行为。这个初始意图本身并不需要指定随后的腹侧丘脑-运动皮质振荡器中的活动调节，而是只触发完成信号，这对于腹外侧丘脑-运动皮质振荡器的调制是特定的。此初始意图可能在内部产生或由外部事件触发。

松散耦合振荡器建模的另一个重要含义是，可以训练相同的振荡器系统，用于响应不同的输入从而产生各种输出，这一概念称为全息照相存储器（Longuet-Higgins，1968）。因此，同一块解剖结构可以编码多种功能。因此，大脑的特定区域和特定功能之间并不需要精确的一一对应。从历史上看，神经系统科学一直努力建立这种解剖结构与功能一一对应的关系（相关性），但它们并不总是奏效。全息照相存储器的原理表明，这种严格的一一对应的前提不是必要的（Montgomery，2008b）。然而，这种长期存在的一一对应假设的误导是显而易见的，使得一些非专业人士错误地相信了某一功能只能被局限在一定的大脑区域的错误解释（Weisberg et al. 2008）。

到目前为止描述的振荡器一直是谐振子，这意味着它们的图像是正弦函数，在微积分意义上是连续可导的。它们的运动是周期性的，因此可以预测。但是许多振荡器并非谐波。例如，龙卷风警报器的声音消长变化是一个谐振子，但鼓的打击是一个离散的振荡器；它是间断的、不连续的。在某些情况下，离散振荡器（参见第17章 离散神经振荡器）可以用与谐振子相同的术语来描述，但并非总是如此。离散振荡器很可能是非线性的（在相对简单的数学中不可描述），因此不太可能预测。但是这些非线性特性赋予这些离散振荡器独特的优点。

相互作用的谐波振荡器具有非常多的可以运用于工程的重要特性。比如构成钟表结构的机械振荡器。事实上，十八十九世纪的钟表结构能够通过齿轮之间的相互作用，来执行非常复杂甚至几乎接近于动物和人类的行为（图16-3），这些齿轮可以被视为不同的振荡器。音乐和语音的第一次机械振动是空气中的振荡，然后是耳朵中的神经元振荡。

幅度调制（AM）无线电话和无线电台可以利用振荡器来发送和接收诸如音乐和语音之类的信息。无线电台以特定频率发出载波信号（图16-4）。信息编码在载波频率无线电波的幅度上。同时，许多其他幅度调制（AM）无线电台也在传输信息。为了使无线电接收机能从单个特定的无线电发射台中选择信息，接收机配备一个振荡器，该振荡器可以调谐到来自所需无线电发射台的载波信号的频

第 16 章　振荡器基础知识

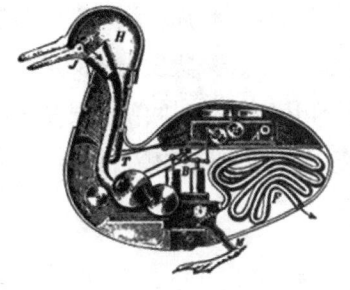 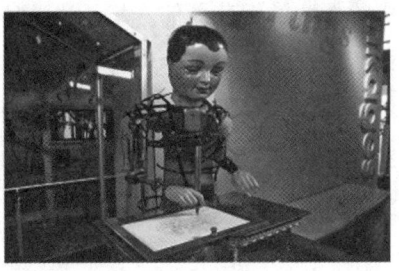

图中展示了由机械结构驱动的复杂行为。据报道，雅克·德·沃康松（Jacques de Vaucanson）于 1739 年发明的"消化鸭"可以咬食、咀嚼和吞咽饲料，并可以下一种人造蛋。更高级的自动机，如右图所示，外观像人一样，可以书写文字或者绘制复杂的图像。

图 16-3　两个基于振荡器（齿轮）的自动机示例

目标AM电台发出的信号
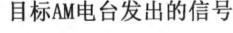

包含目标电台接收到的信号
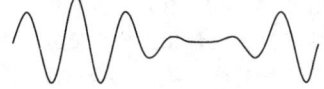

接收到的信号与收音机振荡器叠加后得到的信号
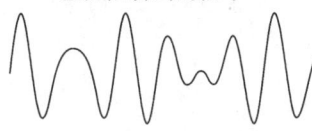

收音机振荡器调到目标电台的载波频率
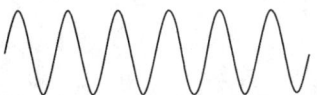

　　例如来自两个无线电台的两个无线电信号。在这个示例中，不同的振荡器以不同于其他无线电台的基频在空间产生电磁波。所需 AM 无线电台发送特定频率的电磁波。发送的信息编码在相同电磁波的不同幅度上（来自所需 AM 无线电台的信号）。AM 无线电接收器的天线接收来自所需 AM 无线电台的信号以及来自该区域中所有其他的 AM 无线电站的信号。AM 接收器的振荡器，调谐到所需 AM 无线电台的载波频率上，该振荡器信号与接收信号相加，然后将结果发送到收音机的扬声器，从而可以略去未被放大的其他信号。结果表明，来自所需 AM 无线电台的原始信号是可以复制的。

图 16-4　不同振荡器使用相同介质独立编码信息的示意图

率。接收器中的振荡器与载波信号的振荡器相互作用，以将该载波信号强度放大到其他无线电台发射的载波信号之上，从而调谐到特定的无线电台。

　　以上描述的 AM 无线电台的谐波振荡器之间的相互作用是正谐振的示例，其

195

中无线电接收器中的振荡器信号与无线电站的信号相互叠加。汽车消声器是通过振荡器相互作用的负共振来减少声音强度的。汽车消音器采集发动机的声波（被认为是振荡器）并将它们引导回去与其他声波相互作用。调整时间使得发动机声音的高压与消音器中的重新引导的声音的低压相互作用，使得声波相互抵消（图 16-5）。

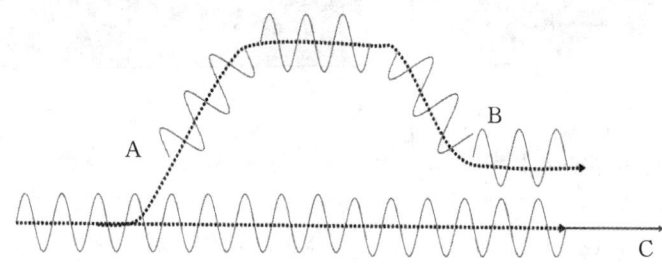

比如汽车消声器。发动机噪音进入消声器并分成两条路径（A）。一部分以直线继续前进，而另一部分则转向更长的路径。这两条路径重新汇合在一起（B）并相互作用。由于路径较长，转向的声波相对于直线通过的声波的相位是延迟的。这种相互作用使得转向声波的波峰与未被转向声波的波谷对应，而转向声波的波谷与未被转向声波的波峰相匹配，使得两个声波相互抵消（C）。

图 16-5　负共振示意图

连续谐波振荡器也可以显示拍频，两个不同源的声音相互作用可以产生波动的物理量。例如，1000 Hz 的声音与 1050 Hz 的声音相互作用，产生了以 50 Hz 的频率振荡的声音（图 16-6）。拍频对于研究局部场电位中的振荡器功率具有重

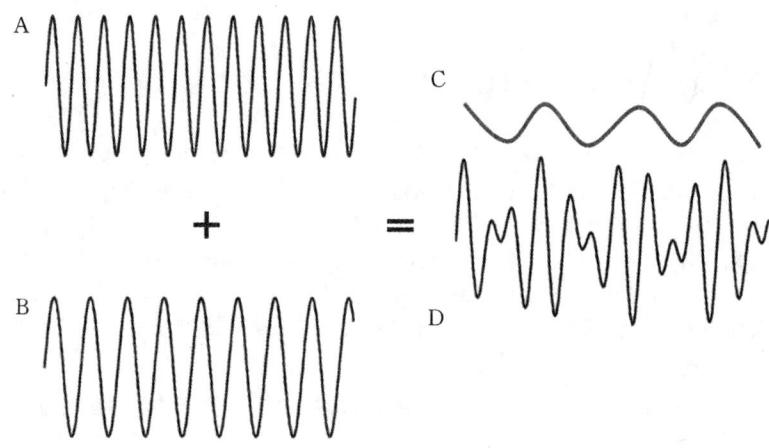

当这两个振荡器结合时（D），产生幅度（C）振荡的复杂振荡器，通常以两个原始振荡器的频率差振荡。

图 16-6　两个不同频率振荡器（A 和 B）形成拍频的示意图

要意义。由于记录的局部场电位的电触点的表面积比较大，所以记录可以反映多个同时记录的振荡器之间的 $\beta$ 现象。因此，频率差等于 20 Hz 的振荡器的任何组合都可以产生 20 Hz 的 $\beta$ 振荡：例如，100 Hz 和 120 Hz 或 280 Hz 和 300 Hz 振荡器组合。在 $\beta$ 频率处，例如 20 Hz，存在功率，并不意味着实际存在 20 Hz 的振荡器。

　　以上关于连续谐振子的动力学的讨论并不意味着实际的神经元和神经振荡器是作为连续谐振子运作的。相反，神经元和神经振荡器更有可能作为离散振荡器运行（见第 17 章 离散神经振荡器）。不过，刚才描述的连续谐振子的许多动力学原理也适用于离散振荡器。

（马久红）

# 第 17 章　离散神经振荡器

## 神经振荡器在神经系统功能中的重要性

　　有很多研究报道 DBS 的治疗机制与神经振荡器和神经元振荡器相关。尽管这里的神经振荡器和神经元振荡器在表述上不同，但它们在生理学上是密不可分的。神经振荡器在于描述多神经元突触闭环反馈环路水平，动作电位在该环路中传播。而神经元振荡器是在描述神经元水平尤其是胞体跨膜电位的周期性波动，并体现在动作电位起始部。由于动作电位的产生是由起始段的跨膜电位状态决定，所以神经振荡器和神经元振荡器是相互联系的。这与大多数人印象中动作电位"全或无"性质并不冲突，因为这个特性是在描述起始段和轴突上的电活动。由于这些现象在根本上都是电活动，所以 DBS 可影响神经系统的运行。另外，基于 DBS 对神经振荡器和神经元振荡器的影响，这些效应可以更好地被理解。

　　人们越来越认识到，对于 DBS 治疗运动障碍疾病而言，基底节-丘脑-皮质系统的功能是一种松散耦合非线性神经振荡器网络，而 DBS 可视为附加在其中的非线性振荡器（见第 8 章　病理生理机制）。这种松散耦合非线性的神经振荡器网络普遍存在于中枢神经系统中，介于效应器（如下运动神经元）和外周感受器（如视网膜）之间。振荡器系统的动力学是 DBS 术后有效程控管理神经系统和精神系统疾病的关键。随着对振荡器动力学的进一步探索，对不同频率的成对脉冲和交叉电脉冲序列的理解会更加明确。本文介绍神经振荡器的概念，主要是离散神经振荡器，本章以第 16 章为基础。

　　很早之前 Rafael Lorente de Nó 和 Donald O. Hebb 就提出闭环多神经元长链形成的可重入式振荡器发挥了短时记忆和其他神经功能。De Nó went 进一步提出了异常的神经振荡器可能是帕金森病持续性静止性震颤症状的基础，还与强迫症重复性行为相关。但后来的研究否定了这些假说，认为任何闭环可重入神经元长链中相互之间的兴奋作用会驱使这些振荡器达到饱和状态（图17-1）。此外，对于放电基线频率随去极化或超极化输入而增加减少的神经元而言，任何具有偶数个超极化神经元的重入环路将受到随后神经元产生的整体净兴奋效应，从而形成一个整体正反馈环路（图17-2）。对于这类神经元，所有或奇数个神经元超极化随后神经元会产生抑制作用，也就是形成负反馈环路（图17-3）。在 de Nó 和 Hebb 的时代推测这种负反馈会使振荡终止，并被称为振荡器的瓦解（Milner 1996）。

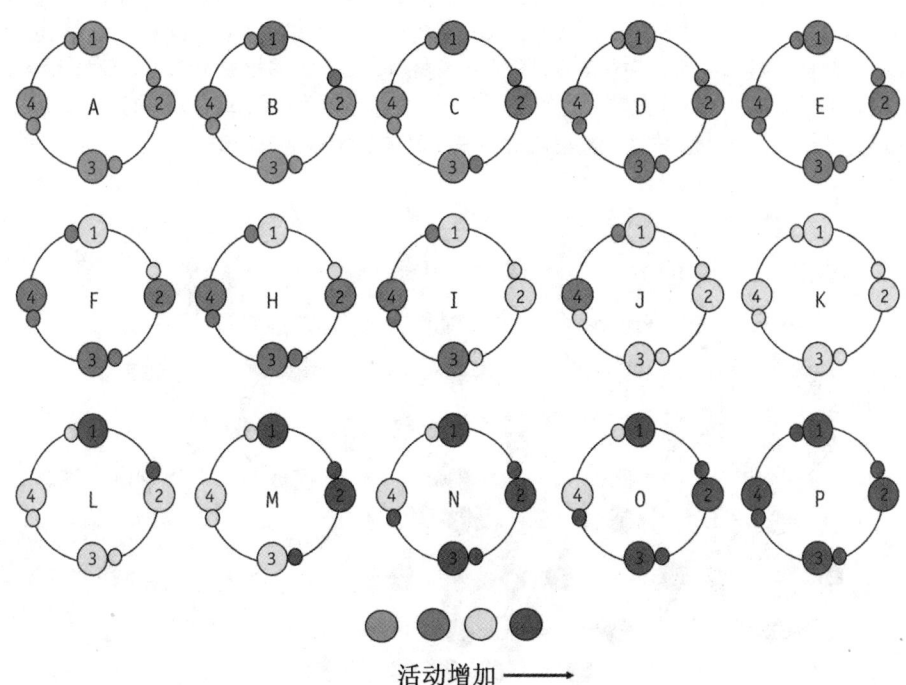

活动增加 ——➤

其中所有节点的相互作用都是去极化和兴奋的。在 A 图中，每个节点的神经元活性的放电频率是最低的。在图中 B 时，1号节点的神经元的活性是增强的，并传递到逐个节点的神经元上，直至传递至图中 E 时的 1 号节点上。振荡器中循环传递使节点中神经元的活性进一步增加，直至所有节点中的神经元都达到最大活性，以红色实心圆圈所示，在图中 P 时振荡器称为是饱和状态。

图 17-1　连续四节点振荡器达到饱和状态示意图

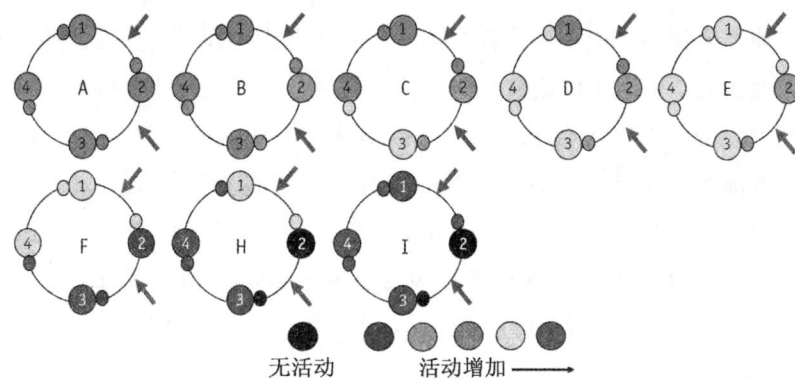

其中除两个节点外其他所有节点相互作用去极化而被激活。箭头所示相互连接的节点因超极化而被抑制（文本中讨论了超极化和兴奋之间的区别并在图 17-4 中显示）。有偶数个节点的神经元因超极化而被抑制，在图中 A 每个节点的神经元活性为适中的放电频率，在图中 B 节点 1 降低了随后节点 2 的神经元活性，相应的减少图中 C 节点 3 的神经元抑制，在图中 D 节点 3 增强的神经元活性使节点 4 的神经元活性增强，进而使图中 E 节点 1 的神经元活动增加，这一过程连续的进行直至图中 I 节点 1、3 和 4 神经元的活性已达到明显饱和状态。

图 17-2 　连续四节点振荡器正反馈环路示意图

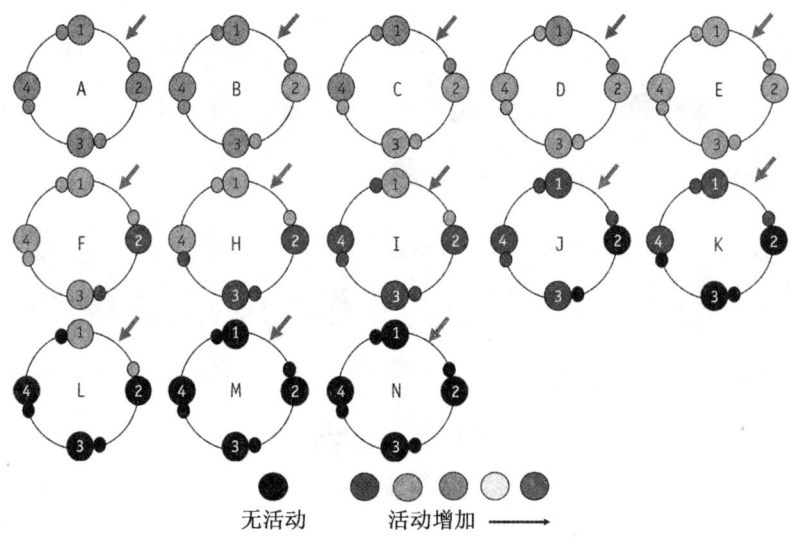

其中除一个节点外，其他所有节点都会相互作用去极化而被激活。箭头所示相互连接的节点因超极化而被抑制（超极化和兴奋之间的区别在正文中讨论，见第 6 章 神经系统对 DBS 的反应）。在任何具有奇数个超极化并产生相互抑制作用的振荡器中都观察到类似的动力学现象。在 A 图中每个节点的神经元活性为适中的放电频率。在图中 B 节点 1 降低了随后节点 2 的神经元活性，相应地降低了随后节点 C 到 L 的活性，直至如实心黑圆所示所有神经元活性终止，即振荡器瓦解。

图 17-3 　连续四节点振荡器负反馈环路示意图

在对无脊椎动物神经系统的研究中发现，完全由抑制性神经元组成的整体并不会因为抑制关闭所有神经元而进入失活状态（Manor et al.，1999）。一种阻止电位消失的机制是抑制后反弹兴奋作用，该效应的示意图如 17-4 所示。神经元能够增加或减少其活性而无须伴随振荡器的瓦解或饱和，而信息可以在这之中被连续的传递。基底节-丘脑-皮质系统中的多种振荡器在许多方面是类似的，它们之间主要的相互作用都是由超极化的神经递质 GABA 所致，并且一些神经元在超极化后可表现为反弹兴奋现象。

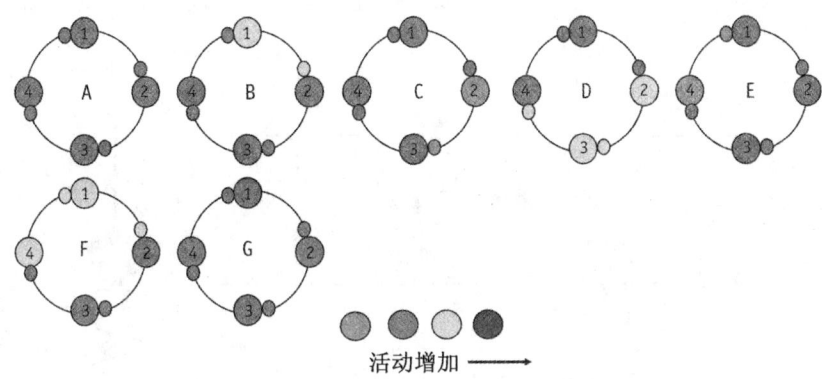

连续四节点振荡器中所有的节点相互作用为超极化，使随后节点的神经元活性的降低并随后产生反跳激活现象。在图中 A 节点中所有神经元的活性都是适中的，在 B 图中节点 1 激活的神经元降低了图中 C 节点 2 的神经元活性，从而导致图中 D 节点 3 的神经元活性增加，但反而使图中 E 节点 4 神经元的活性降低。在这种假定情况下产生反跳激活现象的节点 2 神经元降低图中 E 已增强的节点 3 的神经元活性降至正常。由于节点 3 的神经元活动增加，可使图中 E 节点 4 的神经元活性降低，并引起节点 1 的活性抑制性降低，并随后可增加图中 F 节点 1 的神经元活性，在图中 F 节点 4 神经元出现的反弹兴奋现象可降低图中 G 已增强的节点 1 神经元活性降至正常，振荡器既不出现饱和又不会瓦解。

图 17-4　抑制后反弹兴奋效应

## 连续性谐波振荡器

如图 17-1，不同振荡器的动力学特征（定义为状态随时间的改变）取决于一定时期引入的效应以及传递至下一时期的情况。有几种作用机制可以延长后续变化，如突触后跨膜电位的时程（这受配体门控离子通道动态变化的部分作用），以及超极化后反跳去极化的电动力学级联反应（Goaillard et al.，2010）。然而在离散振荡器中往往并非如此。在连续振荡器中的每个节点单个神经元的效应较前一时期会递增或递减，从这个意义上讲振荡器可以被认为是连续的。借鉴物理学中连续谐波振荡器的经典定义，可以作为神经振荡器和神经元振荡器的基础，并扩展至离散神经振荡器。

谐波振荡器是这样的系统，受到外力可使其失去平衡，而它的位移会产生同等大小的反作用力又使其恢复平衡。解释这一现象的例子是无摩擦作用的钟摆运动（图17-5），钟摆的运动轨迹随着时间变化是一个初始相位为90°的正弦波（相关术语的定义请参阅第16章 振荡器基础知识）。如果假定神经系统特别是大脑是一个振荡器相互作用的网络，可以依据连续谐波振荡器的正弦波叠加作用来理解神经组织之间的相互作用。

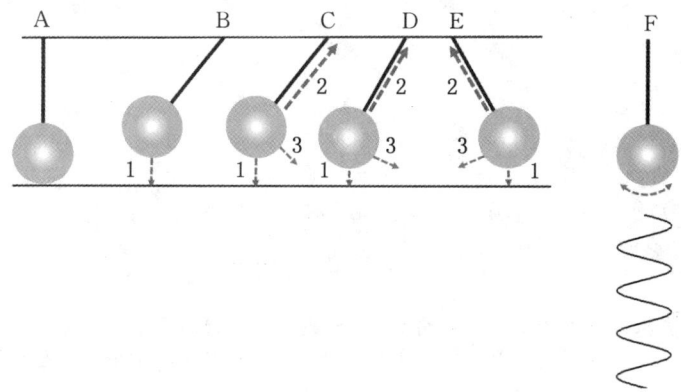

系统在A图中处于平衡状态（静止），在图中B移动钟摆至左侧会产生势能（移位钟摆的力转换而来），由向量1表示。势能产生的力和重力使钟摆向下移动（B），但绳索产生的约束力不会使钟摆因重力作用而垂直下降（C）。由重力和约束力产生的合力（矢量3）使钟摆向静止时的平衡位置移动（D）。钟摆因加速度获得的动能产生一个力使其越过平衡点（E），因而会产生更多的重力势能。当钟摆受到约束力的作用可使其向反方向移动，并且这个过程会重复下去。如果没有摩擦力的能量损失，钟摆将持续性地来回摆动，并随着时间的变化产生相位为90度的正弦波轨迹（F）。

图 17-5 由绳索悬吊重物（钟摆）的谐波振荡器示意图

系统及所代表的正弦波通过叠加而产生相互作用，所以在两个连续正弦波上的任意两点之间相互作用结果是各点值的叠加，这种现象称为共振（图17-6）。如果两点值具有相同的方向，则可增加振幅；如果两点值的方向不相同，则会降低振幅。振幅增大为正性共振，而振幅减小为负性共振。如果两个正弦波在每一点上的振幅相等，融合波的振幅会成倍增大；如果两个正弦波在每一点的方向相反，那么融合波的振幅就会降低。值得注意的是，两个正弦波必须在频率和相位

# 第 17 章 离散神经振荡器

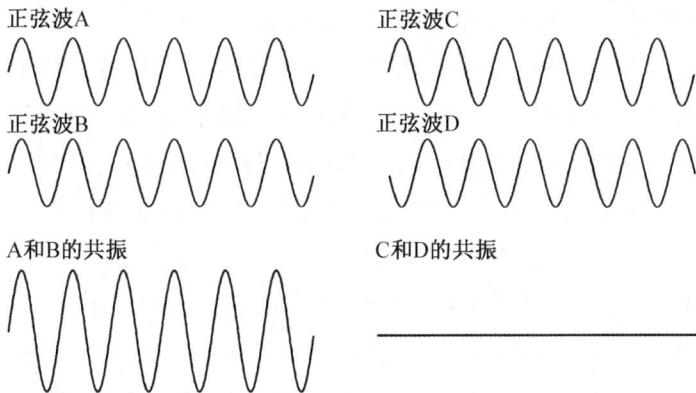

由于正弦波 A 和 B 的频率及相位相等，其同源点之间相互作用使正性共振的振幅增加。由于正弦波 C 和 D 的频率相等，但其相位相差为 180 度，则同源点之间的相互作用的振幅为零，而出现负性共振。

图 17-6　成对的正弦波之间产生共振的相互作用

上一致时，才能实现振幅的增大或降低。当相互作用的正弦波上某些同源点为同样特征的混合时，才可能出现更为复杂的相互作用，如拍频（图 17-7）。

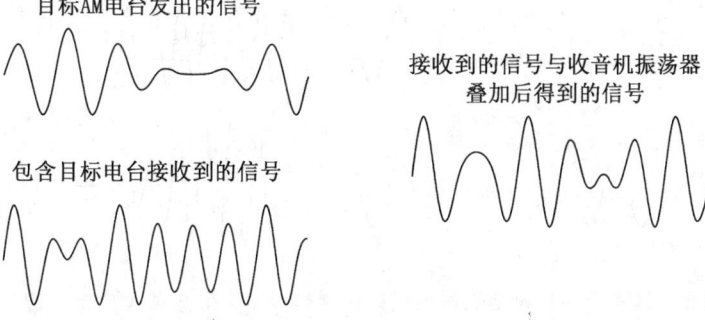

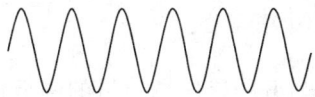

在这个例子中，不同的振荡器是在空间中以不同的电台发出的独特基频的电磁波。想收听的 AM 电台发射某个特定频率的电磁波，传递的信息被编码为该电磁波的不同振幅。收音机能够接收到这个电台，同时也能接收到该区域内其他所有 AM 电台的信号。重点在于，AM 收音机内有振荡器，可调到想收听的 AM 电台的载波频率，并叠加在接收到的信号中。信号叠加后通过扬声器成为可以听到的信息，结果就是复制出想收听的 AM 电台的原始信息。

图 17-7　不同振荡器各自编码信息的示意图

在由不同频率松散耦合的振荡器构成的神经网络中，如果振荡器之间不相称（也就是与谐波无关），则信息可以分别在不同的振荡器上传递。谐波是指频率为基本频率的整数倍或者整数分之一的波形。这一现象是 AM 电台传递信息的工作基础。电台传递单一频率的电磁波，其信息以振幅编码（图 17-8）。由于接收器固有的振荡，在接收特定波以及该地区其他 AM 电台发出电磁波信息时，可调整选择所需的 AM 电台的信息。收音机的振荡器被调节到想要接收 AM 电台的频率，它的信号添加到所有接收到电磁波的信息中。收音机的振荡器与想要接收 AM 电台的电磁波形成正性共振，会将其振幅放大并覆盖掉其他电台的信息。第 6 章中提到了该理论，即 DBS 可像 AM 收音机振荡器那样选择性地影响大脑振荡器网络中的信息，要么提高信息的信噪比（正性共振），要么抑制错误信息（负性共振）。

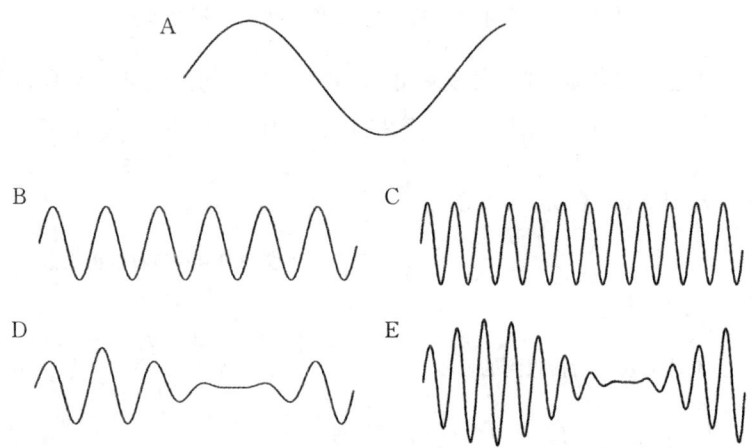

该载波频率远高于通过幅度调制编码的信息的频率。信息在 A 所示的信号中被编码，B 的载波频率较 C 低。载波频率 B 的振幅调节为 D，载波频率 C 振幅调节为 E。高频载波频率信号可以更好地体现 A 的信息。

图 17-8 载波频率的重要性

如图 17-8 所示，信息以载波频率的振幅编码。信息质量的高低依赖于载波频率，越高的载波频率越能稳定地表达信息（图 17-8）。这与奈奎斯特采样定理是一致的，即周期信号的采样频率和信息表达的稳定性相关。通常而言，采样频率需要大于或等于有效信号最高频率的两倍。对载波振幅的调节可以被认为是一种信息采样形式，如上的奈奎斯特定理也适用于此。大多数的大脑振荡，尤其基底节-丘脑-皮质环路中的振荡频率低于运动单元调动或去调动的频率成分（见第

# 第 17 章　离散神经振荡器

7 章 脑深部电刺激对运动控制的作用），因此后者不可能稳定地反映出基底节-丘脑-皮质系统的振荡中编码的信息。

## 离散振荡器

连续振荡器之间的相互作用模式也可适用于离散振荡器，但离散振荡器之间的相互作用要更加复杂。这种作用的复杂性极大地增加了自由度，从而使信息的维度可被编码、处理和传递。离散的神经振荡器不是连续的。连续振荡器其值为 0 的时间较短，因此在此期间不会与其他振荡产生相互的作用。连续振荡器中 0 值的对应于 0° 和 180° 的相位（需要注意的是，在持续的振荡中呈 360° 与 0° 的相位相同）。

离散振荡器的例子见图 17-9。在这个例子中，连续振荡器被认为是一辆持续亮着车灯的赛车，该赛车沿着跑道 A 做圆圈运动，跑道 A 沿着跑道 B 做圆圈运动，而跑道 B 又沿着跑道 C 做圆圈运动。观察者会看到持续亮灯的赛车运动形成了复杂而且连续的周期性轨迹。接下来考虑赛车在一条轨道上行驶，并且有障碍物阻碍了观察者的视野（图 17-10）。这时观察者只看到亮灯的赛车经过时的闪光（图 17-10B），闪光中唯一信息是赛车行驶的速度，即其频率（图 17-10D）。

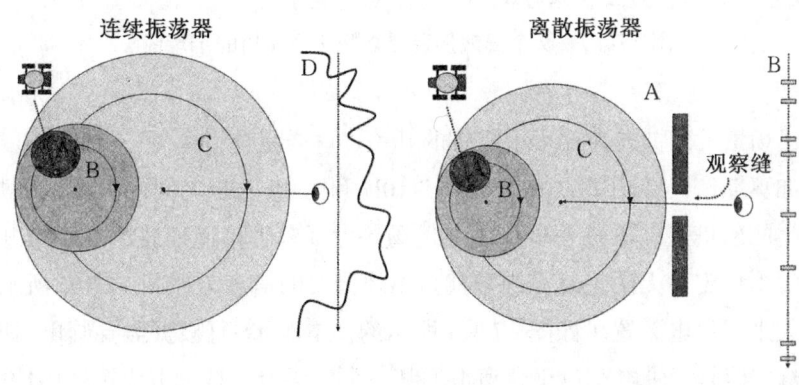

在轨道上行驶的赛车产生连续或谐波振荡（见第 16 章 振荡器基础知识）。但是，亮灯是一种离散的过程，观察者只有在亮灯时才能看到闪光。如果灯持续亮着，观察者会看到灯光复杂周期性的变化模式（如左图中连续振荡器 D）。当而如果观察者通过窄缝观察赛车，他观察到的是赛车经过窄缝时的规律闪光，对应于有图中离散振荡器 B。

图 17-9　较复杂的离散振荡器示意图

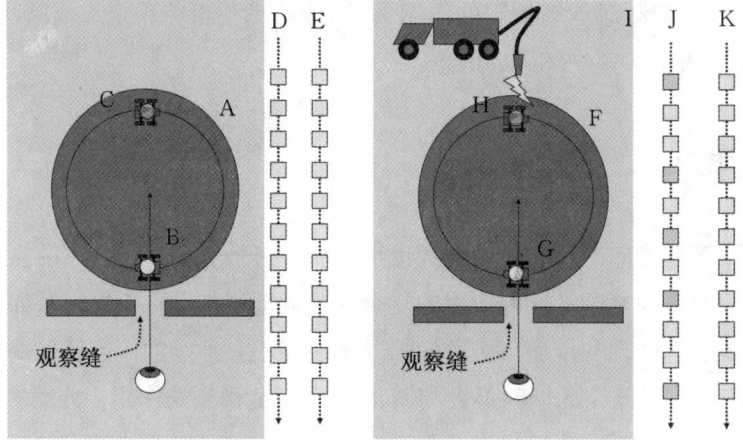

　　当一辆带灯的赛车在单一轨道赛道上行驶（A），每当赛车经过窄缝时（B），观察者会看到闪光，该闪光就是一个离散振荡器（D）。如果赛车在行驶过程中持续亮灯，那么除了赛车速度（D）外不能传递任何其他信息。如果赛车手能控制灯的开关，那么通过闪光序列（E）可传递更多的信息，如莫斯密码。当灯光出现障碍比如赛车电量不足，可出现灯光亮一段时间而后熄灭的现象，在这种情况下会使最初E中的信息减少为J中信息，观察者这是无法判断J是新的正确信息，还是E中信息的错误体现。假定每次赛车行驶完成一个周期时（I）供电装置就给电池充电，同时假设对电池充电的取决于充电时准确的时间，比如供电装置每秒只能充电一次，也就是说供电装置不能连续给赛车充电，如果供电装置与赛车具有相同的频率（1 Hz）和合适的相位上（对应于赛车轨道上的位置）将始终会被充电，从而使赛车可一直传递正确的信息（K）。在这种情况下赛车和供电装置之间的相互作用类似于两个离散振荡器之间的共振。如果充电装置和赛车的频率不同或相位不一致时（赛车充电时间不对应于轨道的充电位置），那么将无法给赛车的灯充电从而传递错误的信息。

图17-10　两个离散振荡器之间相互作用的示意图

　　上述场景可以扩展为赛车手控灯的开关。这样就会引入另一个自由度和更多信息，如莫斯密码（图17-10E）。图17-10D和图17-10E之间的闪光差异是由赛车手产生的新信息。再进一步扩展上述场景为赛车手传递信息的开关出现故障，供电有时不稳定而无法亮灯，结果就是出现错误的信息（如图17-10J所示）。车队经理找来了供电装置（如图17-10I所示的供电车），可根据需要给电池充电而能够亮灯。但是，供电车位于轨道上的某一个位置上，且供电为短暂脉冲式，因此赛车必须在供电车放电时经过车的位置时才能被供电。现在赛车和供电车形成的振荡器组合可以相互作用以提供充足的电能，结果就是将错误信息转换为正确的信息（图17-10K）。这可能就是DBS恢复正常功能的一种机制。

　　这在理解DBS的应用时非常重要，如图17-10I所示赛道另一侧的供电装置

# 第 17 章 离散神经振荡器

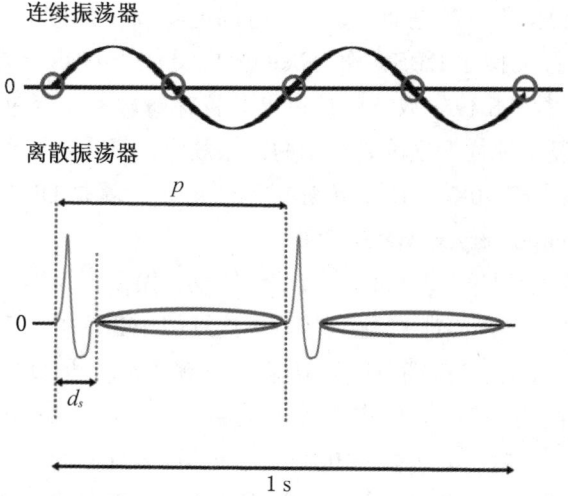

由于连续振荡器的振幅值为零的时间很短（以红色圆圈表示），因此能够在相当大的占空比（也就是周期中信息出现的百分比）范围内与其他振荡器之间产生相互作用。离散振荡器的信息持续时间 $d_s$（蓝线所示）较短，周期（$p$）为两个信号之间的时间，每秒的信息数为频率（$f$），$p=1/f$，信息的持续时间（$d_s$）与周期（$p$）之比为占空比（$d_s/p$）×100%。对于连续振荡器，其占空比为100%。离散振荡器只在占空比的期间发生相互作用，而本例中离散振荡器的占空比只是很短的时间。

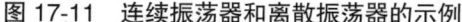

图 17-11　连续振荡器和离散振荡器的示例

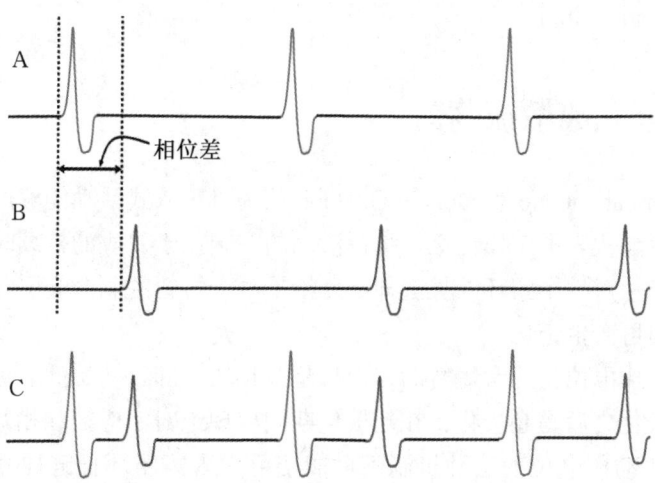

该图中 C 是两个频率相同的离散振荡器（A 和 B）相互作用的结果，并且保留了原有每个振荡器中的信息。振荡器 A 和 B 之间的相位差超过了信息持续的时间。其中一个振荡器的信号出现于另一个振荡器振幅值为零时，所以这两个振荡器不会产生相互作用。

图 17-12　频率相同的离散振荡器独立携带信息

能以一定的频率提供少量的电能，每次充电都足以给灯供电，使其在下次可以稳定亮光。供电装置类似于 DBS，而每次的充电类似于 DBS 脉冲。很明确的是，DBS 以相同的频率和相位发放，就如供电装置在每次赛车经过时充电一样。这种充电类似于恢复了原周期性闪光活动的共振效应，于是赛车手可以像之前一样传递正确信息（图 17-10K）。DBS 治疗机制假说之一就是 DBS 使神经系统恢复了正常信息（Montgomery 和 Gale，2008）。

离散振荡器可能以偏移基线的值来编码信息，振荡器为零值时不会与任何振荡器产生相互作用（图 17-11）。在离散或不连续的振荡器中，短暂偏移零点值可能代表信息。每个信息的持续时间以 $d_s$ 表示，频率（$f$）是每秒的信息数量。两个信息之间的时间为周期（$p$），与频率的关系为 $p = 1/f$。占空比是信息持续时间与周期的百分比，以（$d_s/p$）× 100% 表示（图 17-11）。

对于多个离散神经振荡器，每个振荡器都能携带不同的信息，比如信息就蕴含在离散非零值的振幅中。此外可能有一组神经元从两个振荡器均接收信息，但接收的信息是相对独立的。频率不对应的连续振荡器能同时保持相对独立的信息通道，而离散振荡器即使频率相同也可以根据相位差和占空比的不同而独立携带信息（图 17-12）。耦合离散振荡器网络中的神经元可以在不同的时段同时携带独立的信息通道。这在运动控制中是非常重要的，因为运动单元调动和去调动虽然顺序不同但却是同时的，并且是在不同时间尺度上进行的（见第 7 章 脑深部电刺激对运动控制的作用）。

## 单一可重入式离散振荡器

Rafael Lorente de Nó 和 Donald O. Hebb 认为可重入式活动能够产生持续的活动模式，这可能代表了工作记忆。维持活动的关键在于效应的持续时间要比刺激时间长。例如，对一个闭环的长链神经元给予一个短暂的刺激会引起可重入式振荡活动，从而可产生记忆。

轴突的动作电位是非常短暂的，而且是双相的，即在初始的去极化后伴随着超极化。去极化之后是超极化，在超极化期间出现绝对不应期和相对不应期，并持续几毫秒。动作电位的这种机制不可能使可重入式闭环长链神经振荡器产生活动。但树突和细胞体是完全不同的，突触后神经元膜电位的变化能持续数毫秒至数十毫秒或甚至更长，这意味着树突或细胞体的突触传入的频率只需要超过 20 Hz 就可以产生累积效应。换句话说，这种相对适中的突触频率可能产生持续效应，导致闭环神经元链的活动以 de Nó 和 Hebb 所提出的方式随时间变化。有几个因素决定了突触后电位作用的持续时间，并影响在单一离散振荡器中产生可重入式活动的功能。这些因素包括突触前神经递质释放、再摄取或代谢的时程，神经调质的作用、离子通道的生物物理特性如电容和电阻等，都影响了突触后电位的空间传播和随时间的衰减。

基于上述观点，DBS 的作用机制是很有趣的，而且有待研究。不可否认，神经系统对 DBS 反应的重点之一就是在 DBS 脉冲电场范围内的轴突产生动作电位，但所产生的动作电位会对树突和细胞体产生另外的深远影响。动作电位以顺轴突方向传至轴突末端，也可逆轴突方向传递（图 17-13），而逆轴突传递可能影响到其他伴行的轴突，并在伴行轴突中以顺轴突方式传至轴突末端，继而影响后续神经元的突触后电位。在这种作用方式下，即使中等频率的 DBS 也能对可重入式振荡器产生巨大的影响。

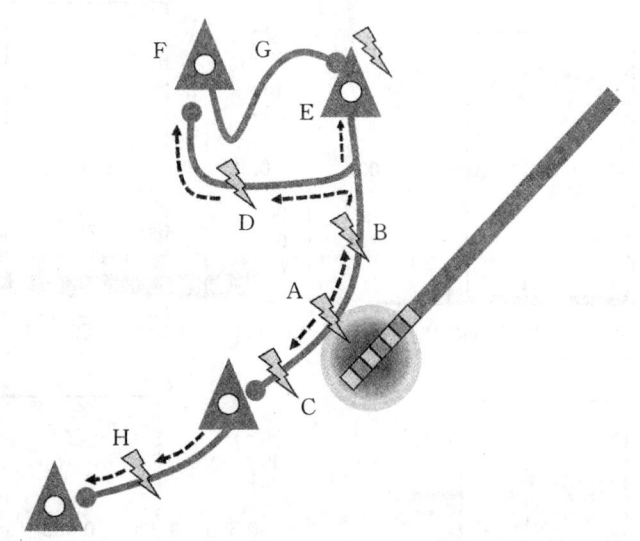

在 A 中 DBS 电极导线附近的电场刺激轴突产生动作电位并以逆轴突传递方式至轴突起始端（B），同时以顺轴突传递方式至接受轴突突触的神经元（C）。逆轴突方式传递动作电位可能会到达轴突分支点，之后以顺轴突方式（D）传递至另一个神经元（F），并反过来向其他神经元传递动作电位，或者传递到上述逆轴突动作电位起源的神经元（G）。在轴突 A 产生动作电位可传递到神经元 C，并继续传递到下一个神经元（H），逆轴突动作电位也可能作用该轴突起始神经元（E）的胞质中，从而影响神经元的信息处理。

图 17-13　逆轴突动作电位传递的局部效应（生理上）示意图

动作电位的逆轴突传递方式可影响细胞体和树突，而引起细胞体和树突细胞膜明显的去极化，这种去极化被认为可激活 N-甲基-D-天冬氨酸（NMDA）受体,从而可促进赫布学习。DBS促进赫比学习可以解释肌张力障碍和强迫症等疾病症状需要长期刺激后才能出现延迟改善的情况。

有必要认识到DBS引起的动作电位并不是正常的或生理性的。例如,DBS脉冲会产生高度同步化的多个动作电位,当其顺轴突传递时会使大量的突触前膜

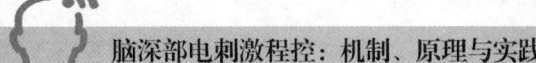

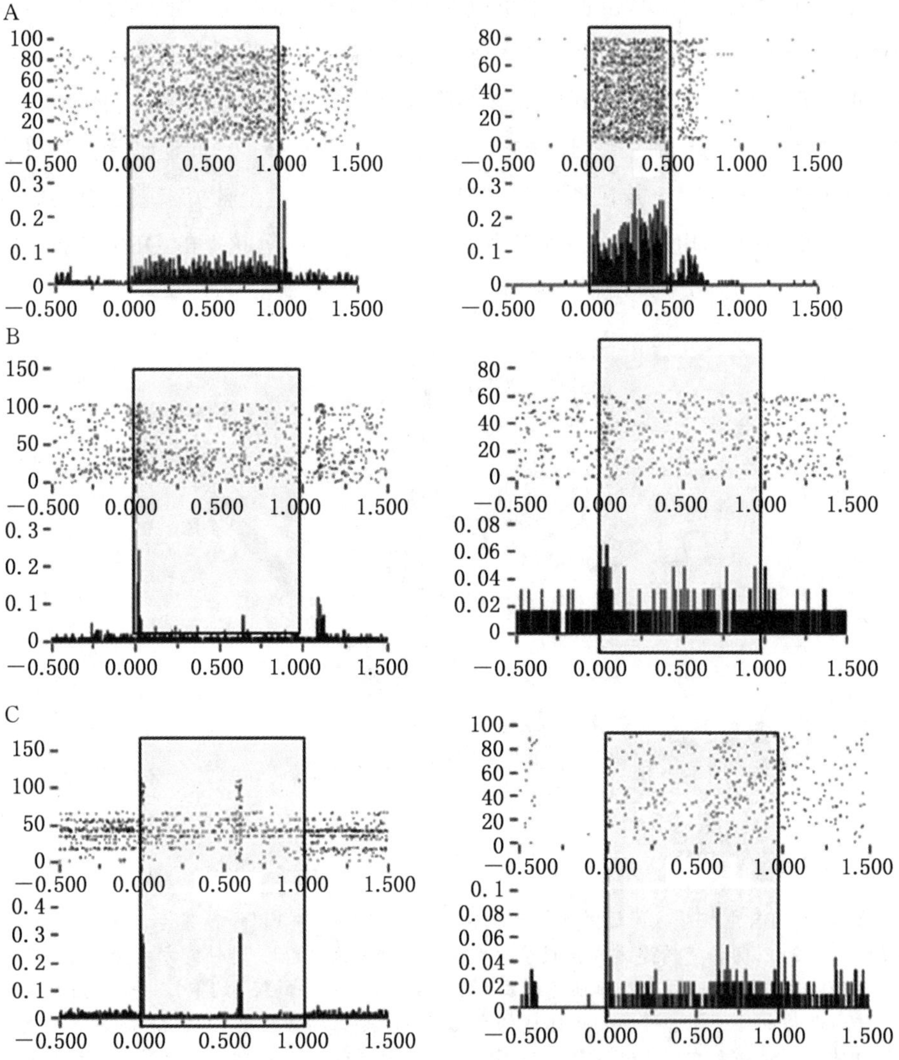

DBS周期为500 ms或1000 ms,采用微电极采集对侧底丘脑核的放电信号。每个图形的上半部分为成排的点,每个点代表神经元的放电,而每排代表一个周期的DBS。每个图形的下半部是一个柱状图,是将各排的点叠加为柱状。零点为DBS周期的起始点,图框为DBS整个周期。需要注意的是由于刺激并没有在周期结束时完全停止,所以周期后的神经元反应不必去解释。

图17-14 DBS发放前后神经元放电的光栅图和柱状图

去极化或超极化，这可导致突触后电位高度同步化，从而产生巨大的突触后电位。仅基于神经元细胞膜的电容和电阻抗作用，这些巨大的突触后电位可持续性存在。此外，微电极记录细胞外动作电位显示突触后电位并不完全同步，这种离散的突触后效应可有助于延长作用时间，从而促进可重入式神经元链活动的变化（图 17-14）。在 DBS 作用期间，神经元通常是在变化的而不会立即达到或维持一种状态。虽然神经元作用变化的机制尚不明确，但可重入式神经振荡器与 DBS 脉冲相互作用的变化可能是其中一种机制。

## 离散振荡器之间的相互作用

DBS 脉冲序列可视为一个离散振荡器（图 17-15）。比如 DBS 在每秒 150 pps 的频率和 90 ms 脉宽的占空比为 13.5%，这意味着在 86.5% 的时间内 DBS 电极导线没有电流通过。这种 DBS 脉冲序列离散振荡器可以和神经振荡器产生相互作用（这种相互作用的例子见第 6 章 神经系统对 DBS 的反应）。以下探讨神经振荡器和 DBS 振荡器之间的相互作用。

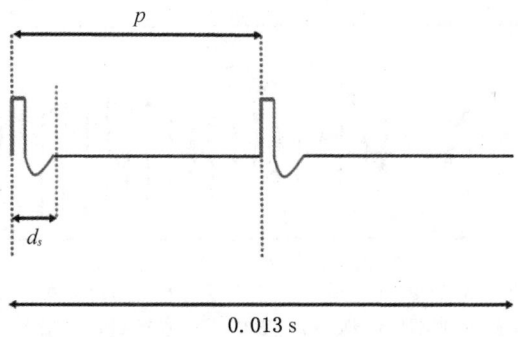

信号的持续时间为 $d_s$，脉冲周期（$p$）为 0.0067 秒，占空比为 13.65%。在 0.013 s 出现两个脉冲，DBS 振荡的频率（$f$）为 150 Hz。

图 17-15　DBS 脉冲序列离散振荡器特征示意图

图 17-16 显示了一个 4 节点神经元组成的可重入振荡器与 DBS 之间的相互作用，DBS 本身可被视作一个振荡器。节点 4 神经元电活动幅值随时间变化的模型计算结果显示在图的下方。DBS 脉冲从第三个周期开始发放，且每过四个周期再发放一次（图 17-16C），振荡自发活动的频率和 DBS 频率相等。在初始时刻 A 节点 3 的神经元发生自发激活并在振荡器中传递，而节点 4 的神经元在

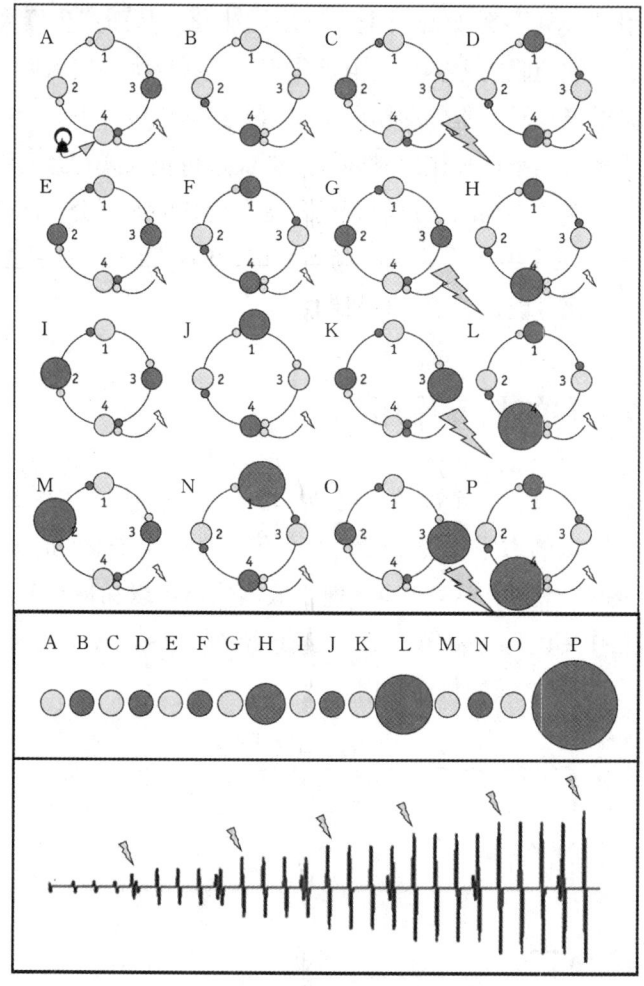

　　实心浅蓝色圆圈为无活动的节点，实心绿色圆圈为有活动的节点，节点的圆圈越大表示活动越强。例如，节点4在时刻B自发产生了电活动，而在时刻C发放的DBS脉冲（闪电符号）引起了节点4在时刻D的活动。这些电活动在振荡器中传播，并且在时刻H与下一个DBS脉冲的效应同时发生，它们相互作用产生更大的活动并在环路中传播。在此过程中，最初自发电活动在时刻J传递到节点4，且幅值没有改变。DBS脉冲相关电活动继续传播，在时刻L与下一个DBS脉冲同时作用到节点4。整个过程中，最初自发振荡活动持续而不伴有振幅变化，但DBS脉冲相关电活动的强度持续增大。图中间部分显示了活动的模式，由于有两个独立的电活性序列，因此就会出现两个独立传递信息的通道，第一个信息通道与自发原始振荡相关，第二个信息通道与DBS脉冲相互作用的信息相关。图下面部分显示计算机模拟的结果。该模型中自发持续神经元电活动频率设置为50 Hz，占空比为20%；DBS的频率也设置为50 Hz，但相对于自发振荡的相位延迟为0.5 ms，且DBS脉冲的持续时间为0.5 ms。每个DBS脉冲传递由闪电符号表示，在节点4记录信息。模拟结果与图最上部分和中间部分描述的作用机制相一致。

**图17-16　DBS和4节点神经元振荡器之间发生相互作用的示意图**

时刻 B、F、J 和 N 中自发活动。时刻 C 出现的第一个 DBS 脉冲可使节点 4 的神经元电活动在时刻 D 增加，该活动会在振荡器中传播，并且与下一个 DBS 脉冲同时作用在节点 4 神经元，两者的电活动叠加并在整个振荡器中继续传递，因此节点 4 神经元的活动在时刻 D、H、L 和 P 逐渐增加。值得注意的，神经元自发激活产生的电活动在振荡器中持续循环，但不与 DBS 发生相互作用。尽管该振荡器和 DBS 的频率相同，但它们表达出信息的时间短于两者之间的相位差。

如果持续固有振荡和 DBS 振荡的信息占空比都很小，而且两者的相位差使这两个振荡器之间的信息不能产生相互作用，因此每个振荡器可以独立携带信息。然而当两个振荡器有较大的占空比，其相位差不足以影响两者离散信息的叠加时，对于叠加的区域两个振荡器之间的相互作用类似于连续振荡。上述条件下的计算机模拟如图 17-17、图 17-18 和图 17-19 所示。

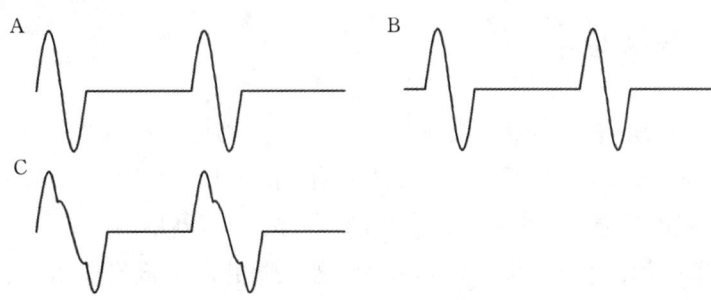

虽然 A、B 两个振荡器的频率相同，但两者之间有相位延迟。由于相位差短于振荡器 A 的占空比，因此会产生复杂的相互作用结果 C。

图 17-17　两个离散振荡器相互作用的结果（一）

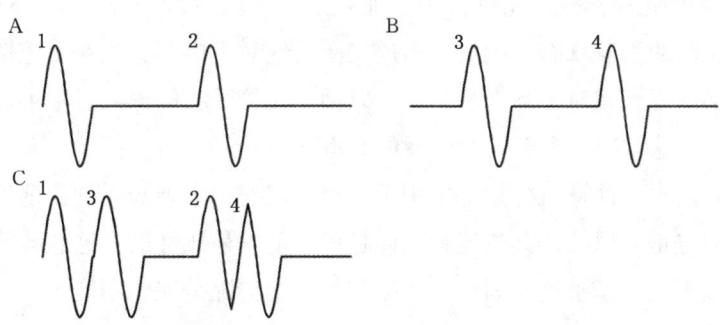

虽然较高频率的振荡器 B 相对于振荡器 A 出现相位延迟，但振荡器 A 的占空比时间短于 B 的延迟时间，因此 1 和 3 的波形保留，而 2 和 4 的波形之间会出现复杂的相互作用 C。

图 17-18　两个离散振荡器相互作用的结果（二）

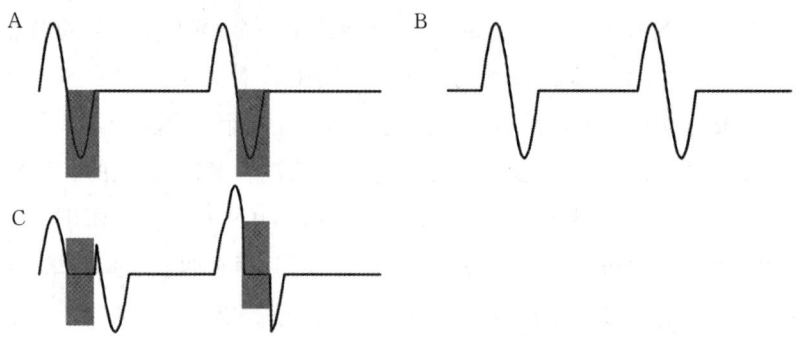

尽管两个振荡器的频率相同，但振荡器 B 出现相位延迟，因此发生相互作用形成波形见 C。在这个示例中，振荡器 A 的不应期由红色实心矩形表示，该时期阻断了相互作用，于是在 C 中出现的复杂的结果。

图 17-19　两个离散振荡器相互作用的结果（三）

## 离散神经振荡器

神经振荡器取决于节点中各神经元的动力学，而且其动力学是高度非线性的，即神经元的输出并非简单等于神经元输入的总和。高度非线性的原因之一，是神经元跨膜电位超过阈值后才能产生动作电位。非线性意味着系统中输出与输入不成正比。动作电位起始部跨膜电位开始去极化时并没有输出，而超过阈值时，全或无的动作电位是唯一的输出值（见第 3 章 电生理学原理）。也就是说，阈值下去极化不会产生输出，但进一步去极化就可以产生全或无的动作电位，而且继续去极化也不会影响输出。

离散神经振荡器神经元可处于更加复杂的不同阶段：静息期相对不兴奋状态、去极化时的兴奋状态、钠离子通道失活的绝对不应期、相对不应期超极化状态，然后又恢复到相对不兴奋状态。所以神经元接受相同输入时也可以产生明显不同的效果，这取决于突触后神经元的兴奋状态。

上面讨论中的计算机模拟都采用了节点中仅有单个神经元的振荡器模型，而且节点活动也是模拟的，其值连续的而且可能范围是线性的，这意味着输出与输入的传递成正比。基于这些因素，实际神经元的情况是完全不同于模拟的。表达一个节点的活动必须遵从该节点神经元输出都是全或无二进制信息的特点。

有一种理论认为，每个节点中包含多个神经元（见第 8 章 病理生理机制）。在振荡器的每一个周期中，只有一部分神经元放电并使振荡连续传递，而不同组神经元在不同时间被激活（图17-20），这种现象的证据见第8章。如果这一概念在生物学上是合理的，那么多神经元节点可重入式振荡器的信息量级可由每个周期节点中神经元放电的比例来表示。

该理论认为，尽管在基线时每个周期内各节点放电神经元的量相对较少，但足以激活后续节点中的神经元从而使振荡传递下去。随着各节点内神经元兴奋性的变化，每个周期内激活神经元的数量可发生变化并在振荡器中形成信息。在特定的周期内，各神经元放电的概率由许多因素决定的，如扇入比。扇入比取决于前一节点中有多少个神经元发出突触到后续节点中的神经元，以及影响突触后膜电位在空间和时间上叠加的突触模式。其他因素包括突触前动作电位对突触后电位的影响，以及神经元细胞膜相对于产生动作电位的阈值电位等。

一个节点内神经元兴奋性的变化可能改变任一单个神经元发放动作电位的频率。比如平均每个周期放电1次的神经元，其放电频率可增加或减少10倍，从而使得它所在神经振荡器的信息容量显著增加。这也回答了Milner提出的"振荡会出现饱和或消失"的异议。

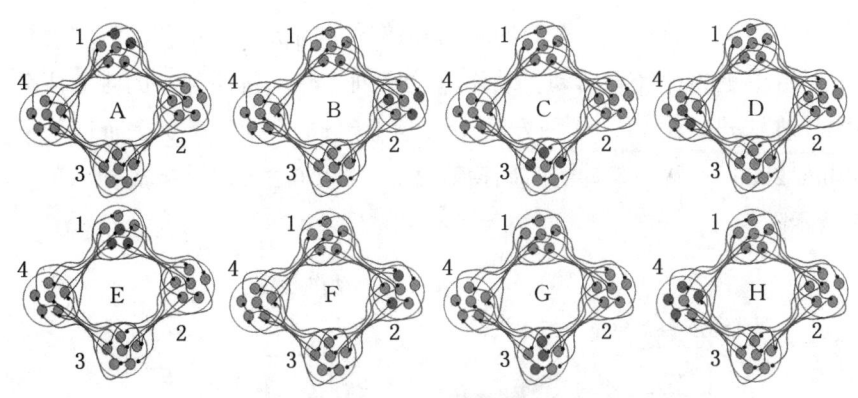

四节点振荡器中，每个节点含有五个神经元。各时段情况如图中（A～H）。在时刻A节点1中的神经元被激活，并传递至随后节点中。对于周期中任意阶段，节点中都有部分神经元被激活，并且激活的神经元在不同周期中是变化的。因此在时刻B和F节点2中激活的神经元是不同的。这意味着任一单个神经元的频率都会小于振荡器的固有基础频率。换句话说，每个神经元都是一个分频器。

图17-20　多神经元节点振荡器示意图

## 多个现实神经元构成的振荡器

计算机模拟用于了探索神经振荡器的动力学特性，并采用了神经元整合和激活模型(图 17-21)。该模型中神经元的树突接收来自其他神经元的输入,产生去极化或超极化的突触后电位,并可以用衰减的指数函数形式模拟。这些突触后电位在动作电位起始部叠加,如果电位总和超过阈值,则在轴突中产生动作电位。阈值是动态变化的,可由动作电位起始部的神经元跨膜电位随时间变化而增减。这可以模拟钠离子电压门控通道的失活和再激活(见第 3 章 电生理学原理)。同时动态阈值也可表示动作电位之后的绝对不应期和相对不应期。

在节点的每个神经元中,突触前动作电位引起的突触后电位变化是由概率函数确定的,从而反映突触的效率。动作电位从起始段到达突触前膜的传导时间可模拟分为两个部分,第一个部分为动作电位的电传递,第二个部分为神经递质的释放、跨突触间隙扩散以及与突触后膜结合。每次的传导时间都是随机变化的。

图 17-22 构建了一个振荡器网络的实例。该网络由三个振荡器组成,分别有 4、5 和 6 节点的。不同振荡器的节点之间有连接,所以振荡器之间松散耦合。每个节点包含 100 个神经元,这些神经元接收之前节点所有神经元的输入信息,并通过轴突传递至下一个节点的各个神经元。

各种参数如突触效率、不应期时间和传导时间等可以调整,以实现在神经网络中产生稳定的神经元活动。动作电位序列(峰电位序列)的频率成分采用循环统计算法进行分析,这种方法在数学上等同于傅立叶变换而且易于实施(Takeshita 2009)。循环统计的时间窗为 2 s,并以 0.2 秒步进生成频率谱,如图 17-23 所示。

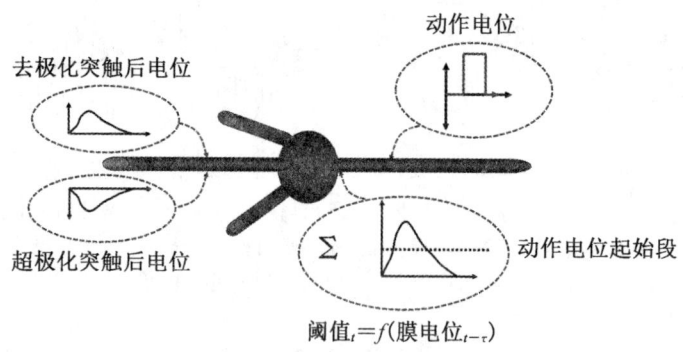

在该模型中,树突跨膜电位的变化在动作电位起始部叠加,如果总电位超过动态阈值,则产生一个动作电位,并沿着轴突传递至下一个神经元;树突电位的去极化或超极化采用衰减指数函数模型;产生动作电位的阈值依据跨膜电位随时间变化,模拟钠离子电压门控通道的激活和失活。用这种方法模拟了超极化后激活和去极化阻滞。

图 17-21 由多个传入树突组成的神经元模型

第 17 章 离散神经振荡器

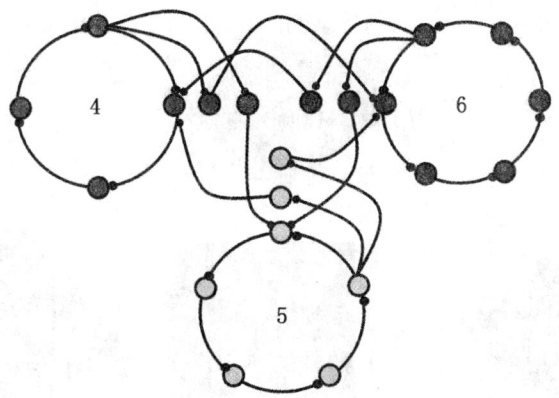

其中有三个振荡分别由 4、5 和 6 个节点组成,每个节点包含 100 个神经元。每个振荡器中的节点都连接到其他振荡器中的特定节点,从而形成松散耦合的网络。每个节点中的神经元接收上一个节点中所有神经元的传输,并传出至随后节点中的各个神经元。

图 17-22　四个振荡器形成的网络

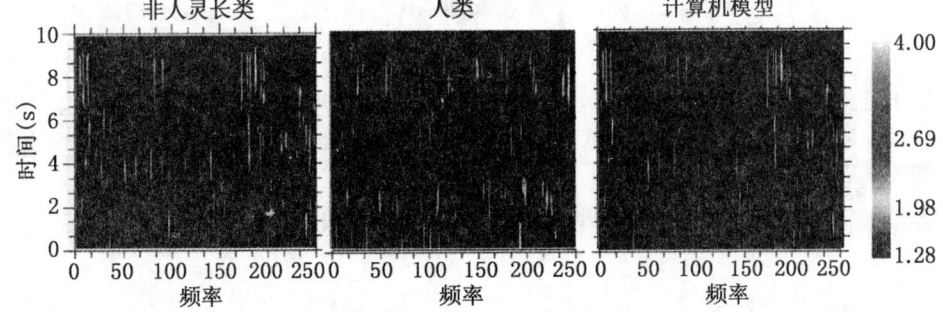

频谱图显示了不同频率下电活动总量(功率)随时间变化的情况,随机动作电位序列(峰电位序列)的功率以 $z$ 值(色阶)表示功率。在每个时段,动作电位序列都有一组特定的频率。动作电位序列在其频率成分上似乎是稳定的,然后转变(分岔)成其他的频率组成。图中分别显示了在非人灵长类动物苍白球外侧部和人类底丘脑核实际记录到的神经元,以及计算机模型网络中一个神经元的频谱图。

图 17-23　实际记录的神经元与计算机模拟神经元放电的频谱图

图 17-23 显示出神经元电活动的频率谱具有显著的相似性,尽管这不能证明,但可以提示内在基础机制是相似的。在所有的频率谱中,动作电位序列似乎有一组特定的频率保持稳定,然后迅速转换成另一组离散的频率。这种快速的转换在复杂系统中被称为分岔。另外,特定的频率组成似乎随时间重复出现,这意味着某种特定动态变化的回归,示例见图 17-24 和图 17-25。

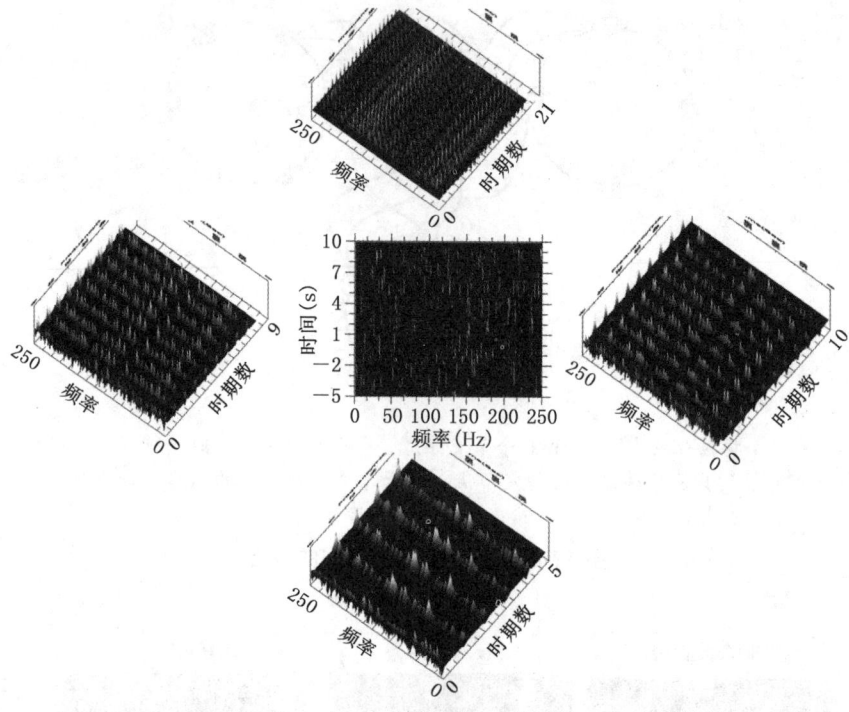

中间的小图为非人灵长类动物基底节神经元的动作电位序列频谱图。神经元活动的频率组成随着时间而变化，动作电位序列似乎在不同的频率组成之间分岔（转换）。采用多维集群分析（详见正文）显示出共四组频率。

图17-24　非灵长类动物基底节神经元放电频谱特征

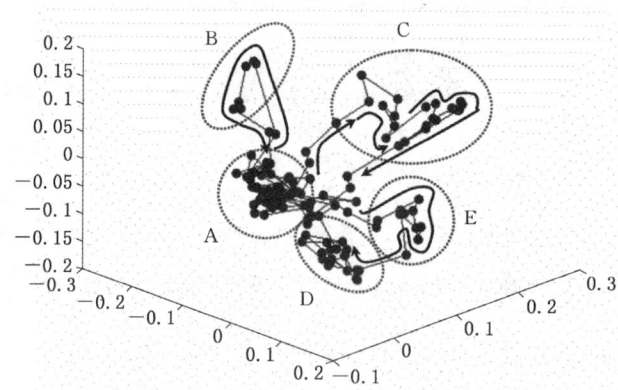

非人灵长类动物基底节中的一个神经元动作电位序列在不同频率组成之间转变。进行多维集群分析，根据主要成分减少为三个集群。发现动作电位序列似乎有特定的频率组成并可在其间转换。

图17-25　非灵长类动物基底节神经元放电频率集群

# 第 17 章 离散神经振荡器

图 17-24 中间部分显示了在非人灵长类动物基底节中记录到的神经元频谱图，其频率似乎随着时间而聚集。采用多维集群分析方法（Montgomery et al. 2005），每 250 个频率构成一个维度（集群），并且在每个维度中标绘出每个时段相应频率的功率。该分析确定了四个集群，显示在图的周围（图 17-24）。这种分析也用于另一个神经元，但根据主要成分减少为三个集群（图 17-25）。神经元频率成分以 A—B—A—C—A—E—D 的顺序依次分岔。

进一步研究松散耦合离散非线性振荡器网络的性质。计算机模型中突触效率变化的影响如图 17-26 所示，模型如图 17-22。在突触效率相对较低时，也就是生物神经元的特点，频谱图上可出现多个频率但没有一个主导频率。随着突触效率的提高，频率数量减少，并可出现一个主导频率。这些频率可坍缩为一小部分振荡器或者一个振荡器的基频。值得注意的是，主导频率高于任何单一振荡器的基频。这说明在任何一个周期中的多个动作电位可以同时进行，因为有效信号时间相对于周期时间要短地多。

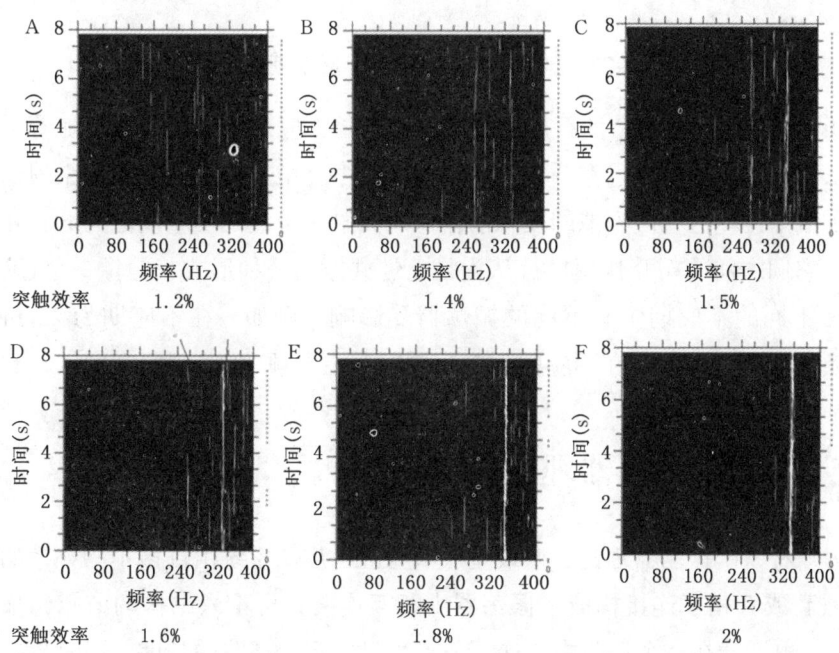

计算机模拟的一个四节点振荡器中神经元活动的频谱图，每个节点包含 100 个神经元。最初确定的参数可实现连续的振荡活性，如频谱图中 A 所示，其突触传递效率为 1.2%。该参数分别转变为 1.4%（B）、1.5%（C）、1.6%（D）、1.8%（E）和 2%（F）。随着效率的提高，各种频率坍缩为单一的频率。

图 17-26　突触效率对神经元活动频谱的影响

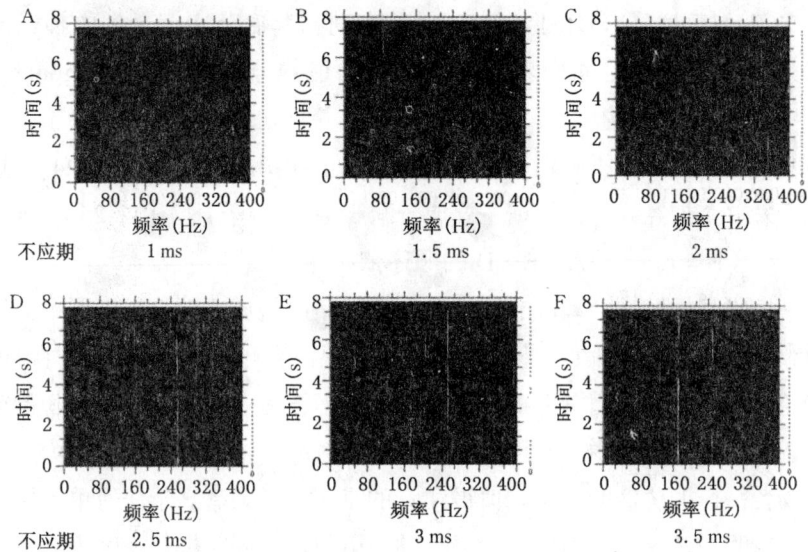

采用与图 17-26 相同的计算机模型中神经元活动的频谱图，但不应期是依次发生变化的。随着不应期的延长，各种频率坍缩为单一的频率。

**图 17-27　延长不应期对神经元活动频谱的影响**

图 17-27 显示了一个计算机模型中逐渐延长不应期产生的影响。随着不应期的延长，频率会坍缩成只有两个频率或一个频率。增加的不应期相对于周期而言延长了占空比，这就使模拟的突触前输入与突触后神经元不应期之间的相互作用增加。它们之间的相互作用可被认为是负性共振的一种形式，就像一个过滤器，并且在不同的不应期中有不同的振荡器受影响。例如，在不应期为 2.5 ms 时，主导频率约为 250 Hz；在不应期为 3.5 ms 时，主导频率转变为 170 Hz。

# 系统（离散）振荡器理论

另一种系统振荡器理论，假设基底节-丘脑-皮质系统由许多不同频率的离散振荡嵌套或者相互连接构成。振荡器由相互连接为可重入结构的节点组成（图 17-28），电活动在整个环路中传递。节点数量决定了环路的长度，同时也决定了振荡器的基频。例如，电活动在节点之间传递需要 4 ms，那么在四个节点的环路中传递一周所需总的时间为 16 ms，也就是 63 Hz（= 1 / 0.016 s），而两节点振荡器的基频为 125 Hz。

系统振荡器理论认为主振荡器是丘脑-皮质系统组成的可重入式环路（图

## 第 17 章 离散神经振荡器

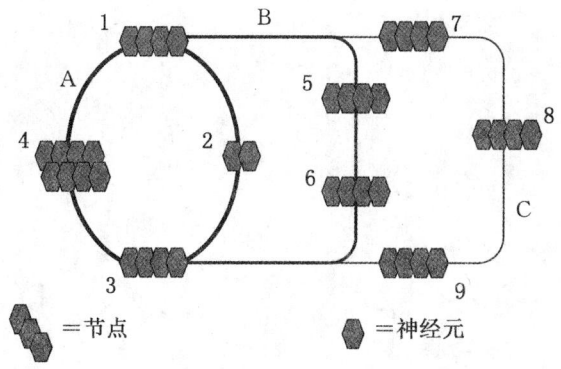

振荡器分别标记为 A、B 和 C。振荡器 A 包含 1、2、3 和 4 号节点，振荡器 B 包含 1、5、6、3 和 4 号节点，振荡器 C 包含 1、7、8、9、3 和 4 号节点。假定节点之间的传递时间为 4 ms，那么四节点振荡器 A 的基频约为 63 Hz，五节点振荡器 B 的基频约为 50 Hz，六节点振荡器 C 的基频约为 42 Hz。每个节点中包含数个神经元。2 号节点中有 2 个神经元，4 号节点中有 8 个神经元，其他节点中有 4 个神经元。根据系统振荡器理论，一个神经元并不会在每个振荡周期都放电，因此个体神经元的最小平均放电率为基频除以每个节点中神经元的数量。对于振荡器 A 中节点 2 的神经元而言，最小平均放电频率约为 31 Hz；对于振荡器 A 中节点 4 的神经元而言，最小平均放电频率约为 8 Hz。该理论认为基底节-丘脑-皮质系统中的一些高频振荡器的频率远大于每个节点内个体神经元的平均放电频率。由于振荡器是嵌套式的，所有神经元的实际放电频率是很复杂的。在这个例子中，所有振荡器共享节点为 1 和 3，因此 A 的振荡会波及 B 和 C，反之亦然。它们之间相互作用产生的振荡频率处于振荡器 A 基频 63 Hz 和振荡器 C 基频 42 Hz 之间。

图 17-28　可重入式离散振荡器和一组嵌套的可重入式振荡器示意图

17-29）。对于运动功能，主要环路是丘脑腹外侧核（Vop）-运动皮层系统。这种双向突触环路的基频约为 143 Hz。Vop-运动皮层振荡器负责驱动下运动神经元，并进而驱动肌肉活动。被调动的运动单元数量是在 Vop-运动皮层振荡器的每个周期中运动皮层神经元被激活百分比的函数。该理论还认为，运动皮层神经元激活的百分比由基底节（以及小脑等其他结构）侧环路的输入决定，因此基底节侧环路决定了运动单位被调动的数量，从而决定了产生运动所需的肌力（Montgomery 2007b）。图 17-30 描述了基底节中较低频率的多个侧环路是如何控制较长时间的运动单元调动，这对于协调肌肉完成正常的运动是必需的。

就共振效应来说，DBS 的频率必须与基底节-丘脑-皮质系统中目标振荡器的基频相匹配（见第 7 章 脑深部电刺激对运动控制的作用）。高频 DBS 作用于低频的基底节侧环路可能产生不良影响。在这种情况下，高频 DBS 与基底节环

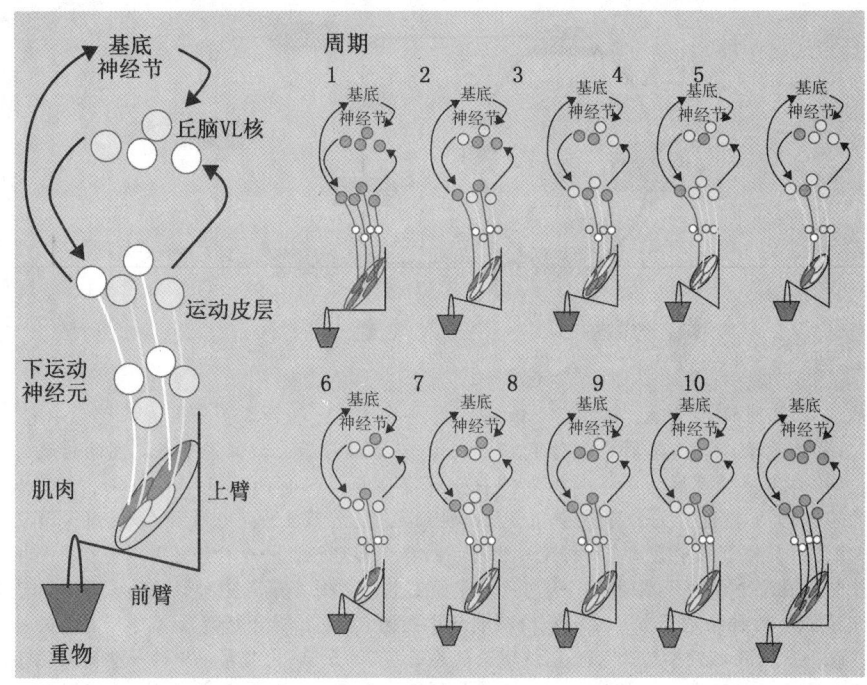

图左显示了这些结构,有活动的神经元和运动纤维用黄色表示。Vop(图中标记为VL)和运动皮层形成一个正反馈环路,运动皮层投射到运动单元(下运动神经元和肌肉纤维的组合)。运动单元的活动是由Vop-皮质振荡器中连续的可重入活动维持的,而在每个振荡周期中有活动的Vop和运动皮质神经元数量是由基底节(和小脑,未在图中显示)侧环路调节的。右边一系列小图展现了提起和放下重物时肌力产生的过程。从没有运动单元活动(周期1)到肌肉开始收缩(周期2)的过程是由受基底节影响的VL神经元兴奋性增高而引起的。这种影响在图中以Vop和运动皮层中各有2个神经元被激活,以及肌肉中有2个运动单元被激活来表示。与之类似,周期4中被调动的运动单元增加(用3个活动运动单元来表示)也是由丘脑Vop核中活动神经元的数目增加引起的,这还激活了运动皮层中的3个神经元。在基底节旁环路的影响下,Vop-皮层环路中不间断的可重入活动维持着增强的运动单元活动(周期2~3,4~6和7~8)。放下重物的过程正好是相反的,这同样是在基底节(和小脑,未显示)的影响下完成的。

**图 17-29　系统振荡器理论中 Vop-皮质振荡器与基底节、肌肉运动单元的关系**

路较低的基频不匹配,从而引起该环路中神经元活动的异常。这种异常的神经元活动可能影响基底节环路调节 Vop-运动皮质振荡器兴奋性的作用,而后者对于肌肉活动的协调,以及更进一步的言语、步态和平衡等高度复杂运动是必要的。低频 DBS 作用于基底节环路时,尤其 DBS 频率等于该环路振荡器的基频时,可产生完全不同的作用。这种情况下,基底节环路中神经元的病态活动得以恢复,并改善了该环路对 Vop-运动皮层环路兴奋性的调节,进而改善运动单元协调性

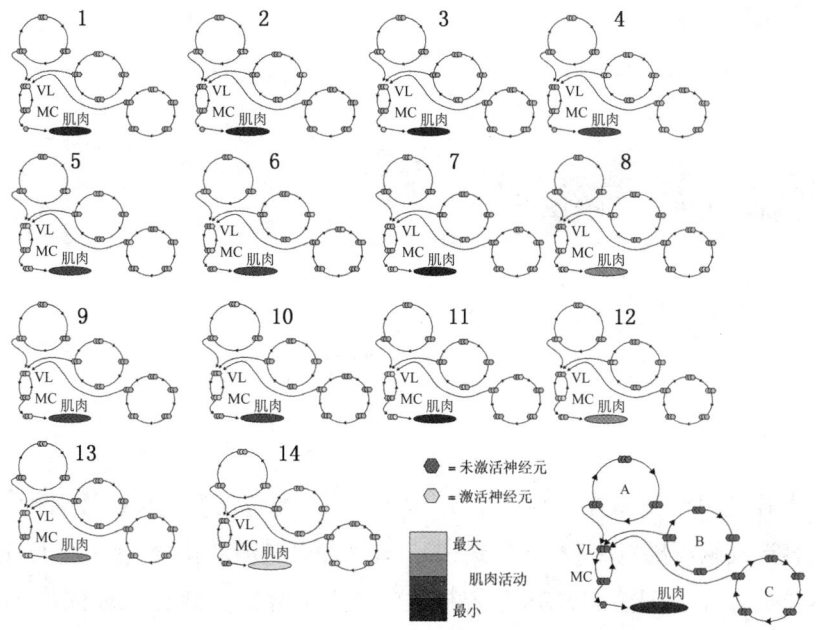

　　这里的主要振荡器是 Vop（在图中用 VL 标记）-运动皮层环路，和其他经过基底节的侧环路发生相关作用。基于图 17-28 中阐述的观点，图 17-30 是为了说明基底节-丘脑-皮质系统中各振荡器之间的相互作用是如何随时间调节运动单元活动的。假设有 3 个基底节侧环路，分别由振荡 A、B 和 C 表示（见右下角说明）。每个振荡器包含不同数量的节点，振荡器 A 是 3 节点环路，B 是 4 节点环路而 C 是 5 节点环路。如图 17-29，主振荡器为 Vop-运动皮层环路，通过连接运动皮层与延髓和脊髓的运动神经元，直接控制运动单元的调动。如图所示，振荡器 A、B 和 C 与 Vop 神经元相连接，侧环路可决定 1 个周期中激活的运动皮层神经元的百分比。运动单元被调动的过程始于 Vop 和振荡器 A～C 中各 1 个神经元的激活。每个周期中激活作用由前一个节点传递到下一个节点，而且下一个节点中激活的神经元数目等于前一个周期上个节点中激活的神经元数目。随着时间推移，Vop-皮层环路与其他振荡器间的相互作用逐渐增加了肌肉力量。

图 17-30　主要振荡器与侧环路之间的相互作用

且有了更多正常行为活动（Montgomery 2007b）。

　　系统振荡器理论具有几个重要特性（见 Montgomery 2004a）。根据它做出的预测不仅与经验观察的结果相一致，而该理论还能对观察到的一系列重要现象做出解释，例如高频和低频 DBS 对于帕金森病患者语言的影响（见第 7 章　脑深部电刺激对运动控制的作用）、DBS 刺激强度增加的"U"形曲线反应，以及延迟时间长短不一的临床效果等。

（陈宇昆，李　楠）

# 附录：补充材料

两类补充材料发布在因特网上供访问。第一类是供有兴趣的读者阅读的文章，内容涉及脑深部电刺激和它的未来、脑深部电刺激和药物治疗、轴突逆行性激活的重要作用、理想的 DBS 系统描述、过去失败的教训及目前 DBS 的悖论。这些文章可在以下网址找到：http://www.greenvilleneuromodulationcenter.com/DBS_Programming_essays/。

除了上述文章以外，第二类补充材料为我们还提供了多个可以下载的工具表格来协助 DBS 术后程控。这些工具包括：《不同解剖结构 DBS 程控相关症状和体征的索引》《电极设置的算法和清单》（以便于记录程控过程中的电极设置、刺激参数和临床反应），《对植入 DBS 的患者进行全面评估的清单》。这些表格可以在以下网址下载 http://www.greenvilleneuromodulationcenter.com/DBS_Programming_forms/。

# 术语表

**动作电位**：神经元细胞膜电位的一种特殊变化，能沿着神经元轴突传导并影响下一个神经元。动作电位是信息的基本单位，就像计算机中的"0"和"1"，或者摩斯密码中的点和划。信息是通过一系列的动作电位编码的。一个神经元的信息以突触后去极化或者超极化电位传递给下面的神经元。这些神经元又整合所有的突触后电位（即信息处理）并将结果转换为另一个动作电位序列，再传递到神经元网络中。

**动作电位起始部**：神经元中产生动作电位的区域。动作电位起始部通常但并非一定位于轴丘处，轴丘是神经元细胞体发出轴突的起始点。

**安培（电流）**：电流的单位。单位时间内通过导体横截面的电子数量。

**阳极的**：刺激脉冲或电流正极部分的形容词形式。

**阳极**：电学上的正极触点。

**逆行性的**：神经冲动传导方向与通常相反，即传递到神经元细胞体而不是从胞体传出。

**轴丘**：轴突与神经元细胞体的交界处。

**容抗**：能量传导（例如电能）在传导率发生变化的位置附近出现的物理现象。在电子学中，导体中流动的电子遇到电导率降低的区域时开始"堆积"，而这种"堆积"阻止了电子的进一步流动。

**阴极的**：刺激脉冲或电流负极部分的形容词形式。

**阴极**：电学上的负极触点。

**电荷密度**：刺激脉冲阴极（负极）相位释放或者阳极（正极）相位回流的电荷总量除以电极触点的表面积。

**库仑数**：在一定时间内释放的电荷总数。

**电流（安培）**：每秒通过的电子数量。

**离散振荡器**：不连续的振荡器，对应于连续谐波振荡器。离散振荡器的示例可以是萤火虫的间歇闪烁。

**电极**：一种释放电流的结构，一般是金属的。注意电极不要和 DBS 导线相混淆。导线上排列着数个电极，其中部分或者全部电极可设置为工作状态以释放电流。

**电极设置**：DBS 导线上的触点和 IPG 外壳设置为阳极和阴极的特定组合；不包括刺激参数如电流/电压，脉宽或者刺激频率。

**电极阻抗**：导体中电荷流动受到的相反作用，包括电阻、容抗和感抗。对于 DBS 系统，电极阻抗是指每个触点在单极或双极刺激设置时，电荷受到的相反作用，并且以欧姆（Ω）为单位测量，通常用于测试 DBS 系统的电学完整性。不要和治疗阻抗混淆，后者是指治疗时在特定的电极设置和刺激参数条件下的阻抗。

**电解**：水分子分解为氢气和氧气的过程。DBS 可通过此机制损伤大脑组织。

**电动势**：这是电压的另一个术语，表示可以使电荷移动的势能。

**过度爆发理论**：将异常爆发神经元电活动认为是导致帕金森病病理生理机制的一种理论。

**过高的 β 振荡理论**：一种理论认为 β 频段（例如 20 Hz）的异常过度周期性神经元电活动是引起帕金森病的病理生理机制。

**神经元活动过度同步**：有一种理论认为神经元活动异常过度同步是导致帕金森病的病理生理机制。

**扇入比**：单个神经元接受的其他输入神经元的数量。例如，扇入比为 5 意味着单个神经元接收来自其他五个神经元的输入。

**傅立叶变换**：用于将任何复杂的周期函数（例如声音）转化为多个特定频率的正弦或余弦函数加权分量之和的数学方法。

**苍白球内侧部"率"理论**：一种理论认为苍白球内侧部神经元异常过度的活动是导致帕金森病的病理生理机制，而异常减少的活动是不自主运动障碍的原因。

**谐波振荡器**：可用正弦函数表示的振荡器，是连续的并且在数学上是处处可以微分的。这些振荡器与离散振荡器不同。

**赫布学习**：神经可塑性的一种模式，反复多次同时发生的突触后跨膜电位可以增加突触效率，如增加单个突触后电位足以产生动作电位的可能性。

**赫兹**：频率的单位，在本书中是指电脉冲波形的频率。

**全息存储器**：一种物理或数学系统，可以被训练去模拟许多复杂的周期函数。当原始复合函数的一部分被添加到模型时，之后完整的周期函数就可以被创建出来。通常，这些是基于逆傅立叶变换，其中系统包含了可以耦合的一系列不同频率的振荡器。

**阻抗**：电荷流动阻碍作用的物理量，以欧姆为单位，通常用于描述可变的电压或电流电源下的阻碍作用。例如，在直流（DC）电路中，阻碍作用为电阻；对于交流（AC）电路，阻碍作用包括电阻、容抗和感抗。

**感抗**：电荷在导体中流动时产生的磁场反作用于导电作用并抵消电荷流动的物理现象。

**逆傅立叶变换**：一种数学方法，通过多个特定频率的正弦或余弦函数作加权分量之和来创建任何复杂的周期函数，如声音。

**导线**：上面排列着数个电极，其中部分或者全部电极可设置为工作状态以释放电流。注意电极不要和DBS导线相混淆。

**局部场电位**：记录神经元产生的电场的方法。该电位记录的是触点特定半径范围内的所有电位的总和，并以平均值表示。半径取决于触点的大小。在常用DBS触点的情况下，半径可以是几毫米。通常记录到的局部场电位是神经元的树突相对于体细胞的电位差，因此被认为代表了树突的活性。

**微库仑**：刺激传递的电荷总量的单位，1微库仑（μC）是库仑（C）的百万分之一。

**毫安（mA）**：每秒刺激传递的电荷量的单位，1毫安（mA）是1安培（A）的千分之一。

**神经振荡器**：由多个神经元组成的相互连接的通路，使神经元激活得以在网络内循环，从而产生神经元电活动的振荡。

**神经元振荡器**：是指跨膜电位存在特异性振荡的神经元，与神经元固有机制相关，不同于神经振荡器。

**非线性**：通常是指在物理或数学上，输出与输入不成比例的系统。例如，方程 $y = x$ 是线性的，因为 $x$ 变为2倍后 $y$ 也变为2倍。然而，方程 $y = x^2$ 是非线性的，因为 $x$ 变为2倍后 $y$ 变为4倍。神经元的输入/输出功能可以说是非线性的，因为跨膜电位需要去极化到阈值才能产生动作电位。例如，$x$ 毫伏的去极化低于阈值时，就无法产生动作电位。然而，如果该去极化超过阈值时，则将产生动作电位。如果去极化相关的电压都高于阈值，动作电位不会有任何变化，但可能存在更多重复的动作电位。

**欧姆：** 电荷流动阻碍作用的单位。

**欧姆定律：** 描述电流（单位为安培）、移动电荷的电动势（单位为电压）以及电流阻碍作用（单位为欧姆）之间关系的定律。

**顺行性的：** 神经冲动以通常的方向传导，由神经元胞体发出沿轴突向下传导。

**周期性：** 描述任何重复性的活动，例如铁路道口的闪光灯。

**相位/时相：** 在 DBS 系统中，相位是指同一极性电流脉冲的部分。负极（阴极）相位是指负电荷从触点流出，而正极（阳极）相位是指负电荷流入触点。在周期性或振荡信号中，相位是指信号上某点的角度。例如，正弦波在 0 时幅度也为 0，因此相位也等于 0。对于余弦波，该值可以是对应于 90° 相位的最大正值。

**光幻视：** 视野中的闪光，但不是由外界光源导致。

**功率谱：** 将信号用不同频率的能量或者功率来表示的方式。例如，所有复杂多变的信号都能被分解成一系列特定频率的正弦波（见**傅立叶变换**）。原始信号中每种频率的总能量可通过功率谱表示。

**脉冲串：** 指电刺激脉冲的时间序列（序列）。

**脉宽：** 电脉冲的持续时间。在 DBS 系统中，脉宽是指脉冲的第一相位，通常是最大幅度的相位。

**电阻：** 对电流的阻碍作用，单位为欧姆。电阻与原子核束缚其周围电子的程度有关。在直流（DC）电路中，电阻就是电流阻碍作用的全部；而在交流（AC）电路中，阻碍作用包括电阻、容抗和感抗。

**共振：** 几种周期性函数相互作用的现象（如不同人的声音相互作用）。这些相互作用的结果可以是正共振产生更大的信号，也可以是负共振产生更小的信号。

**神经元主体：** 解剖术语，是指神经元的树突和胞体。

**刺激参数：** 电流/电压、脉宽或刺激频率等参数的特定组合。不包括 DBS 导线和 IPG 外壳上激活触点的电极设置。

**系统振荡器理论：** 该理论认为基底神经节-丘脑-皮层系统由松散耦合、非线性、多突触、可重入的振荡器组成，其中不同的振荡器具有不同的基频。因此，该组振荡器可以共同相互作用以产生任何周期性信号，例如那些最终驱动行为的、正常和异常的信号。

**治疗阻抗**：治疗患者所采用的特定刺激参数和电极设置条件下对电流的阻碍作用。治疗阻抗对于 DBS 安全性是非常重要的。

**丘脑腹嘴后核**：丘脑内的核团，是基底神经节到皮层的中继。

**电压**：驱动电荷通过导体的电势能的物理量。

**VOP**：丘脑腹嘴后核的缩写，是基底神经节到皮层的中继。

# 参考文献

[1] Alberts JL, Elder CM, et al. Comparison of pallidal and subthalamic stimulation on force control in patients with Parkinson's disease [J]. Motor Control. 2004, 8: 484-499.

[2] Alexander GE, DeLong MR, et al. Parallel organization of functionally segregated circuits linking basal ganglia and cortex [J]. Annu Rev Neurosci. 1986, 9: 357-381.

[3] Ashby P, Rothwell JC. Neurophysiologic aspects of deep nervous system stimulation [J]. Neurology. 2000, 55: S17-S20.

[4] Baker K, Montgomery EB Jr, et al. Subthalamic nucleus deep brain stimulus evoked potentials: physiology and therapeutic implications [J]. Mov Disord. 2002, 17: 969-983.

[5] Bekar L, Libionka W, et al. Adenosine is crucial for deep brain stimulation-mediated attenuation of tremor [J]. Nat Med. 2008, 14: 75-80.

[6] Bleuse S, Delval A, et al. Effect of bilateral subthalamic nucleus deep brain stimulation on postural adjustments during arm movement [J]. Clin Neurophysiol. 2011, 122: 2032-2035.

[7] Busaki G. Rhythms of the Brain [M]. Oxford, UK: Oxford University Press, 2006.

[8] Butson CR, McIntyre CC. The use of stimulation field models for deep brain stimulation programming. Brain Stim. 2015, 8: 976-978.

[9] Ceballos-Baumann AO, Boecker H, et al. A positron emission

tomographic study of subthalamic nucleus stimulation in Parkinson disease: enhanced movement-related activity of motor-association cortex and decreased motor cortex resting activity [J]. Arch Neurol. 1999, 56: 997-1003.

[10] Chomiak T, Hu B. Axonal and somatic filtering of antidromically evoked cortical excitation by simulated deep nervous system stimulation in rat nervous system [J]. J Physiol. 2007, 579: 403-412.

[11] Coombs SJ, Curtis DR, Eccles JC. The interpretation of spike potentials of motoneurons [J]. J Physiol. 1957, 39: 198-231.

[12] Cooper IS, Upton AR, et al. Reversibility of chronic neurologic deficits. Some effects of electrical stimulation of the thalamus and internal capsule in man [J]. Appl Neurophysiol. 1980, 43: 244-258.

[13] Eisenstein SA, Koller JM, et al. Functional anatomy of subthalamic nucleus stimulation in Parkinson disease [J]. Ann Neurol. 2014, 76: 279-295.

[14] Gale JT. Basis of periodic activities in the basal ganglia-thalamic cortical system of the rhesus macaque [D]. Kent, OH: Kent State University. 2004.

[15] Goaillard JM, Taylor AL, et al. Slow and persistent postinhibitory rebound acts as an intrinsic short-term memory mechanism [J]. J Neurosci. 2010, 30: 4687-4692.

[16] Goetz CG, Tilley BC, et al. Movement Disorder Society-sponsored revision of the Unified Parkinson's Disease Rating Scale (MDSUPDRS): scale presentation and clinimetric testing results [J]. Mov Disord. 2008, 23: 2129-2170.

[17] Grill WM, Cantrell MB, et al. Antidromic propagation of action potentials in branched axons: implications for the mechanisms of action of deep brain stimulation. J Comp Neurosci. 2008, 81-93.

[18] Grill WM, Snyder AN, et al. Deep brain stimulation creates an informational lesion of the stimulated nucleus [J]. Neuroreport. 2004, 15: 1137-1140.

[19] Groppa S, Herzog J, et al. Physiological and anatomical decomposition of subthalamic neurostimulation effects in essential tremor [J]. Brain. 2014, 137: 109-121.

[20] Hebb DO. The Organization of Behavior [M]. New York: Wiley. 1949.

[21] Heimer G, Rivlin M, et al. Synchronizing activity of basal ganglia

and pathophysiology of Parkinson's disease [J]. J Neural Transm, Suppl. 2006, 70: 17-20.

[22] Hodgkin AL, Huxley AF. A quantitative description of membrane current and its application to conduction and excitation in nerve [J]. J Physiol. 1952, 117: 500-544.

[23] Holsheimer J, Dijkstra EA, et al. Chronaxie calculated from current-duration and voltageduration data [J]. J Neurosci Meth. 2000, 97: 45-50.

[24] Huang H, Watts RL, et al. Effects of deep brain stimulation frequency on bradykinesia of Parkinson's disease [J]. Mov Disord. 2014, 29: 203-206.

[25] Johnson MD, Miocinovic S, et al. Mechanisms and targets of deep brain stimulation in movement disorders [J]. Neurotherapeutics. 2008, 5: 294-308.

[26] Johnson-Laird PN. How We Reason [M]. New York: Oxford University Press. 2006.

[27] Kim Y, Zieber HG, et al. Uniformity of current density under stimulating electrodes [J]. Crit Rev Biomed Eng. 1990, 17: 585-619.

[28] Korpel A, Chatterjee M. Nonlinear echoes, phase conjugation, time reversal, and electronic holography [J]. Proc IEEE. 1981, 69: 1539-1556.

[29] Larkum ME, Nevian T, et al. Synaptic integration in tuft dendrites of layer 5 pyramidal neurons: a new unifying principle [J]. Science 2009, 325: 756-670.

[30] Llinas RR, Terzuolo CA. Mechanisms of supraspinal actions upon spinal cord activities. Reticular inhibitory mechanisms on alpha extensor motoneurons [J]. J Neurophysiol. 1964, 27: 579-591.

[31] Longuet-Higgins HC. Holographic model of temporal recall [J]. Nature. 1968, 217: 104.

[32] Lopiano L, Torre E, et al. Temporal changes in movement time during the switch of the stimulators in Parkinson's disease patients treated by subthalamic nucleus stimulation [J]. Eur Neurol. 2003, 50: 94-99.

[33] Lorente de Nó R. Vestibulo-ocular reflex arc [J]. Arch Neurol Psychiatry. 1933, 30: 245-291.

[34] Manor Y, Nadim F, et al. Network oscillations generated by balancing

graded asymmetric reciprocal inhibition in passive neurons [J]. J Neurosci. 1999, 19: 2765-2779.

[35] McCairn KW, Turner RS. Deep nervous system stimulation of the globus pallidus internus in the parkinsonian primate: local entrainment and suppression of low-frequency oscillations [J]. J Neurophysiol. 2009, 101: 1941-1960.

[36] McCairn KW, Turner RS. Pallidal stimulation suppresses pathological dysrhythmia in the parkinsonian motor cortex [J]. J Neurophysiol. 2015, 113: 2537-2548.

[37] McIntyre CC, Grill WM. Excitation of central nervous system neurons by non-uniform electric fields [J]. Biophys J. 1999, 76: 878-888.

[38] Milner PM. Neural representations: some old problems revisited [J]. J Cogn Neurosci. 1996, 8: 69-77.

[39] Miocinovic S, Lempka SF, et al. Experimental and theoretical characterization of the voltage distribution generated by brain stimulation [J]. Exper Neurol. 2009, 216: 166-176.

[40] Montgomery EB Jr The epistemology of deep brain stimulation and neuronal pathophysiology [J]. Front Integr Neurosci. 2012, 6: 78.

[41] Montgomery EB Jr, Gale JT. Mechanisms of action of deep brain stimulation (DBS)[J]. Neurosci Biobehav Rev. 2008, 32: 388-407.

[42] Montgomery EB Jr, Gorman DS, et al. Motor initiation versus execution in normal and Parkinson's disease subjects [J]. Neurology. 1991, 41: 1469-1475.

[43] Montgomery EB Jr, Huang H, et al. Unsupervised clustering algorithm for N-dimensional data [J]. J Neurosci Meth. 2005, 144: 19-24.

[44] Montgomery EB Jr, Huang H, et al. Interaction of Subthalamic Nucleus Antidromic Action Potentials and Intrinsic Oscillators [A]. 2012 Neuroscience Meeting Planner [C]. New Orleans, LA: Society for Neuroscience, 2012. Online.

[45] Montgomery EB Jr, Sillay K. Nested Probabilistic Oscillators in DBS and Basal Ganglia Function [J]. Movement Disorders. 2008, 23 (S1): S11.

[46] Montgomery EB Jr, Turkstra LS. Evidenced based medicine: let's be reasonable [J]. J Med Speech Lang Pathol, 2003, 11: 9-12.

[47] Montgomery EB Jr. Dynamically coupled, highfrequency reentrant, non-

linear oscillators embedded in scale-free basal ganglia-thalamic-cortical networks mediating function and deep brain stimulation effects [J]. Nonlinear Stud. 2004, 11: 385-421.

[48] Montgomery EB Jr. Effects of GPi stimulation on human thalamic neuronal activity [J]. Clin Neurophysiol. 2006, 117: 2691-2702.

[49] Montgomery EB Jr. Basal ganglia physiology and pathophysiology: a reappraisal [J]. Parkinsonism Relat Disord. 2007, 13: 455-465.

[50] Montgomery EB Jr. Deep brain stimulation and speech: a new model of speech function and dysfunction in Parkinson's disease [J]. J Med Speech-Lang Pathol. 2007, 15: 9-25.

[51] Montgomery EB Jr. Theorizing about the role of the basal ganglia in speech and language: the epidemic of miss-reasoning and an alternative [J]. Commun Disord Rev. 2008, 2: 1-15.

[52] Montgomery EB Jr. Thalamic Stimulation for Other Tremors [A]. In: Tarsy D, Vitek J, Starr PA, Okun MS. Deep Brain Stimulation for Neurological and Psychiatric Disorders [M]. New York: Humana Press, 2008, 215-228.

[53] Montgomery EB Jr. Intraoperative Neurophysiological Monitoring for Deep Brain Stimulation: Principles, Practice and Cases [M]. New York: Oxford University Press. 2015.

[54] Montgomery EB Jr. Twenty Things to Know About Deep Brain Stimulation [M]. New York: Oxford University Press. 2015.

[55] Moro E, Esselink RJ, et al. The impact on Parkinson's disease of electrical parameter settings in STN stimulation [J]. Neurology. 2002, 59: 706-713.

[56] Moro E, Poon YY, et al. Subthalamic nucleus stimulation: improvements in outcome with reprogramming [J]. Arch Neurol. 2006, 63: 1266-1272.

[57] Percheron G, Filion M, et al. The role of the medial pallidum in the pathophysiology of akinesia in primates [J]. Adv Neurol. 1993, 60: 84-87.

[58] Quencer K, Okun MS, et al. Limb-kinetic apraxia in Parkinson disease [J]. Neurology. 2007, 68: 150-151.

[59] Ranck JBJ. Which elements are excited in electrical stimulation of mammalian central nervous system: a review [J]. Brain Res. 1975, 98: 417-440.

[60] Rizzone M, Lanotte M, et al. Deep nervous system stimulation of the subthalamic nucleus in Parkinson's disease: effects of variation in stimulation parameters [J]. J Neurol Neurosurg Psychiatry. 2001, 71: 215-219.

[61] Rosen AD. Nonlinearity in the generation of antidromic activity during evoked cortical activity [J]. Exp Neurol. 1981, 71: 269-277.

[62] Schaltenbrand G, Wahren W. Atlas for Stereotaxy of the Human Brain [M]. Stuttgart, Germany: Thieme. 1977.

[63] Schettino LF, Van Erp E, et al. Deep brain stimulation of the subthalamic nucleus facilitates coordination of hand preshaping in Parkinson's disease [J]. Int J Neurosci. 2009, 119: 1905-1924.

[64] Schüpbach M, Gargiulo M, et al. Neurosurgery in Parkinson disease: a distressed mind in a repaired body? [J] Neurology. 2006, 66: 1811-1816.

[65] Steriade M, Deschenes M, et al. Background firing and responsiveness of pyramidal tract neurons and interneurons [J]. J Neurophysiol. 1974, 37: 1065-1092.

[66] Strogatz SH. Nonlinear Dynamics and Chaos [M]. Cambridge, MA: Perseus Publishing. 1994.

[67] Sturman MM, Vaillancourt DE, et al. Effects of five years of chronic STN stimulation on muscle strength and movement speed [J]. Exp Brain Res. 2010, 205: 435-443.

[68] Swash M. Limb-kinetic apraxia in Parkinson disease [J]. Neurology. 2007, 69: 810-811.

[69] Takeshita D, Gale JT, et al. Analyzing spike trains with circular statistics [J]. Am J Physics. 2009, 77: 424-429.

[70] Vaillancourt DE, Prodoehl J, et al. Effects of deep brain stimulation and medication on bradykinesia and muscle activation in Parkinson's disease [J]. Brain. 2004, 127: 491-504.

[71] Villardita C, Smirni P, et al. Mental deterioration, visuoperceptive disabilities and constructional apraxia in Parkinson's disease [J]. Acta Neurol Scand. 1982, 66: 112-120.

[72] Vitek JL, Zhang J, et al. External pallidal stimulation improves Parkinsonian motor signs and modulates neuronal activity throughout the basal ganglia

thalamic network [J]. Exp Neurol. 2012, 233: 581-586.

[73] Vyas S, Huang H, Gale J, et al. Neuronal Complexity in Subthalamic Nucleus is Reduced in Parkinson's Disease [J]. IEEE Trans Neural Syst Rehabil Engineer. 2015, 24: 36-45.

[74] Walker HC, Guthrie BL, et al. Subthalamic Neuronal Activity Is Altered by Contralateral Subthalamic Deep Brain Stimulation in Parkinson Disease [J]. Movement Disorders. 2008, 23 (S1): S108.

[75] Walker HC, Watts RL, et al. Activation of subthalamic neurons by contralateral subthalamic deep nervous system stimulation in Parkinson disease [J]. J Neurophysiol. 2011, 105: 1112-1121.

[76] Wang Z, Jensen A, Baker KB, et al. Neurophysiological changes in the basal ganglia in mild Parkinsonism: a study in the non-human primate model of Parkinson's disease [A]. 2009 Neuroscience Meeting Planner [C]. Chicago, IL: Society for Neuroscience, 2009. Online.

[77] Watson P, Montgomery EB Jr. The relationship of neuronal activity within the sensori-motor region of the subthalamic nucleus to speech [J]. Brain Lang. 2006, 97: 233-240.

[78] Weisberg DS, Keil FC, et al. The seductive allure of neuroscience explanations [J]. J Cogn Neurosci. 2008, 20: 470-477.

[79] Zimnik AJ, Nora GJ, et al. Movement-related discharge in the macaque globus pallidus during highfrequency stimulation of the subthalamic nucleus [J]. J Neurosci. 2015, 35: 3978-3989.